やさしい腫瘍学

からだのしくみから見る"がん"

小林正伸 著

Fundamentals of Clinical Oncology
Understanding "Cancer" in the Body System

南江堂

はじめに

　がん（悪性腫瘍）は，「ある1つの正常細胞に複数個の遺伝子変異が入り，外からの刺激なしに増殖できる自律増殖能を獲得し，さらに転移・浸潤する能力を獲得したために，宿主を死にいたらしめる細胞の塊」のことをいう．現在がん罹患者全体の約半数が治癒するようになったとはいえ，死亡率が50％もある疾患であることを考えると，今でもやはり難治性の恐ろしい疾患といえる．日本では1981年以来死亡原因の第1位を占め続け，死亡者の約3分の1（30数万人）ががんで亡くなっており，今後も増加することが予想されている．

　100年近くになる現代医学研究の成果によって，がんの原因となる多数の「がん遺伝子」「がん抑制遺伝子」が同定され，がん細胞の増殖に特徴的な自律増殖のメカニズムが明らかにされてきた．また，転移を引き起こすメカニズムに関与する遺伝子変異，がん細胞が抗がん薬や放射線照射に抵抗性になるメカニズムに関与する遺伝子などが明らかにされてきた．さらに2003年にはヒトの全DNA配列が解明され，がんを克服できる日も近いのではないかと期待された．しかしながら，これらの研究の成果として開発されてきた多くの抗がん薬や分子標的治療薬は，一部の薬剤を除くと期待されたような「がんの治癒」をもたらすものではなく，せいぜい数ヵ月間の生存期間の延長をもたらすのみであった．今後の研究の進展によっては，末期がんでさえ治る時代がくる可能性を否定することはできないが，ここしばらくの間は，現在の治療の新しい組み合わせや新薬の追加などで一歩一歩前進を図るのが精一杯という現状にある．

　筆者はこれまで認定看護師センター，医学部，薬学部で腫瘍学を教えてきた経験より，学生ばかりでなく，がんを専門に扱っている医療従事者でさえも，「がん細胞は無限に速く増殖してくる」「がん遺伝子という特別な遺伝子に異常が入っている」「転移で亡くなるのはわかるが，転移がなぜ起こるのかはわからない」といった誤解や疑問をもっていることを知っていた．また，そうした誤解や疑問に対して，正確な情報をわかりやすく解説した教科書がなかなか見当たらないと感じていた．そこで本書は，長年のがん研究によって明らかにされてきたがんの本態を理解しやすい形にまとめ，「がんの病態」「がんの診断」「がんの治療」に関する最新の知見を，医療系の学生，がん医療に従事する医師，看護師，薬剤師，放射線技師などすべての職種の方たちに理解してもらうことを目的として，新たに書き上げることにした．

　本書では，まず「第Ⅰ章　正常細胞の誕生と増殖と死」で正常細胞の増殖と死がどのように制御されているのかを説明したうえで，「第Ⅱ章　がん細胞の誕生とがん細胞の特徴」でがん細胞にどのような変化が起きたのか，その結果がん細胞の増殖と死が正常細胞とは異なる制御を受けるようになったのかを説明する構成になっている．なぜこのような構成をとって，がん細胞とはまったく異なると思われる正常細胞の増殖機構をくどくどと説明するのか理解しがたいかもしれ

ない．しかし，こうした構成にしたのにはそれなりの理由が存在する．がん患者を長らく診ていると，たとえ治癒切除ができたと思えるような症例でも，がん細胞が1個でも残されてしまうと再発してしまい，最終的には患者の死を避けることができない，といった経験をしばしばすることがある．このようながん細胞の異常な増殖能を実感すると，がん細胞の増殖が何か特殊なスーパーマンのような超常的機構をもっているように錯覚してしまうことがある．しかし，がん細胞といえども正常細胞から出発しており，正常細胞の増殖機構を利用しつつ，いくつかの変化の積み重ねによって正常細胞とは異なる増殖機構を示すことになったと考えられ，正常細胞の増殖と死のメカニズムとまったく異なる特殊な機構をもっているわけではない．本書では，こうしたがん細胞に対する理解に基づいて，まず正常細胞の増殖と死の機構を説明することからはじめ，続いてがん細胞に特異的な増殖と死に対する抵抗性について触れた．

次に「第Ⅲ章　どのように人はがんで死亡するのか？　——転移」で，なぜがん細胞だけが遠隔臓器に移動しそこで増殖する，「転移」という能力を獲得するのかというメカニズムに触れている．がん患者の生死が転移の有無で決まっているのにもかかわらず，転移を制御する治療法の開発は進んでいない．本章では転移のメカニズムを，原発がん組織の環境レベル，がん細胞と正常細胞の協力関係，造血細胞のホーミング機構の転用，といった多方面からの解析結果をまとめて得られた最新の仮説に基づいて解説した．

診断と治療に関しては，「第Ⅳ章　がんの診断」および「第Ⅴ章　がんの治療」で，多くの臨床研究の成果として明らかにされてきた，現段階における最新の標準的診断方法，治療方法を解説した．

また今後は，「がんの予防」が重要な課題となってくると考えられ，「第Ⅵ章　がんの予防」では「がんの予防」の世界的標準となっている事実を解説して，今後のがん予防の進む方向性を示した．

本書は最新の情報に基づき執筆したが，読者の皆さんには勉強を続け，本書の理解のうえに新たな知見・変更点を加えていってほしい．最後に本書が，"がん"を科学的かつ正確に理解できるようになり，より深く広い知識に裏付けられた臨床実践となる一助になってくれればと切に望んでいる．

2014年11月

小林正伸

目 次

第 I 章 正常細胞の誕生と増殖と死

① 正常組織の恒常性を維持する機構 ……… 2
- **A** 今日のあなたは昨日のあなたと同じ？ ──新陳代謝の意義 ……… 2
- **B** ヒトの細胞にはなぜ寿命があるのか？ ……… 4
- **C** 臓器の恒常性維持はどのように行われているのか？ ……… 5
  - ❶ 細胞の寿命とは何か？ ……… 5
  - ❷ ヘイフリックの限界を乗り越える細胞の存在──幹細胞システムの意義 ……… 7
    - a 組織幹細胞 ……… 7
    - b 幹細胞としての生殖細胞 ……… 8
    - c 幹細胞はなぜ必要なのか？ ……… 9

② 正常細胞はどのように生きているのか？ ……… 14
- **A** 正常細胞の生存に必要な要素は何か？ ……… 14
- **B** なぜ分解して吸収するのか？ ……… 16
- **C** 吸収された栄養はどのように絶え間なく供給されるのか？ ……… 17
- **D** エネルギーはどのように産生されるのか？
  ──酸素・栄養供給の必要性 ……… 19
  - ❶ ATPの産生──嫌気性解糖系とTCA回路の違いは何か？ ……… 19
  - ❷ 酸素と栄養を運ぶ血管 ……… 20

③ 正常細胞はどのように生まれるのか？ ……… 23
- **A** 正常細胞はどのように増殖をスタートするのか？
  ──増殖因子と増殖因子受容体 ……… 23
  - ❶ 外傷後の修復過程 ……… 23
  - ❷ 増殖因子の働きは何か？ ……… 25
- **B** 増殖の指令はどのように核まで伝わるのか？
  ──シグナル伝達の役割 ……… 27
  - ❶ シグナル伝達の意味 ……… 27
  - ❷ シグナル伝達のメカニズム ……… 28
  - ❸ 増殖因子のシグナル伝達に関与するタンパク ……… 30
- **C** 細胞周期 ……… 32

|D| 分化の機構 ･･ 34

④ 老化した細胞はどのように死ぬのか？
── 細胞の死の制御機構 ･･ 36
　|A| 細胞死の役割は何か？ ･･･････････････････････････････････････ 36
　　❶ 単細胞生物から多細胞生物へ ････････････････････････････････ 36
　　❷ 老化した細胞の排除 ･･･････････････････････････････････････ 37
　|B| 大部分の細胞の死は自殺なのか？ ── 自殺と他殺の意義 ･･････････ 38
　|C| 細胞の生と死を決めるメカニズムは何か？ ･･･････････････････････ 39
　|D| 死を誘導するメカニズムがあるのか？ ── 死のシグナルの意義 ･････ 40
　　❶ ミトコンドリアを介する死のシグナル ･･････････････････････････ 40
　　❷ 死の受容体を介する死のシグナル ･････････････････････････････ 41
　|E| 細胞死の例── ウイルス感染細胞のリンパ球による排除 ････････････ 43

第II章　がん細胞の誕生とがん細胞の特徴

① がんの特徴── がんとは何か？ ･･････････････････････････････････ 48
　|A| 腫瘍とは何か？　悪性腫瘍とは何か？　がんとは何か？ ････････････ 48
　　❶ 腫瘍とは何か？ ･･ 48
　　❷ 悪性腫瘍とは何か？ ･･････････････････････････････････････ 49
　　❸ がんとは何か？ ･･ 49
　|B| 単クローン由来の証明 ･･ 50
　　❶ X染色体による証明 ･･･････････････････････････････････････ 51
　　❷ 成人T細胞性白血病による証明 ･･････････････････････････････ 52
　|C| がんは何年くらいかかって大きくなるのか？ ･･････････････････････ 52
　　❶ 1個のがん細胞から直径1 cmのがんへの経過 ････････････････････ 52
　　❷ 直径1 cmのがんになるための計算上の分裂回数 ･････････････････ 53
　　❸ 広島と長崎の原爆被爆からわかること── ヒトでのがん発生の時間経過 ････ 53
　　❹ 膵がんの進展の経過 ･･････････････････････････････････････ 56

② がん細胞はどのように誕生するのか？ ････････････････････････････ 57
　|A| がん遺伝子とは何か？ ･･ 57
　　❶ がんウイルス ･･･ 58
　　　a. がんウイルスの発見とがん化の原因遺伝子存在の推測 ･･････････ 58

		b ■ がんウイルスの遺伝子と原がん遺伝子の発見 ････････････････････ 59
	❷	がん遺伝子の誕生のメカニズム ･･････････････････････････････････ 62
	❸	原がん遺伝子の本来の役割 ･･････････････････････････････････････ 63
		a ■ 原がん遺伝子の役割の発見 ･･････････････････････････････････ 63
		b ■ 原がん遺伝子と細胞増殖 ････････････････････････････････････ 64
		c ■ 増殖シグナルが常時スイッチオンとなるメカニズム ･･････････ 65
B	がん抑制遺伝子とは何か？ ･･ 66
	❶	がん抑制遺伝子の存在の確認 ････････････････････････････････････ 66
		a ■ がん細胞と正常細胞の融合 ････････････････････････････････ 67
		b ■ クヌドソンのツーヒットセオリー ････････････････････････････ 67
	❷	がん抑制遺伝子の本来の役割──*p53* の機能 ････････････････････ 68
	❸	がん抑制遺伝子の喪失はがん細胞に何をもたらすのか？ ･･････････ 71
C	遺伝子異常は 1 個で十分か？ ･･ 71
	❶	遺伝子対 *ras* と *myc* ──両遺伝子の活性化によるがん化 ････････ 72
	❷	ヒトの細胞のがん化に遺伝子異常は何個必要か？ ････････････････ 74

❸ がん細胞は細胞死しにくいのか？
──細胞死機構における変化 ･･････････････････････････････････････ 76
A	細胞死誘導シグナル伝達系の異常──アポトーシス抵抗性 ･･････････････ 76
B	テロメラーゼ活性と細胞の不死化 ････････････････････････････････････ 77

❹ がんの原因は何か？
──遺伝子の変異をもたらしている原因 ･･････････････････････････ 79
A	がんのなりやすさは遺伝するのか？ ──遺伝要因と環境要因 ･･････････ 80
B	遺伝子変異と DNA ポリメラーゼのミス ････････････････････････････ 81
	❶ 放射線被曝や発がん物質 ･･････････････････････････････････････ 81
	❷ DNA ポリメラーゼのミス ････････････････････････････････････ 82
	❸ DNA ポリメラーゼのミスの意義──進化への貢献 ････････････ 82
C	放射線の与える影響 ･･ 83
D	化学発がん物質の作用 ･･ 86
	❶ 職業がんから化学発がん物質の発見 ･･････････････････････････ 86
	❷ 化学発がん物質 ･･ 87
	❸ たばことたばこの煙に含まれる化学発がん物質 ････････････････ 88
E	感染によるがん発症 ･･ 89
F	重層的ながんの原因 ･･ 90

⑤ がん化に必要な血管新生 91
- **A** がん細胞は豊富な栄養と酸素に恵まれているのか？ 91
- **B** がん組織における酸素濃度 92
- **C** 血管新生のメカニズム 92

⑥ がん幹細胞 95
- **❶** がん幹細胞の証明――白血病幹細胞 95
- **❷** 正常幹細胞とがん幹細胞の関係 96
- **❸** がん幹細胞の意義 97

第Ⅲ章 どのように人はがんで死亡するのか？――転移

① 転移こそがん死亡の原因か？ 100
- **A** がんの進展過程（原発巣の増大と転移） 100
- **B** がんの進行に伴う転移の増加 102
    - **❶** 病期の進行に伴う転移の増加が生存率低下をもたらす 102
    - **❷** 進展に伴う不均一な細胞集団の形成――転移能力の獲得 103

② 転移先臓器の特異性 104
- **A** 転移先として多い臓器とその理由――血液循環の役割 104
- **B** がんの違いによる転移先の好み (!?) の違い 105
    - **❶** 肺転移，肝転移 105
    - **❷** 骨転移 107

③ がん細胞の転移機構 108
- **A** 正常に起こる細胞の移動とその機構 108
    - **❶** 白血球の移動 108
- **B** がんの転移に必要なステップは何か？ 110
    - **❶** 血管新生とがん細胞の血管内への侵入 111
        - **a** 血管の形成 111
        - **b** がん細胞がバラバラに離れる 111
        - **c** 血管内へ侵入 112
    - **❷** 転移臓器での血管外脱出 113

　　　　ａ▪ 造血幹細胞の骨髄定着機構 113
　　　　ｂ▪ がん細胞の骨髄への定着機構 113
　　　　ｃ▪ がん細胞の肺，肝定着機構（仮説） 114
　　❸ 転移臓器内での増殖 115

❹ **がん細胞はなぜ転移するのか？** 116
　Ａ　ケモカイン仮説 116
　Ｂ　Seed & Soil Theory（種と畑仮説） 117
　Ｃ　微小環境仮説 117

第Ⅳ章　がんの診断

❶ **がんはどのように診断するのか？** 122
　Ａ　がんの診断の実際の流れ 122
　　❶ 肺がん診断の例 123
　Ｂ　スクリーニング検査 124
　　❶ スクリーニング検査とは 124
　　❷ スクリーニング検査のデメリット 124
　　❸ スクリーニング検査の有用性と実際 125

❷ **腫瘍マーカーとは何か？** 126
　Ａ　腫瘍マーカーの定義 126
　　❶ 腫瘍マーカーの探求 126
　　❷ 腫瘍マーカーの意義 127
　Ｂ　腫瘍マーカーの臨床的意義 129
　　❶ がんのスクリーニング検査としての意義 129
　　❷ がんの進展度診断における意義 129
　　❸ 治療効果のモニタリング 130
　　❹ 再発の監視 131

❸ **がんの確定診断には何が必要か？** 133
　Ａ　細胞診 133
　　❶ 細胞診で診断可能な疾患 133
　Ｂ　病理組織診断 134

④ 病気の進行度(病期)はどのように診断するのか？ ……… 137
- A 病期診断の意義 ……… 137
- B 病期分類 ……… 137
- C 病期ごとの治療法選択 ……… 141

⑤ 最新の診断法 ……… 143
- A PET／CT検査 ……… 143
- B 遺伝子検査 ……… 144
  - ❶ がん特異的変異タンパクの検出 ……… 145
  - ❷ 遺伝性/家族性がんの遺伝子異常の検出 ……… 145
  - ❸ 予後の予測のための遺伝子検査 ……… 146

第Ⅴ章 がんの治療

① 進歩するがん治療 ……… 148
- ❶ 個別化医療の進捗 ……… 148
- ❷ 手術方法の進捗 ……… 148
- ❸ 放射線療法の進捗 ……… 149
- ❹ 支持療法の進捗 ……… 149

② がんの手術療法 ……… 150
- A 拡大手術から縮小手術へ ……… 150
- B 手術療法の実際の方法 ……… 151
- C 手術療法の選択 ……… 152
- D 内視鏡手術の進歩 ……… 154
- E 鏡視下手術の進歩 ……… 155
- F 高齢者に対する手術療法の進歩 ……… 156

③ がんの放射線療法 ……… 160
- A 姑息的治療法から根治療法へ ……… 160
- B 放射線療法の進歩 ……… 161
  - ❶ 定位放射線治療 ……… 162
  - ❷ 強度変調放射線治療 ……… 162
  - ❸ 密封小線源治療 ……… 163
  - ❹ 粒子線治療 ……… 164

- C 緩和治療としての放射線療法 ･･････ 166

④ がんの化学療法 ･･････ 167
- A がん化学療法の基礎 ･･････ 167
  - ❶ 抗がん薬開発のきっかけ ･･････ 167
  - ❷ 主な抗がん薬の抗腫瘍メカニズム ･･････ 169
    - a 代謝拮抗薬（ピリミジン拮抗薬） ･･････ 169
    - b プラチナ製剤 ･･････ 170
    - c アルキル化薬 ･･････ 171
    - d 抗がん抗菌薬（アントラサイクリン系） ･･････ 171
- B がん化学療法のメカニズム ･･････ 172
  - ❶ 白血病に対する化学療法 ･･････ 172
  - ❷ 固形がんに対するがん化学療法 ･･････ 173
  - ❸ がん化学療法が治癒に結び付く理論的条件 ･･････ 174
  - ❹ 進行期固形がんに対する化学療法はどこまで効くのか？ ･･････ 175
    - a ステージⅣ期の非小細胞肺がんに対する化学療法 ･･････ 175
    - b ステージⅣ期大腸がんに対する化学療法 ･･････ 175
- C 術後補助化学療法 ･･････ 176
  - ❶ 術後補助化学療法の理論的根拠 ･･････ 176
  - ❷ 術後補助化学療法の実際 ･･････ 177
  - ❸ 術後補助化学療法の効果 ･･････ 178
- D 術前化学療法 ･･････ 179
- E がん化学療法の副作用 ･･････ 179
  - ❶ 消化器症状 ･･････ 180
    - a 悪心・嘔吐 ･･････ 180
    - b 下痢 ･･････ 181
  - ❷ 骨髄抑制 ･･････ 182
    - a 抗がん薬による骨髄抑制 ･･････ 182
    - b 顆粒球減少時の感染リスクと対策 ･･････ 182
  - ❸ 脱毛, 皮膚症状 ･･････ 183
    - a 脱毛 ･･････ 183
    - b 手足症候群 ･･････ 183
    - c 爪障害 ･･････ 184
  - ❹ 神経症状 ･･････ 185
  - ❺ 薬剤性間質性肺炎（肺障害） ･･････ 186

- ❻ 心毒性 ······ 187
- ❼ 肝障害 ······ 188
  - a▪ 直接の肝細胞障害 ······ 188
  - b▪ ウイルス肝炎の活性化 ······ 189
- ❽ 腎障害 ······ 191
  - a▪ 腎への直接作用 ······ 191
  - b▪ 腫瘍崩壊症候群 ······ 191
  - c▪ 腎障害の予防 ······ 191
- F 抗がん薬耐性 ······ 192
  - ❶ 細胞膜の変化，薬剤の膜輸送機構の変化 ······ 193
  - ❷ 標的酵素，タンパクの増量 ······ 194
  - ❸ 薬剤代謝の変化による薬剤耐性 ······ 194
  - ❹ 傷害修復機構，DNA修復の亢進 ······ 195

⑤ 先端医療 ······ 196
- A 免疫療法 ······ 196
  - ❶ がんに対する免疫応答 ······ 197
    - a▪ 放射線照射がん細胞の皮下移植によるがん細胞特異的免疫の誘導 ······ 197
    - b▪ がん細胞に対する免疫寛容の例 ······ 198
    - c▪ 低親和性特異的T細胞の存在する可能性 ······ 198
- B 新しい免疫療法 ······ 198
  - ❶ 抗体療法 ······ 198
  - ❷ 樹状細胞や活性化リンパ球の移入療法 ······ 200
  - ❸ ペプチドワクチン ······ 200
- C 分子標的治療 ······ 201
  - ❶ 分子標的治療薬の種類 ······ 202
  - ❷ 分子標的治療薬のメカニズム ······ 202
  - ❸ 分子標的治療の効果 ······ 204

第VI章 がんの予防

① そもそもがんの予防は可能か？ ······ 208
- A がんの原因 ······ 208
  - ❶ 化学物質 ······ 208

- ❷ 放射線 ··· 208
- ❸ たばこ ··· 209
- ❹ 動物のがんが示唆すること ··· 209
- B 減っている「がん」はあるのか？ ··· 210
- C がんのリスク要因 ·· 211

❷ 効率的ながん予防──高リスク要因をもつグループを対象に 214
- A 高リスクグループ ·· 214
  - ❶ ウイルス感染者, ヘリコバクター・ピロリ菌感染者 ············ 214
    - a 肝炎ウイルス ·· 214
    - b ヒトパピローマウイルス ·· 215
    - c ヘリコバクター・ピロリ菌 ·· 215
  - ❷ 喫煙者 ··· 216
  - ❸ 遺伝子異常, 変異をもつ人 ··· 218
  - ❹ 肥満, やせ体型の人 ·· 218
  - ❺ 運動不足の人 ·· 221

索引 ··· 222

column
- 再生医療の夢 ·· 13
- LDL-コレステロールの存在意義 ································· 15
- TCA 回路の意義 ·· 22
- 増殖因子の発見 ·· 24
- 飽食の時代に出現した新しい疾患──血栓症 ················ 26
- シグナル伝達の説明図における目の錯覚 ····················· 30
- 免疫反応が病気をつくる ·· 44
- 「癌」の漢字の成り立ち ··· 50
- がん感染説の歴史的消長 ·· 52
- ヒトと動物のウイルス性腫瘍発生頻度の違い ················ 59
- 原がん遺伝子とがん遺伝子の意味 ································ 61
- タンパク分解系の意義 ··· 70
- 不死化細胞とがん細胞── iPS 細胞の拙速応用への危惧 ··· 74
- ミトコンドリア ·· 78
- 福島原発事故──放射線被曝とがん化の可能性 ············· 85
- イヌにもがんはあるのか？ ··· 88
- 欧米と日本における病理診断の不一致 ························ 136
- がん細胞と正常細胞, どちらが速く増殖するのか？ ······· 168
- 血液はなぜ赤いのか？ 白血球はなぜ白いのか？ ·········· 184
- 不要なものを濃縮して排泄する腎臓 ···························· 192
- 妊婦にも必要な葉酸 ·· 194
- モノクローナル抗体 ·· 199
- 遺伝性乳がん・卵巣がん症候群とアンジェリーナ・ジョリー ··· 219

第 I 章
正常細胞の誕生と増殖と死

1 正常組織の恒常性を維持する機構

　がん細胞は正常細胞から誕生し，正常細胞とは異なる性質（自律増殖能や細胞死抵抗性）を獲得している．その結果，身体の中に新たな細胞の塊を形成してくる．このようながん細胞のもつ異常な増殖能や細胞死抵抗性を理解するためには，その元となっている正常細胞の増殖や細胞死がどのように制御されているのかを知っておく必要がある．そのうえで，がん細胞にどのような変化が起こって，異常な増殖能や細胞死抵抗性を獲得するにいたったのかを理解することが可能となる．そこで第Ⅰ章では，正常細胞の誕生と増殖と死を調節している機構を説明する．

A 今日のあなたは昨日のあなたと同じ？──新陳代謝の意義

　ヒトの体はおよそ60兆個の細胞から成り立っている．均一な細胞がただ集まっているだけではなく，自動的に収縮する心筋細胞のように特殊な機能を発揮する細胞集団が集まってさまざまな臓器を構成している．これらの臓器は，誕生した瞬間から毎日作り替えられながら同じ姿を維持している．つまり，ヒトの体を構成している細胞には寿命があり，老いた細胞は死んで新たに誕生した細胞に置き換えられている．

　60兆個の細胞からなるヒトの体のおよそ0.5％，約3,000億個の細胞が毎日老化して死んでいる．1日に死んでいく3,000億個の細胞の代わりが新しく生み出されなければ，ヒトの体は200日もしないうちになくなってしまう．図1に示したように，入浴して体を擦れば，古くなった皮膚の上皮細胞が垢となって剥がれ落ちていくことからも，体の一部の細胞が死んでいることを理解できる．表面の角質層が脱落すると，基底部にある幹細胞が増殖して穴を埋める．胃や腸の粘膜細胞も同様に古くなった細胞が剥がれ落ちていく．腺組織の上部の老化した細胞が脱落すると，腺組織の奥にいる腺窩細胞（幹細胞）が増殖して脱落した細胞の穴を埋める．血液中の赤血球という細胞は，寿命が120日とされており，毎日1/120が破壊されている．その分毎日新しい赤血球が生み出されてくる．好中球にいたっては，半日以下の寿命しかなく，毎日多くの好中球が作り出され

幹細胞
生物の発生において細胞系譜の幹（stem）になる細胞ということで名付けられた．幹細胞は，細胞分裂する際に自己を再生して多分化能を失わずにいられる能力（自己複製能）と多彩な細胞に分化する能力（多分化能）をもっている．

ている．新しく作られている血液細胞だけでおよそ100 g（1,000億個）の重量になるのだから，想像以上の数の細胞が新しくなっていることが理解できるだろう．その意味では，毎日ヒトの体の少なくとも0.5％が新しい細胞に置き換わっており，今日の「あなた」は昨日の「あなた」とはまったく同じというわけではない．このように古い細胞が退場して新しい細胞が登場してくることを「新陳代謝」とよんでいる．ヒトの体は，この新陳代謝という機構がなくなれば成立せず，生きてはいけなくなってしまう．

　一見すると何も変わっていないように見えるヒトの体の中では，老化した細胞が死に，新しい細胞に置き換わっている．なぜこの事実を強調するのか？　医学部や認定看護師センターの学生たちに「正常細胞とがん細胞のどちらが速く増殖していますか？」と質問すると，ほぼ100％近くが「がん細胞です」と回答する．「がん組織は大きくなっているが，成人の体は変化していない」という見た目の錯覚にだまされているためと想像される．つまり，正常細胞はほとんど増殖していないが，がん細胞は速く増殖するから，体は変化せずがん組織は大きくなってくると考えてしまうのである．しかし，多くのがん細胞が1個から2個に分裂するdoubling timeは3〜5日くらいとされているが，血液細胞や粘膜細胞のdoubling timeはおよそ1日とされている．つまり正常細胞の増殖のほうが，がん細胞の増殖より圧倒的に速い．この「正常細胞の増殖速度のほうががん細胞の

doubling time
倍加時間．倍増時間を指す．1個が2個になるのにかかる時間．

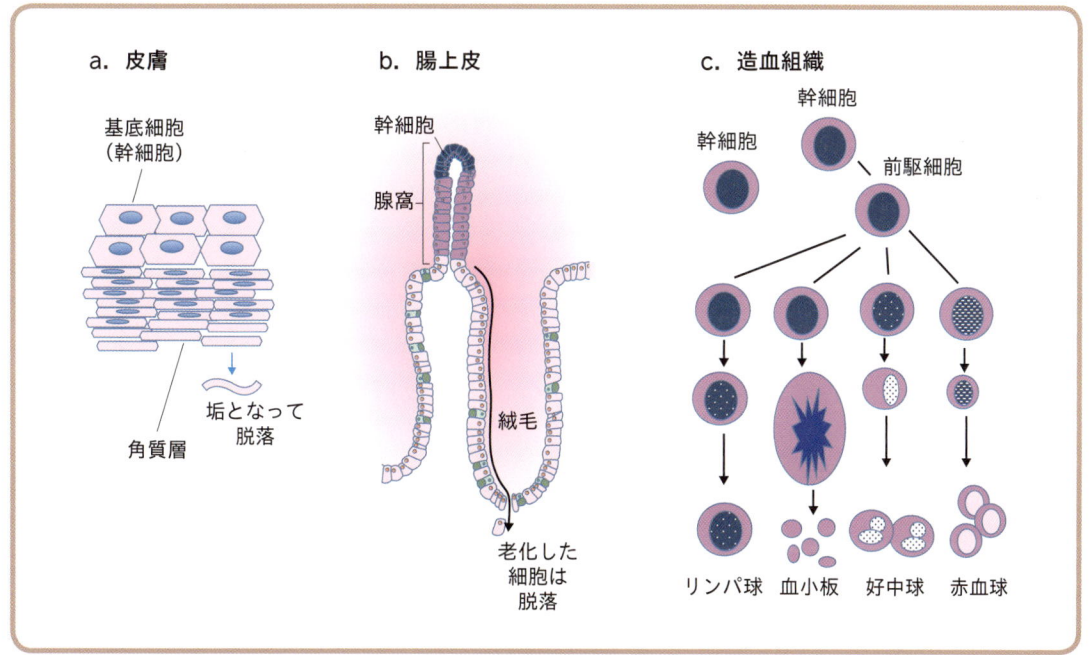

図1　組織の新陳代謝
a. 皮膚の古い細胞は垢となって脱落するが，基底層の未熟細胞が増殖して穴埋めする．
b. 腸上皮の老化した細胞も脱落し，腺窩の未熟細胞が増殖して穴埋めする．
c. 赤血球の寿命は120日で，毎日1/120の赤血球が破壊されている．白血球は半日の寿命しかない．

増殖速度より速い」という事実こそが，抗がん薬によるがん化学療法を可能にしていることを理解してほしい．つまり，正常細胞のほうが速く増殖しているからこそ，抗がん薬でたたいた後，がん組織が元の大きさに戻る前に正常細胞のほうが早く元の数にまで回復してくる．その結果，がん組織が元の大きさに戻る前に次の抗がん薬を投与でき，抗がん薬でがん組織を小さくすることができるのである．

▶ p.167「がんの化学療法」参照．

B ヒトの細胞にはなぜ寿命があるのか？

　ヒトをはじめとした哺乳動物は，多種類の細胞から構成されている**多細胞生物**であるが，たかだか10億年ほどの歴史しかもっていない．一方，酵母などの単細胞生物の歴史は古く，生物の誕生にまでさかのぼれるため，35〜40億年近い歴史をもっている．単細胞生物は，図2に示したように同じ細胞を無数に作り出すように増殖することができ，ある意味では不老不死である．しかし不老不死の単細胞生物から，寿命をもった多細胞生物へとなぜか進化を遂げてきた．その理由は何だろうか？　単細胞生物の場合には，同一の細胞を大量に作り出すことはできるが，均一な性質をもった生物しか生み出せないために，環境条件の変化やウイルス感染などの危機的状況への対応が1つに限られてしまうという欠点をもっている（図2a）．そのため危機に陥ると全滅する可能性がある．一方，多細胞生物では，寿命が有限という欠点があるとはいえ，多様な細胞が多様な機

▶ p.36「単細胞生物から多細胞生物へ」参照．

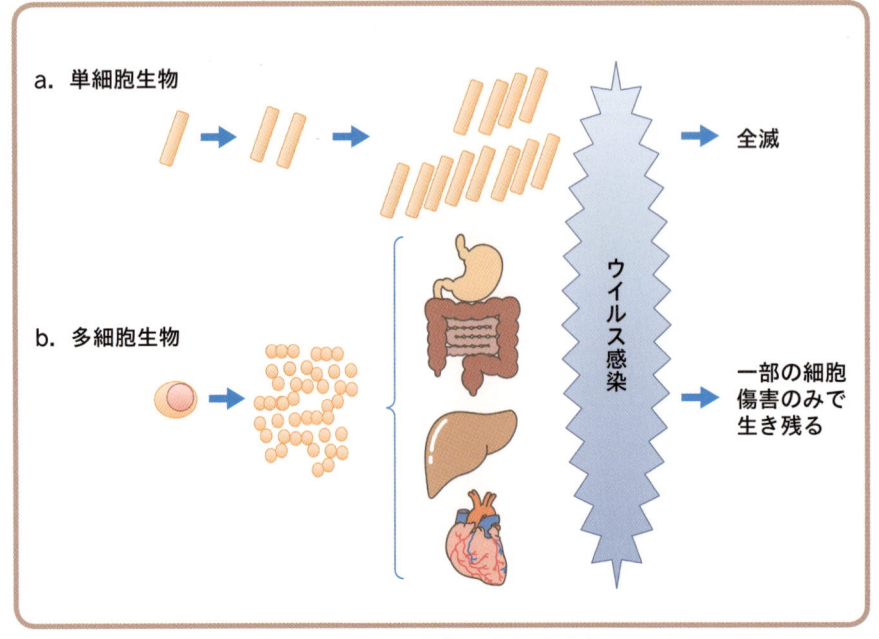

図2　単細胞生物と多細胞生物

能をもっているために，環境条件の変化にも柔軟な対応が可能である．さらに両親から性質の違う遺伝子をもった子孫を生み出すことが可能であり，危機的状況への対応などもさまざまであり，種としての生存を考えたときには有利に働くと考えられる．それゆえに不老不死の単細胞生物から限られた寿命しかもたない多細胞生物へと進化してきたと考えられている．

多細胞生物では，図 2b に示したように，多様な分化をして特殊な能力をもった細胞集団からなる臓器を構成して多様な機能を発揮する．そのことによって環境に対して最大限の適応を果たすことが可能になる．しかし，これらの分化した細胞には次世代を残す能力は保持されてはいない．

つまり多細胞生物の特徴は何かということを要約すると，①生活するうえでもっとも効率よい細胞へと機能分化を遂げた大部分の体細胞集団と，恒常性維持と次世代のための少数の増殖細胞集団の 2 種類の細胞から構成され，②その結果，体の細胞は有限の生命で十分となり，増殖細胞集団が無限の生命連鎖と長期間の臓器の恒常性維持を担当することになった．

その意味で，多細胞生物であるヒトの体の特徴を理解するためには，限られた寿命をもつ細胞の誕生と細胞死について理解する必要があり，また増殖に伴ってさまざまな細胞を生み出す分化能力についても理解する必要がある．

臓器の恒常性維持はどのように行われているのか？

毎日 3,000 億個の細胞が死んでいくわけだが，体のすべての臓器の細胞が 1/200 の割合で死んでいるわけではなく，骨髄の血液細胞，消化管粘膜上皮細胞，皮膚の上皮細胞のように速いスピードで入れ替わっている細胞をもつ臓器もあれば，心臓のようにゆっくりと入れ替わっている臓器もある．したがって恒常性をうまく保つためには，臓器ごとに過不足なく新しい細胞が誕生する必要がある．このような規則正しい増殖はどのようにコントロールされているのか？

老化した細胞が脱落して細胞数が減少すると，細胞の増殖を促す刺激が必要となり，細胞増殖因子が産生される．この細胞増殖因子の産生量によって，細胞増殖の程度が制御される．細胞増殖因子が産生されると，増殖する細胞の細胞膜表面に存在する細胞増殖因子の受容体（レセプター）に結合し，細胞増殖を誘導する．増殖を開始する細胞は，多様で成熟度も異なる多彩な細胞集団の中でランダムに選ばれるわけではなく，次世代を作る生殖細胞のような各臓器細胞系列の中の増殖能力の高い細胞が選ばれる．

細胞の寿命とは何か？

ヒトの体を構成している細胞のすべては寿命をもっており，老化した細胞が死

んでいき，代わりに新しい細胞が誕生して脱落した細胞の代わりを務めるようになる．では，細胞の寿命とは何か？　老化した細胞と新しい細胞にはどのような差があるのか？

　老化した細胞と生まれたばかりの細胞には見た目の差は認められないが，実はDNAレベルになると区別できる目印が存在している．図3に正常細胞がもつ分裂回数の限界（正常細胞の限られた寿命）とそのメカニズムを示した．

　ヒトの体を構成している細胞が限られた分裂回数しかもっていないために最終的には老化するという事実が，1960年代のヘイフリック（Leonard Hayflick）の実験によって証明された．彼は，ヒトの線維芽細胞を培養して培養皿に一杯に増殖させた後，一部の細胞を第二の培養皿に移して増加させ，その一部を第三の培養皿に移して増殖させ，その後もこの操作を繰り返した．その結果，線維芽細胞の培養皿での増殖能力が約50数世代であり，一定数に達した後に老化して細胞死することを明らかにした[1]（図3）．ヘイフリックの研究成果は，細胞の分裂回数が前もって限られており，その後は老化とよばれる状態に入ることを示している（ヘイフリックの限界）．その後，ヘイフリックの限界は，分裂ごとに染色体テロメアが短縮することによってもたらされることが明らかにされた[2]．

　テロメアとは染色体の末端に存在して染色体を保護する構造であり，細胞分裂のたびに短縮していく．そしてテロメアが一定の長さ以下になると染色体を守ることが不可能となって，細胞分裂が停止する（図3b）．このためテロメアは，「分裂時計」や「細胞分裂の回数券」などとよばれている．正常細胞の場合には，図

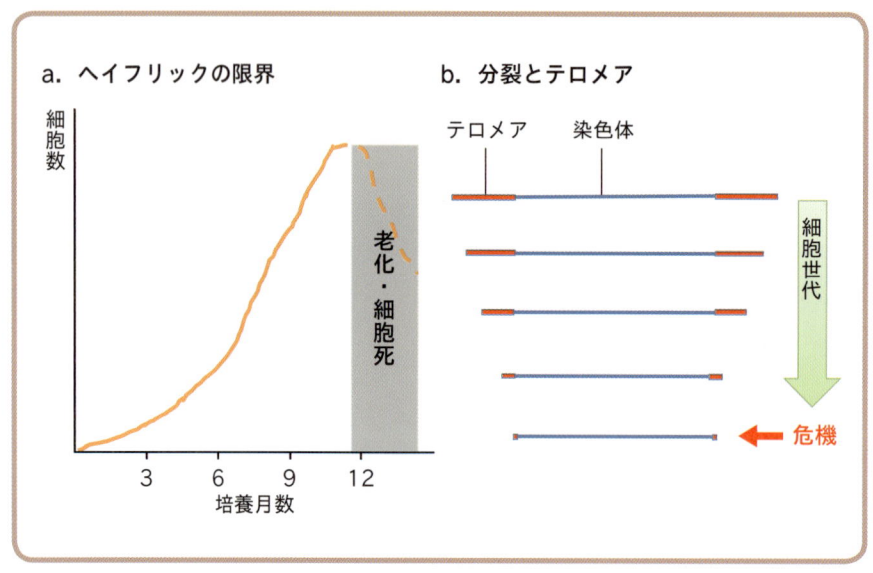

図3　細胞の寿命とは何か？
a. ヒト線維芽細胞を培養すると，50数世代で増殖が停止し，その後は老化・細胞死する．
b. ヒト線維芽細胞を培養すると，分裂のたびにテロメアが短縮し，50数世代後には危機的状況になる．

3で示したように分裂のたびにテロメアが短縮して，50数回という限られた分裂回数を迎えると細胞は老化し，最後には危機を迎えて死亡する．この分裂するたびになされるテロメアの短縮が，細胞の分裂回数を有限のものとし細胞の寿命を決定している．それに比べ，ほとんどのがん細胞は<u>テロメラーゼ</u>が活性化してテロメアの長さを一定に維持している．つまりがん細胞は分裂を継続的にできるメカニズムを獲得して増え続けることが可能となっている．

しかし正常細胞のすべてがヘイフリックの限界の枠内にあるとすると，何十年にもわたって組織が維持されていることを説明することはむずかしくなってしまう．がん細胞と同様にヘイフリックの限界を乗り越える細胞が正常でも存在すると考えれば，正常組織の長年にもわたる恒常性維持が可能になると考えられる．

テロメラーゼ
染色体にテロメアDNAを新たに付加する酵素.

2 ヘイフリックの限界を乗り越える細胞の存在
　　──幹細胞システムの意義

a 組織幹細胞

では失われる細胞の補充がいかに行われているのか？　受精卵という1個の細胞からヒトの体を構成するすべての臓器が形成・維持されたように，各臓器においても受精卵のような<u>自己再生能力</u>をもち<u>多分化能</u>をもつ幹細胞を想定すると，ヒトの長い一生の間，臓器が維持されることがうまく説明できる．現在考えられている各臓器の細胞の新陳代謝は，自己再生能力をもち，かつ多彩な細胞に分化できる能力をもつ組織幹細胞によって担われていると考えられている[3]．

図4にヒトの体を維持するための幹細胞システムのモデルを示した．細胞の再生系組織では，細胞増殖の元になる未分化な細胞（幹細胞）が存在しており，これが分裂して2個の細胞になると，片方は元の幹細胞になり，もう一方が分化・増殖を続ける<u>前駆細胞</u>になる．幹細胞は一時休止期に入り，前駆細胞が活発に増殖する細胞集団を構成する．前駆細胞は増殖しつつ分化・成熟して，ある機能をもった成熟細胞となり，死んだ細胞の代わりをする．こうして新しく作られた成熟細胞もいずれ老化して死滅する．幹細胞，前駆細胞と成熟細胞の関係を理解するには，造血組織の再生系を見るのがもっとも好適と思われる（図1c）．造血組織には，1個の細胞を放射線照射マウスに移植して生体内の造血組織を再構築できる造血幹細胞とよばれる細胞の存在が証明されている[4]．

マウスに放射線照射して造血組織を破壊してから，造血幹細胞に特異的に発現しているとされる細胞膜表面抗原を用いて分離した造血幹細胞を1個移植するという実験が行われている．結果は，マウスの寿命に匹敵する2年の間，移植された造血幹細胞によって赤血球，白血球，血小板のすべての数が維持されていた．つまり人間でいえば70〜80年の間，1個の造血幹細胞がすべての血球を供給し続けたことになり，造血幹細胞の分裂能力のすごさが実証されたのである．

自己再生能力
分裂する際に自分と同じ細胞をつくる能力．1個の未熟な細胞から2個の分化した細胞が生まれるのではなく，1個の未熟な細胞と1個の分化した細胞が生まれる．

多分化能
血液であれば赤血球，白血球，血小板など様々な細胞に分化できる能力のこと．

前駆細胞
幹細胞より一段階分化して自己再生能力は低下しているが，活発な増殖能力をもって分化した細胞を供給し続ける細胞をさす．

また造血組織には，造血前駆細胞とよばれる1個の細胞を培養すると，赤血球，白血球，血小板，リンパ球すべての細胞からなる細胞集団を形成する細胞があることも知られている．赤血球だけの細胞集団や白血球だけの細胞集団を形成する前駆細胞の存在も証明されている．これらの前駆細胞は，赤血球や白血球といった成熟細胞の元となる増殖能力旺盛な多彩な細胞ではあるが，前駆細胞を大量に骨髄移植しても造血組織の長期の再構築はできない．幹細胞と比べ前駆細胞はより成熟した，しかも能力的には限界のある細胞と考えられている．このように細胞再生系では，幹細胞から前駆細胞が供給され，大量の新しい成熟細胞が形成されて古い細胞と交代している（図4）．ここでは，幹細胞という存在による組織再生系が仮定されているが，なぜこのような細胞の存在が必要なのだろうか？

b 幹細胞としての生殖細胞

　図5に示したヒトの体が形成される過程の模式図のように，ヒトの一生を例として説明する．受精卵細胞が1個の細胞からスタートして特殊な機能をもつさまざまな臓器の細胞へと分化して，さまざまな臓器をもつヒトの体を作り出している．多細胞生物の特徴ゆえに，ほとんどすべての細胞は特殊な機能をもつ細胞へと分化して，さまざまな機能を果たせるようになっている．しかし，それらの細胞は寿命をもち，次から次へと作り変えられており，人間全体を再生する能力をもたない．それゆえに多細胞生物においては，次世代を作るために生殖細胞が生体内に形成される．受精卵細胞のもつこうした多様な細胞を生み出す能力を，幹細胞がもつ「**多能性**」とよんでいる．1個の受精卵細胞から形成されたヒ

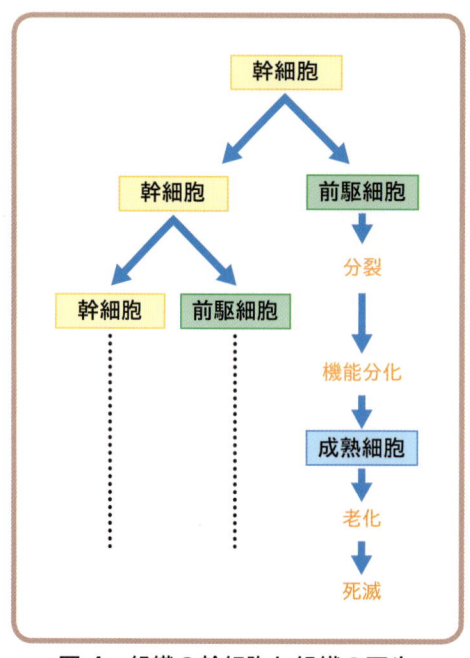

図4　組織の幹細胞と組織の再生

トの体の中には，もう一度ヒトの体を作り出す能力を保持している卵細胞が卵巣内に存在する．卵細胞という幹細胞が分裂・増殖する中で，同じ幹細胞である卵細胞を生み出すが，これを幹細胞の「**自己複製能**」とよんでいる（図5）．

こうした生殖細胞がもつ，①多彩な細胞への分化能をもち（多能性），②自己と同じ生殖細胞を複製する能力（自己複製能）をもつ幹細胞として，ES細胞とiPS細胞が作られた（図6）．

C 幹細胞はなぜ必要なのか？

幹細胞とは，自己を複製する能力をもち，さまざまな細胞になりうる多能性をもつ細胞と定義される．ヒトの体のさまざまな臓器は，80年近くの間，新陳代謝を繰り返しながら維持されており，ヒトの体全体を作りうる卵細胞という幹細胞が存在するのと同様に，各臓器に細胞増殖の元になる細胞が存在していると考えることは合理的であろう．こうした細胞を組織幹細胞とよんでおり，造血組織の造血幹細胞をはじめとして次々と組織幹細胞が各臓器で見つけられてきた．卵細胞のような全能の幹細胞の存在，各種臓器ごとの組織幹細胞の存在は確実なこととされているが，なぜそのような幹細胞が必要なのだろうか？

細胞の多様さと老化した細胞が死ぬという時間経過を考えなければ，死んだ細胞の隣の細胞が2個に分裂して穴を埋めることで，細胞数を一定に保つことは可能である．しかしながら，臓器を構成する細胞の種類の多様さ，新しく生まれた細胞から老化した細胞まで老化度の多様性を考えると，死んだ細胞の隣の細胞が2個に分裂するといったランダムな組織再生系（細胞分裂のランダムモデル）

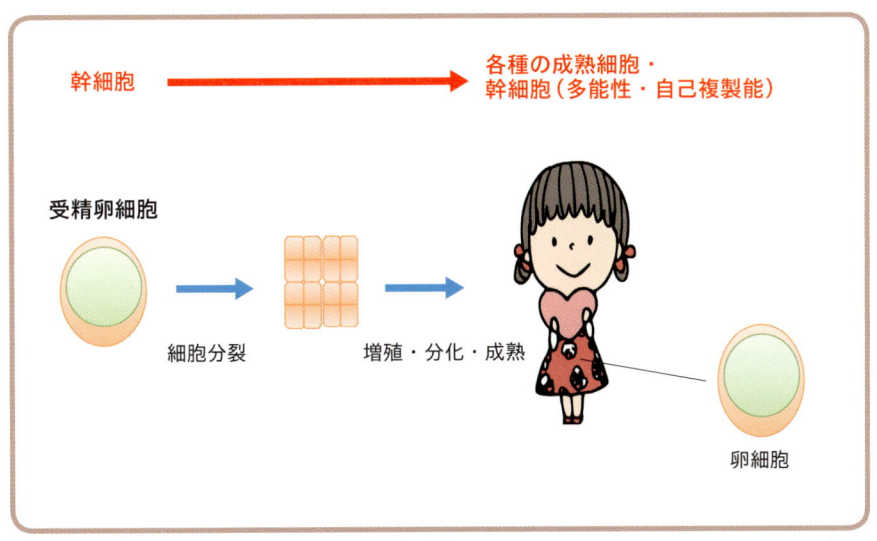

図5 次世代を作る幹細胞システム
1個の受精卵細胞が細胞分裂を繰り返して，心臓，肺，脳などの全ての臓器を備えた1人の女性にまで成長する．その過程で，もう一度ヒトの体を作り出せる卵細胞も自己複製する．

は成立しがたい．図7aにあるように，細胞分裂のランダムモデルでは多様な細胞集団のそれぞれの細胞数を一定に保つことが不可能となってしまう．活発な細胞分裂を繰り返しながらも分裂能力を失うことのない幹細胞集団と，その子孫である，一定の増殖能力をもちながら老化して死にゆくことが運命づけられた細胞集団のピラミッド型の序列が存在する再生系（細胞分裂のピラミッドモデル）のほうが現象を説明しやすい．増殖する細胞を限定することで，過剰増殖を抑えて細胞数を調整しやすくしている．さらに多様な細胞集団を生み出す幹細胞のピラミッドモデルでは，多様な細胞集団のそれぞれの種類の細胞数を一定に保つことが可能となる（図7b）．

最初に発見された造血組織の幹細胞を例にとると，造血幹細胞1個でマウスの一生分の血液細胞（赤血球，白血球，血小板）を供給できることが知られてい

▶ p.8「幹細胞としての生殖細胞」参照．

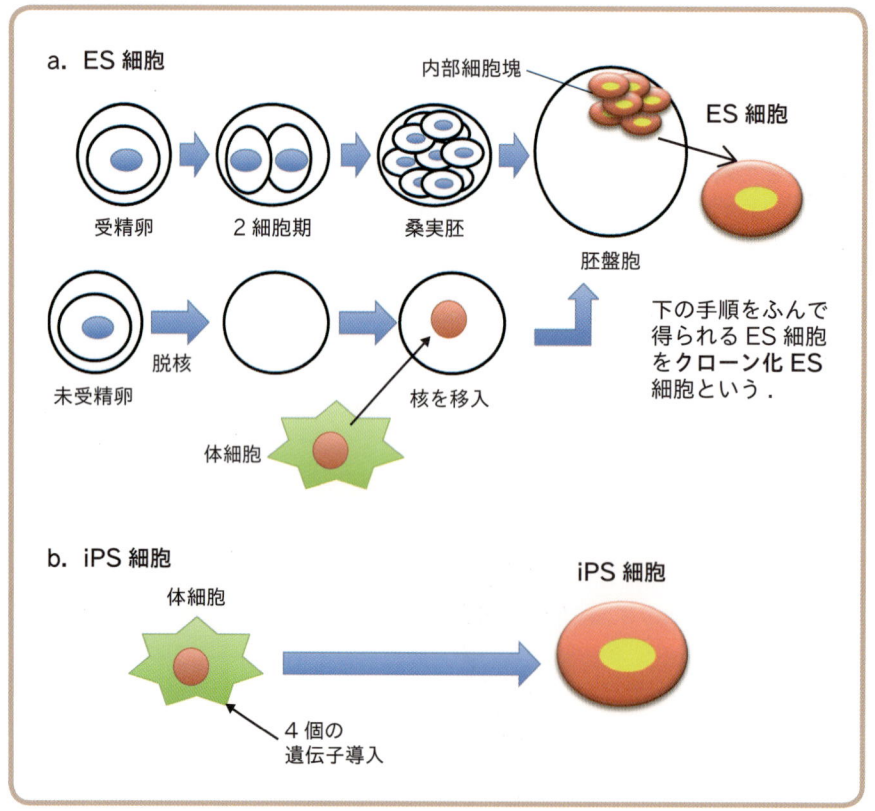

図6 ES細胞とiPS細胞

a. 胚盤胞に成長したところで内部細胞塊を取り出すと，多能性の細胞が取れるが，これをES細胞とよぶ．
未受精卵の核を取り除いた後，体細胞の核を移植すると，未受精卵の細胞質にある因子によって核が脱分化して，受精卵のような細胞に変わる．これを成長させ，胚盤胞から内部細胞塊を取り出すと，クローン化ES細胞とよばれる細胞がとれる．
b. 体細胞である皮膚の線維芽細胞に，4個の遺伝子を導入すると，ES細胞と同等の多分化能をもつiPS細胞が得られる．

ES細胞
embryonic stem cells，胚性幹細胞．

iPS細胞
induced Pluripotent Stem cells，人工多能性幹細胞．

る．大部分の造血幹細胞は静止期にあるが，一部の造血幹細胞は増殖サイクルに入って，老化して死んでいく血球細胞の代わりを生み出している．この過程で，造血幹細胞は自分自身と同じ能力をもつ多能性幹細胞を自己複製することで，マウスの一生分の血球細胞の供給を可能としている．

▶「幹細胞」は「がん幹細胞」へとつながる．

造血幹細胞1個がマウスの一生分の血液細胞を供給するということは，ヒトでいうと，80年間も血液細胞を供給できる能力を造血幹細胞がもっていることを意味している．1日あたり1,000億個の細胞を365日，80年間産生すると，1個の造血幹細胞が約3,000兆個の細胞を作り出しているという計算になり，約3,000 kgの血球を産生することになる．がん細胞なみ，もしくはそれ以上の能力といわなければならないが，造血幹細胞はがん細胞と同様にテロメラーゼをもっており，線維芽細胞などとは異なって分裂回数に制限はないことが知られている．

幹細胞の存在が証明されていない1950年代から，骨髄移植という治療法が試みられてきた．当初は，造血幹細胞の存在も知られていなかったし，組織適合抗原に関する知識さえあいまいな段階ではじめられたのだから，驚くほかはない．

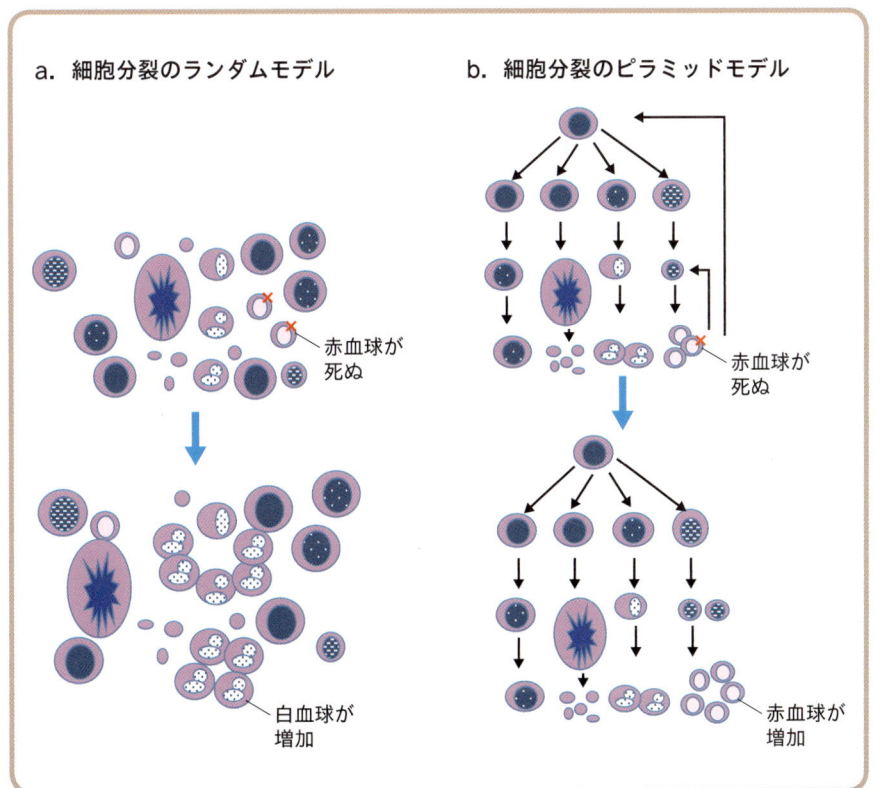

図7 組織再生系のモデル
a. ランダムモデルでは，赤血球が死んでいっても，白血球が増加してしまうこともある．
b. ピラミッドモデルでは，赤血球が死んだら，赤血球が必ず増加する．

当時は，「骨髄で血球細胞が作られているのだから，骨髄を移植すれば血球を作ってくれるだろう」という単純な発想からはじまっていたが，1960年代後半にドンナル（TE Donnall）によってHLA合致ドナーからの骨髄移植成功例が報告され，その後，造血幹細胞の存在もしだいに明らかにされてきた．造血幹細胞の存在なくして骨髄移植はありえないのだが，逆に骨髄移植の成功がヒトの造血幹細胞の存在を証明することにもなったのである．その後，臍帯血や末梢血中にも造血幹細胞が存在することが明らかにされ，臍帯血移植や末梢血幹細胞移植も可能となった．これらの移植治療が造血幹細胞の移植と考えられることから，骨髄移植も含めて造血幹細胞移植と総称されるようになった．2014年現在では，造血幹細胞移植によって白血病の約半分が治癒するようになっている．1990年にはトーマスがノーベル医学生理学賞を受賞している．

HLA
human leukocyte antigen．ヒト白血球抗原．

column 再生医療の夢

ES 細胞は，受精卵が胚盤胞にまで成長したところで取り出された細胞で，すべての組織に分化する能力を保持している．ES 細胞からは生殖細胞を含む生体のすべての組織に増殖・分化できることから，胚性幹細胞とよばれている．ただ ES 細胞を作るためには，受精卵が胚盤胞まで成長したところで取り出すため，生命倫理上ヒトでの作成や使用がためらわれる大きな問題をはらんでいる．さらに受精卵の由来するヒトと同じ組織適合抗原をもったヒトでない限りは移植などに使用することもできず，ES 細胞の臨床応用には非常に高い壁が待ち構えていた．

これらの ES 細胞の限界を乗り越えるために未受精卵への核移植という方法が採用され，クローン化 ES 細胞をつくる技術へと発展した．この技術を用いて，英国ではクローン羊の「ドリー」が作られた（図）．今ではクローンねずみやクローン牛などが作られるようになっている．

さらに 2006 年非常に興味深い報告が発表された．マウスの線維芽細胞に 4 つの遺伝子を導入すると，ES 細胞のような多分化能をもつ iPS 細胞を作製できるとの山中らの発表である．2007 年にはヒトの大人の細胞でも同様に 4 つの遺伝子を導入することで多能性幹細胞が作製できると発表された．線維芽細胞は成熟した細胞であり，4 つの遺伝子の導入で多能性幹細胞になるということは，「未熟な細胞から成熟した細胞への分化はあるが，成熟した細胞が未熟な細胞に逆戻りすることはない」という生物学のセントラルドグマを根底から覆す画期的な発見であった．しかも，女性のみに限定されるクローン化 ES 細胞とは異なり，すべてのヒトから多能性幹細胞を作り出せるため，臓器移植する際に組織適合抗原の一致を考慮する必要がまったくなくなったのである．現在日本ばかりではなく世界中で，iPS 細胞による再生医療の確立が試みられている．未完成の技術ではあるが，今後の再生医療への大きなブレイクスルーとなった．

組織適合抗原　同一の動物種内で個体差を示す細胞表面に存在するタンパク質を指す．この抗原の不一致は臓器移植の際に拒絶をもたらす．

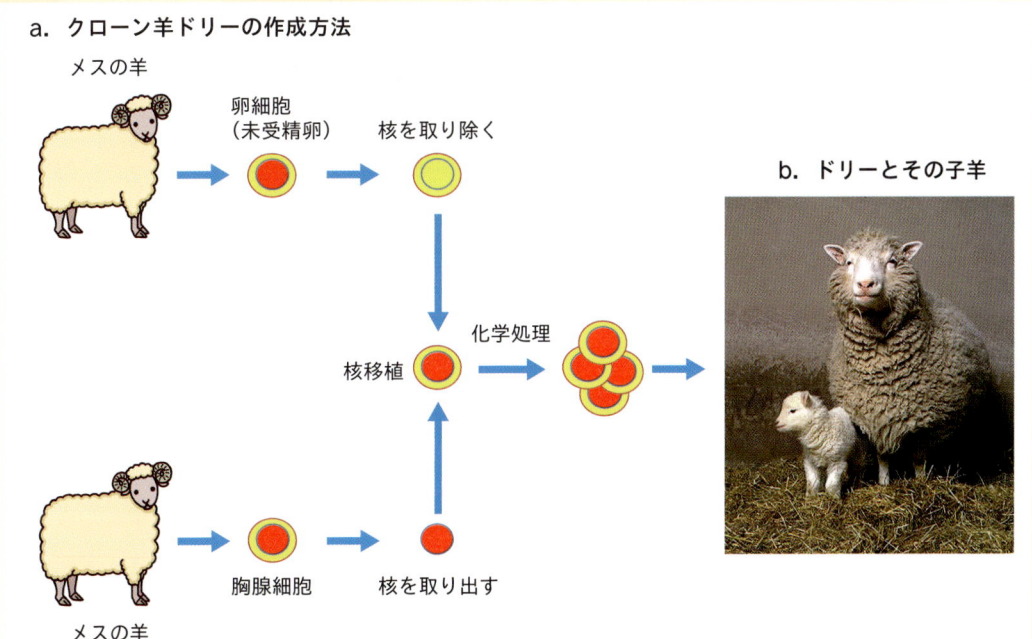

図　クローン羊ドリー

[b は The Roslin Institute：Dolly and her first lamb, called Bonny. <http://www.roslin.ed.ac.uk/public-interest/dolly-the-sheep/a-life-of-dolly/>，2014 年 9 月 10 日検索より転載，Photo courtesy of The Roslin Institute, The University of Edinburgh]

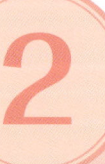

正常細胞はどのように生きているのか？

A 正常細胞の生存に必要な要素は何か？

　すべての生物は生きていくために食事をしているが，食事をしなければならない理由の1つは，まさにこの新陳代謝のためである（図8a）．三大栄養素とされているものは，糖質，タンパク質，脂質である．タンパク質はアミノ酸に分解されて吸収され，肝臓などでのタンパク合成，細胞内タンパクの合成に使用される．脂質成分のうちコレステロールは，細胞の膜を構成する主要成分として使用される．つまりタンパク質と脂質の2つは細胞の新陳代謝のためには必須の栄養素

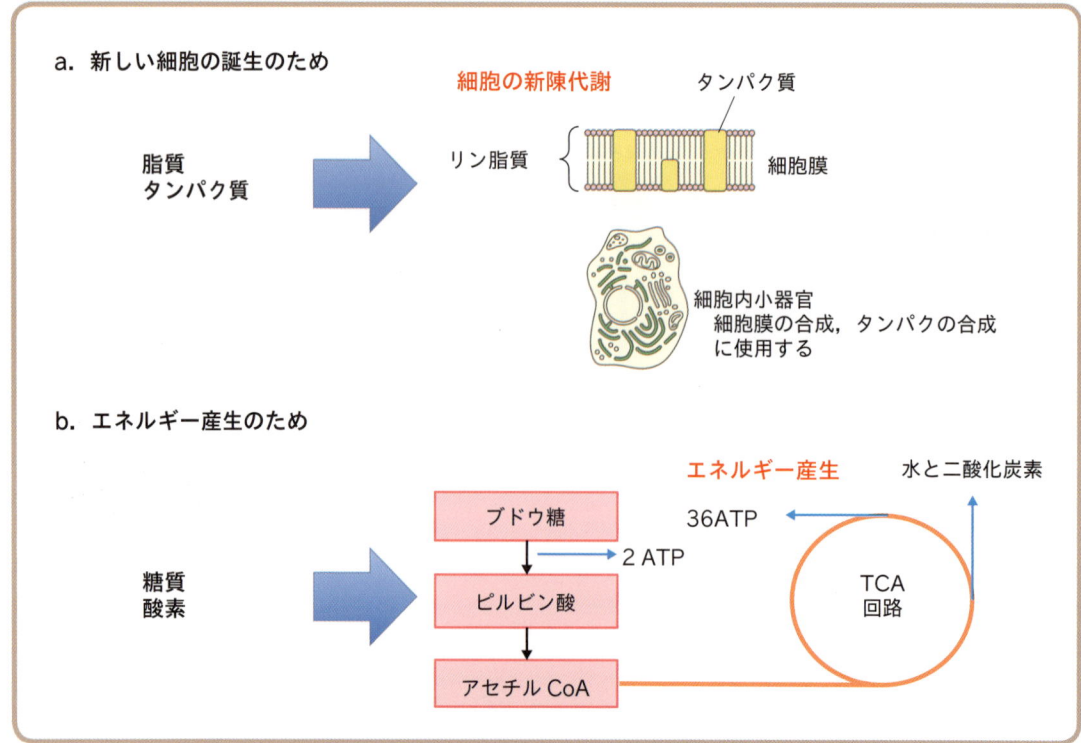

図8　栄養と酸素は何のために必要なのか？

であり，不足すると新陳代謝が阻害されて新しい細胞の誕生が阻害される．

糖質は，図8bにあるように**エネルギー産生**の材料として用いられ，毎日，酸素の存在下で分解されている．

---

column　LDL-コレステロールの存在意義

今 LDL-コレステロールは悪玉コレステロールとよばれて，できるだけ少なくするような治療指針が動脈硬化症学会をはじめとしたさまざまな学会から出されている．LDL-コレステロール値を低リスク群では 160 mg/dL 以下，中リスク群では 140 mg/dL 以下，高リスク群では 120 mg/dL 以下とするように基準を設けている．しかし，このような決め方でよいのだろうか？　基準値には上限と下限があるのがふつうで，これ以下になると問題になる値があるはずである．動脈硬化症学会の基準を文字どおりにとってしまうと，LDL-コレステロールは 160，140，120 mg/dL 以下になればいいのであって，極端にいえば 0 mg/dL でもよいということになってしまう．では 0 mg/dL でもいいのだろうか？　コレステロールは古くなった細胞が壊れていく代わりに作られる新しい細胞の細胞膜を構成する成分であって，悪玉コレステロールとはいっても，なくなってよいものでは決してない（図）．日本人の LDL-コレステロール値の基準値は，70～120 mg/dL とされており，70 mg/dL が下限ということなのだろう．

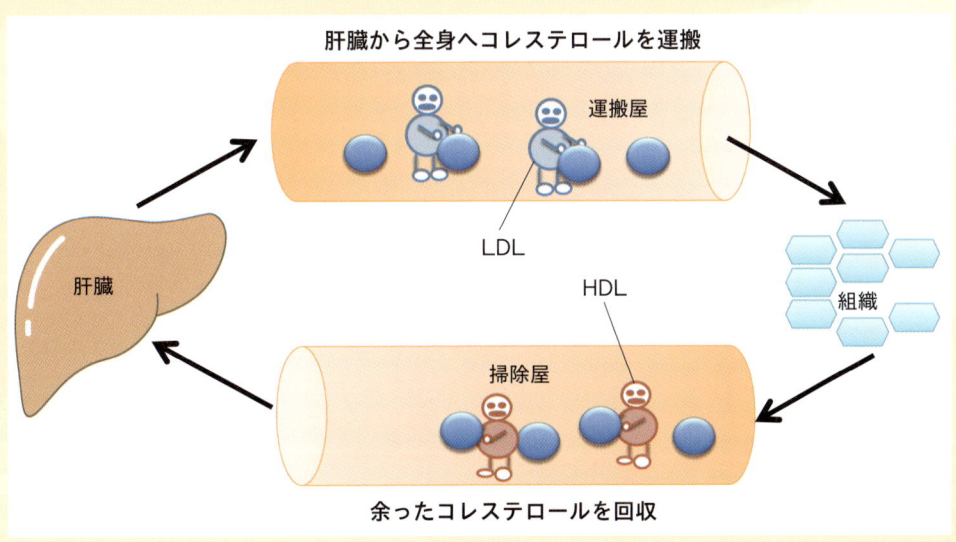

図　コレステロールの代謝

LDL-コレステロールは，肝臓から末梢の組織に細胞膜の材料であるコレステロールを運ぶが，余ってしまうと血管内にコレステロールが沈着することになる．余ったコレステロールを肝臓内に運ぶのが HDL-コレステロールで，脂質異常症（高脂血症）では低下する．

B なぜ分解して吸収するのか？

　三大栄養素の糖質，タンパク質，脂質を吸収する際には，最小単位の単糖類，アミノ酸，脂肪酸とグリセロールにまで分解して吸収している．タンパク質のまま，もしくは10数個〜数10個のアミノ酸からなるペプチドで吸収したほうが効率的と思われるのに，なぜ最小単位のアミノ酸にまで分解してから吸収するのだろうか？　非効率であっても最小単位まで分解して吸収する方法が選択されているからにはきちんとした理由があるはずである．

　最近アレルギーの増加が問題となってきている．そばアレルギー，小麦アレルギー，卵アレルギーなどのために，子どもたちの給食の準備でさえむずかしくなっているという．アレルギーとは，異物が体の中に入った際に，ふつうは免疫担当細胞によって異物が排除されて終わることになっている免疫監視機構が，自分の体に不利な反応をよび起こすことをさしており，免疫応答の一種と考えられている．腸管における免疫機構は特殊で複雑なため，こうした食物アレルギー発症のメカニズムが完全に判明しているわけではない．しかしながら，本来は食品として腸管内に入ったものに対する免疫応答は抑制されるように調節されているはずであるが，食物アレルギーでは，なんらかの原因で食品の抗原に対して特異的免疫応答が引き起こされていることだけは間違いない．

ペプチド
2個以上のアミノ酸が結合した化合物．

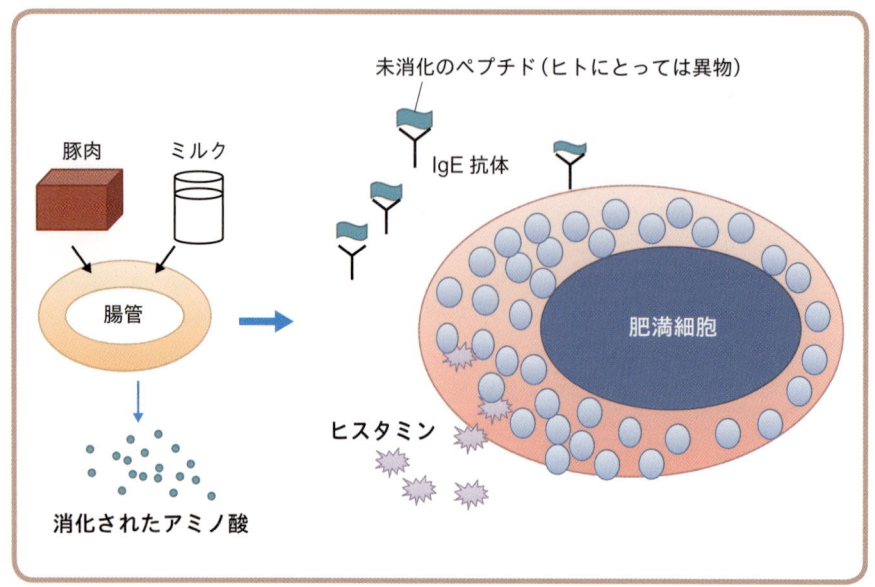

図9　消化吸収とアレルギー
タンパク質は通常はアミノ酸にまで分解されて吸収される．時に8個以上のアミノ酸からなるペプチドで吸収されると，アレルギー反応（IgE抗体と結合して，肥満細胞に結合してヒスタミンなどを分泌）を引き起こす．

図9に示したように，タンパク質は通常はアミノ酸にまで分解されてから吸収されるが，時に8個以上のアミノ酸からなるペプチドで吸収されると，免疫担当細胞によって異物として認識され，アレルギー反応が起こるようにセットされてしまう可能性がある．このような状態になった子どもたちが，そば，小麦，卵などを摂取するとアレルギー反応を引き起こしてしまうと考えられる．

　同じ免疫応答は，もっと理解しやすい状況でも起こっている．たとえば，熱傷の際にブタの皮膚を移植すると，免疫系の働きによって移植された皮膚は排除されてしまう．沖縄でハブに嚙まれた場合に，ハブ毒を中和するためにウマの血清を注射する治療法があるが，2度目にウマの血清を注射するとアナフィラキシー反応を起こしてしまう．ブタのタンパクやウマのタンパクが異物として免疫系によって認識されて排除されるためである．

　単純にいえることは，異種のタンパクが特異的抗原性を保持したまま体内に吸収されれば，必ず免疫応答機構が働いて排除機構が動き出すということである．ブタの肉のタンパクがそのまま吸収されれば，ブタのタンパクに対する免疫応答が起こる．こうした反応を抑えるためには，アミノ酸にまで分解して吸収することがもっとも有効な方法であろう（図9）．つまり，他者の肉を食べることによってしか生きることのできない生物（動物）にとっては，アミノ酸にまで分解することによって，肉の由来する動物種を不問にして吸収することが必須の過程だったのである．最近では，早期の離乳食の開始はむしろアレルギーの原因となるのではないかとされているが，その最大の理由は，乳児の早期の段階では消化能力が低いために，異物として認識されるような大きさのペプチドとして吸収されてしまうためとされている．

C 吸収された栄養はどのように絶え間なく供給されるのか？

　現在，人は1日3回の食事を摂取している．夜7時くらいには夕食を終え，次の朝の6～7時の朝食まで人は何も食べてはいないが，低血糖で倒れることもなく生きている．約12時間のあいだ，血液中の血糖はどこから供給されているのだろうか？　いうまでもなく，貯蔵庫として働く肝臓から供給されている．人間の体の中で，消化管に行く血液の流れだけが特殊なことを知っているだろうか？

　図10に示したように，通常の臓器では心臓から動脈を介して酸素と栄養が供給され，エネルギー産生過程で不要になった老廃物や二酸化炭素が静脈を介して心臓に戻ってくるようになっている．心臓に戻った静脈血は，肺に運ばれて再度酸素が取り入れられて，動脈血液として再び全身に送られる．しかしながら，消化管だけは特殊で，動脈血が送られてくるところまでは同じだが，静脈血は心臓に戻ることなく，肝臓に門脈となって流れ込むという流れができている．肝臓に

流れ込んだ門脈は毛細血管となって，肝臓にさまざまな栄養素を取り込ませ，再び肝静脈となって心臓に戻ることになる．つまり消化管に行く血液だけが肝臓に寄り道をしてから心臓に戻るという経路をたどるのである．こうした経路が必要な理由は，まさに肝臓が栄養の貯蔵庫であり，消化管で吸収した栄養素を運ぶ静脈血を門脈血流に乗せて肝臓に運んでいるからである（図10）．

消化管に行った動脈血が，門脈とよばれる静脈によっていったん肝臓へ運ばれてから心臓に戻るという経路が存在するために，消化管で吸収された栄養素が肝臓に貯蔵できるようになったのである．しかし肝臓に寄り道をしなければ心臓に戻れないために，肝臓が病気（慢性肝炎，肝硬変など）になると，門脈血が心臓に戻れなくなるために，肝臓以外のバイパス経路を作り上げ，食道静脈瘤などができてしまう．これが，肝硬変患者に食道静脈瘤ができる理由となっている．

また，肝がんの治療法として肝動脈の塞栓療法とよばれる治療法が行われるが，塞栓療法という考え方が可能なのは唯一肝臓だけであり，胃がんや大腸がんには適応することはできない．肝臓では，肝動脈からの血流が止まってしまっても，門脈からの血流があるために，酸素の供給がゼロになることはない．正常細胞に比べるとがん細胞のほうが酸素欠乏には耐えられないために，肝動脈を塞いでしまうとがん細胞のほうが早く死んでいく．したがって，このような塞栓療法が可能となっている．

▶ 肝がんの塞栓療法が可能な理由につながる．

およそ1万年以上前に人類は農業を開始し，飢えるという恐怖から解放され

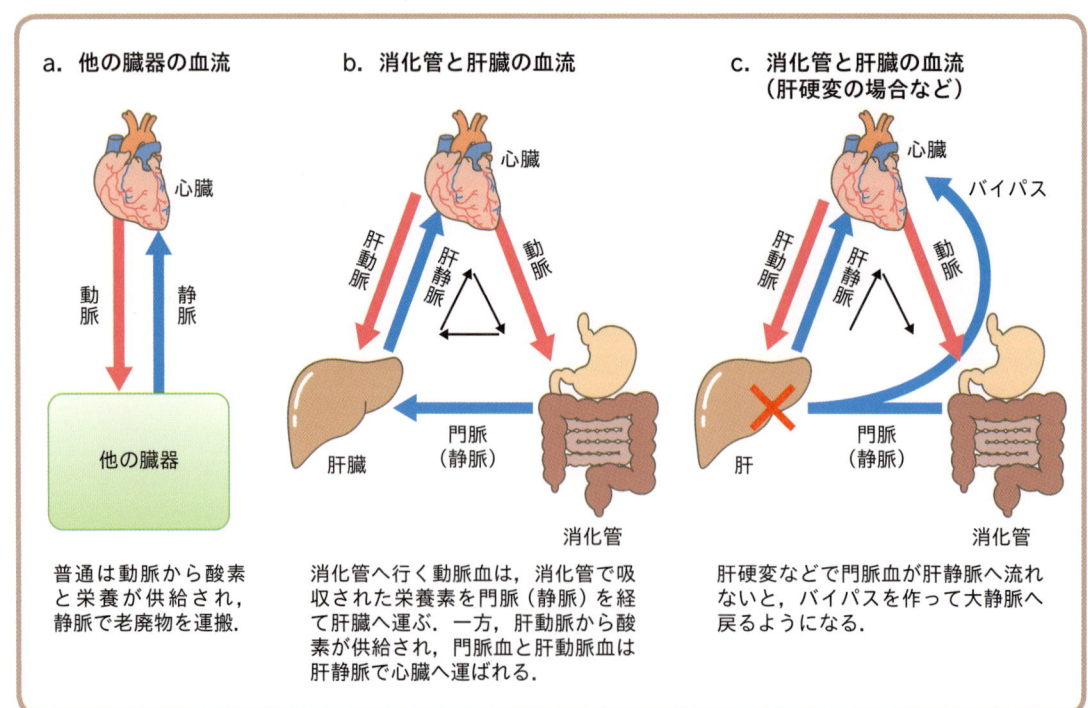

図10　消化管と肝臓の血流

ることになったのであるが，それ以前の数百万年もの間，餌となる動物を狩りで捕まえることができない毎日を送らざるをえなかった．その時代の人類は，狩りで獲物が得られたときには腹いっぱい食べることで栄養を貯蔵する必要があった．ほとんどの動物において最大の臓器は肝臓であるが，貯蔵庫として働く肝臓が大きくならなければならない理由は，まさに飢えとの戦いのためだったのである．今，私たちが「アンコウの肝」や「フォアグラ」を貴重な食べ物としてありがたがる理由は，肝臓が栄養素の貯蔵庫であり，宝庫であるからである．

▶肝臓への転移が多い理由につながる：p.104「転移先臓器の特異性」参照．

逆にいうと，ちょっと過食をすると肝臓に脂肪が沈着し，脂肪肝になりやすいのは貯蔵庫の役割を担っているからといわざるをえない．また，飢えとの戦いに備えて，血糖値を高くしておく機構は準備されてきたが，血糖値を下げる機構の必要性はなかったということが，現代人に糖尿病が多くなる根本的な要因となっている．人類は，進化の過程で飢餓という危機に対応する必要があったものの，飽食の危機に対処する必要性はまったくなかったのであり，今，現代人が抱えなければならない動脈硬化症などの生活習慣病は，人類が経験したことのない飽食という新しい環境がもたらした病気といえるだろう．その意味では，農耕文明が作り出した病気（文明病）に対抗するためには，生活習慣を変えるかヒトの体を進化させるかして対処しなければならなくなっているのである．

D エネルギーはどのように産生されるのか？　──酸素・栄養供給の必要性

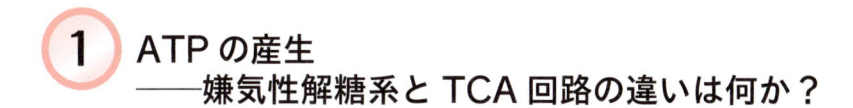

1 ATPの産生 ──嫌気性解糖系とTCA回路の違いは何か？

地球上のすべての動物は酸素生物といわれており，酸素を使って糖や脂質を分解する過程で放出されるエネルギーを，ATPに蓄積し，細胞が生きていくためにそのエネルギーを消費する．細胞は生きていくために，タンパクを合成したり，細胞膜を修復したりしているが，そのためには必ずエネルギーを使わなければならない．このエネルギーを細胞内でいつでも使えるように準備しておくために，ATPというエネルギー貯蔵庫が使われている．

ATPは，アデノシンというアミノ酸に2個のリン酸基がついたADPにもう1個リン酸基をエネルギー依存的に結合させて作られ，リン酸基が離れるときにエネルギーを放出する．細胞内では2つの方法で作られている．

1つ目は，ブドウ糖をピルビン酸に変換後，酸素なしで乳酸に分解する途中でエネルギーを放出する解糖系で作られる．この系では，ブドウ糖1個あたり2個のATPが作られる．

そして，酸素の存在下ではもう1つの方法がとられ，TCA回路（サイクル）

ATP
adenosine-triphosphate,
アデノシン三リン酸．
ATPからADPに変換される過程でエネルギーを放出する．

ADP
adenosine-diphosphate,
アデノシン二リン酸．

を回して36個のATPが作られる．酸素を用いてブドウ糖を分解していく過程がTCA回路とよばれており，糖を空気中で燃やすときに出るエネルギーを徐々に放出させることで，ATPにエネルギーを保存している（図11）．原子爆弾からだと一挙に出るエネルギーを，徐々に出てくるようにして発電している原子力発電所のようなものと同じと想像すると理解しやすいだろう．エネルギー産生効率からいうとTCA回路のほうが圧倒的によく，通常，細胞は酸素の存在下でTCA回路を回してエネルギーを産生している．

2 酸素と栄養を運ぶ血管

　その意味では，体を構成する60兆個もの細胞のすべてが，酸素と糖質の供給を必要としている．酸素と栄養は動脈を介して全身に運ばれており，全身くまなく2mm以上血管から離れてしまう細胞をなくすように，全身には総延長10万kmの血管が張り巡らされている（図12）．さらに血管から1mm近く離れた部位に存在する細胞のために，血管内から血液中の水分がもれ出てくるシステムも用意されている．

　図13にそのメカニズムを模式図として示したが，毛細血管網の動脈側では，血管内に液体が入り込もうとする膠質浸透圧と外に出ようとする血圧（静水圧）の差では，外に出ようとする圧力のほうが高いために，血漿が血管外にもれ出てくる．静脈側では，血圧がしだいに0に近くなるため，血管内に入ろうとする膠質浸透圧のほうが高くなり，血漿は血管内に戻ってくる．このように末梢の毛細血管網においては，ポンプなどの道具が一切ないにもかかわらず，血漿が血管内から外に出て細胞に酸素と栄養を与え，二酸化炭素と老廃物を含んだ血漿が血管内に戻るという循環システムが成立している．こうした血管外への水分の漏出は，血管から1mm以上離れた細胞にも酸素と栄養を供給することを可能にしている．つまり心臓のポンプ作用によって動脈側に血圧が生じ，静脈側では血管内圧がほぼゼロに近くなるという性質をうまく利用した循環システムでもって，全身の細胞のすべてが酸素と栄養の供給を受けられるようになっているのである．

膠質浸透圧
濃度の高い液体と濃度の低い液体を半透膜で遮ると，濃度の低い液体側から濃度の高い液体側に水分のみが移動するという現象が起こる．この移行する圧力を膠質浸透圧とよんでいる．

▶発がん過程に血管新生が必要になる理由につながる：p.91「がん化に必要な血管新生」参照．

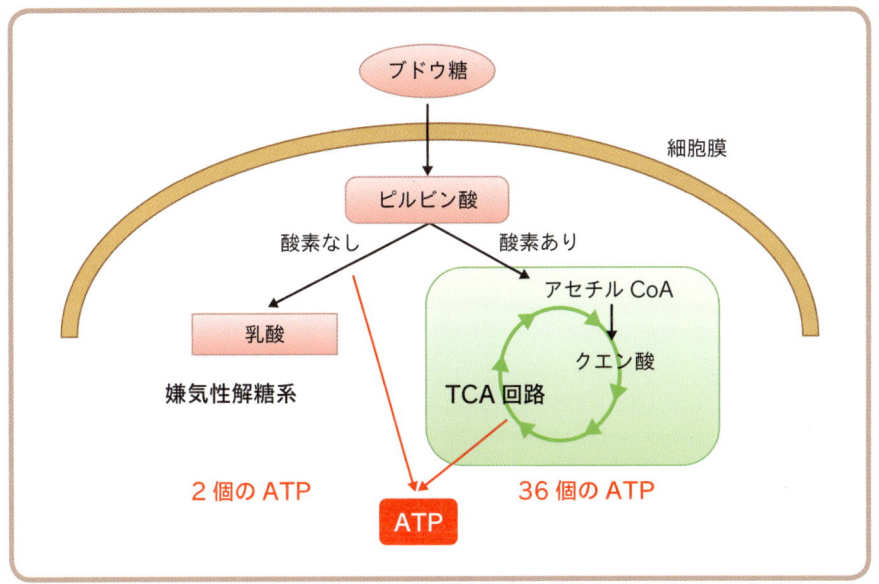

図 11　細胞におけるエネルギー産生
細胞は，吸収したブドウ糖をピルビン酸に変換し，酸素がない条件下では，乳酸に分解して 2 個の ATP を産生する．酸素が十分にあるときは，TCA 回路を回して 36 個の ATP を産生する．

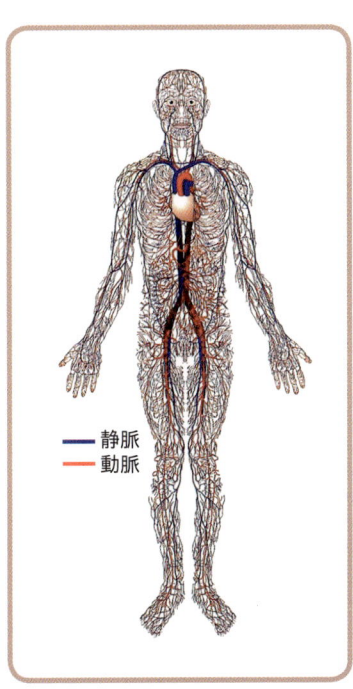

図 12　全身の血管
心臓から出る血液が流れる血管を動脈，心臓へ戻る血液の流れる血管を静脈とよぶ．
全身のすべての細胞は，常に酸素と栄養を要求する．要求に応えるために，全身くまなく血管が張り巡らされ，あらゆる細胞から血管が 2 mm 以上離れることはない．
全身の血管の総延長は約 10 万 km と，地球 2 周と半分もの長さとなる．

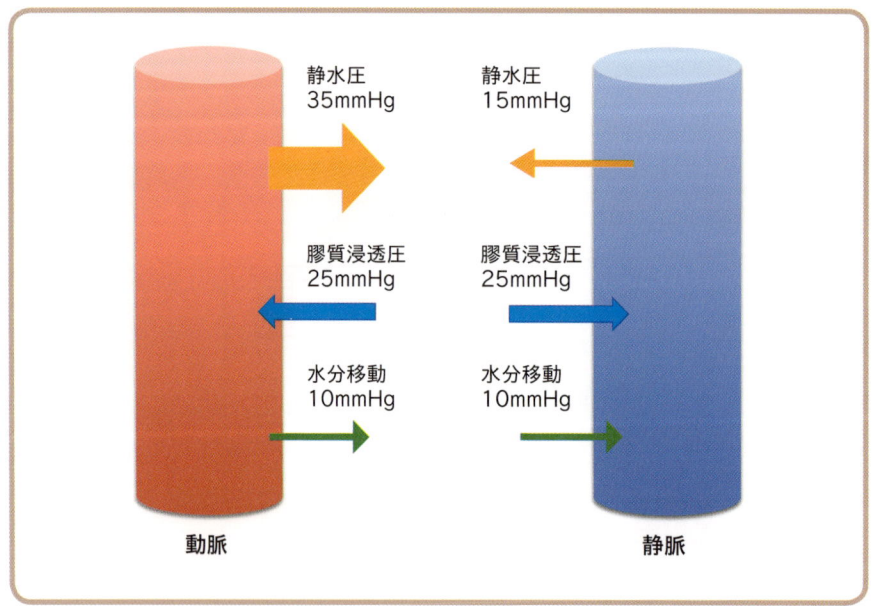

図13 毛細血管における水分の移動
毛細血管の動脈側では，血圧が膠質浸透圧より高いために，水分が血管外に出る．一方静脈側では水分が血管内に入る．

column　TCA回路の意義

　酸素生物においては，ブドウ糖を中心として脂肪やアミノ酸からアセチルCoAが作られ，次いでTCA回路（クエン酸回路）に入って酸化されて，最終的にCO_2とH_2Oになる．その過程で36個のATPが産生される．酸素なしでも解糖系酵素によってピルビン酸が分解されて2個のATPを産生することが可能であるが，TCA回路に比べると効率は1/15以下に低下する（図11）．

　酸素を使うエネルギー産生系と酸素なしのエネルギー産生系の2つが細胞に用意されていることには重要な意味があり，ヒトが100mを無呼吸状態で走り抜けることができる機構には，筋肉における嫌気性解糖系が貢献している．

　がん組織においても嫌気性解糖系で働く酵素の発現量が増加することが知られている．がん組織における嫌気性代謝の亢進は，ワールブルグ（Warburg）効果として1930年代から知られてきた事実である．このワールブルグ効果が，のちの1995年に発見された低酸素誘導転写因子（hypoxia inducible factor-1：HIF-1）によって説明できることが明らかにされた．つまり，低酸素状態下では細胞内にHIF-1が誘導され，解糖系酵素タンパクの合成が誘導され，酸素なしでのエネルギー産生系である嫌気性代謝を亢進させるのである．

3 正常細胞はどのように生まれるのか？

A 正常細胞はどのように増殖をスタートするのか？
──増殖因子と増殖因子受容体

1 外傷後の修復過程

　老化した細胞が死んで，代わりに新しい細胞が誕生するのだが，この過程は密かに行われるため人間の目には見えてこない．生体内での細胞増殖を説明するために，増殖が目に見える状態で起こる外傷後の傷の修復過程を例として取り上げる．自然に起こっている細胞の新陳代謝もほぼ同様の機構によって行われているため，傷の修復過程を代表として理解すれば，正常細胞の増殖過程を理解したことになる．

　包丁で指を傷付けてしまうと，血管が切断されて出血が起こる．出血部位を圧迫止血していると，図14bで視覚化されたように，最初に血小板が凝集して，次に凝固因子が活性化して血餅（けっぺい）が作られて止血する（図14a）．血小板とよばれる小さな血球の最大の役割は，当初この凝固因子の活性化を介した止血にあると考えられていた．しかし，やがて傷も細胞によって塞がれて，治癒する（図14）．この過程を詳細に見ると，血小板の凝集が最初の過程であるが，血小板の凝集は止血に働くばかりではなく，凝集した血小板から血小板由来増殖因子，線維芽細胞増殖因子，上皮細胞増殖因子，血管内皮細胞増殖因子などが分泌され，線維芽細胞，血管内皮細胞，上皮細胞などの増殖を促して切り傷の細胞欠損部分を塞ぐことになる（図14a）．各種の増殖因子の働きによって線維芽細胞や血管内皮細胞等が十分量増殖し終えると，増殖因子の産生がストップして細胞の増殖もストップする．このように，正常細胞からなる正常組織では，細胞の不足が生じると増殖因子が産生され，細胞の増殖によって不足がカバーされると，増殖因子の産生と細胞の増殖がストップする．増殖因子は，まさに正常組織の恒常性を保持するための細胞増殖のスイッチの働きをしている．

血小板由来増殖因子
platelet derived growth factor：PDGF.

線維芽細胞増殖因子
fibroblast growth factor：FGF.

上皮細胞増殖因子
epidermal growth factor：EGF.

血管内皮細胞増殖因子
vascular endothelial growth factor：VEGF.

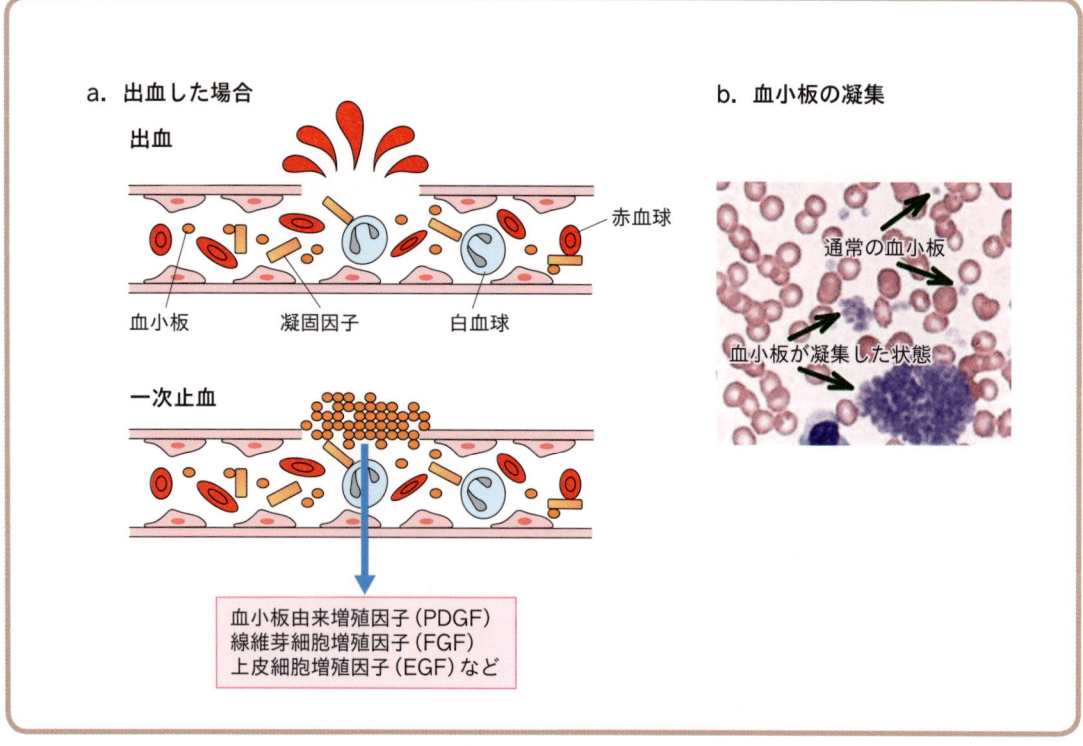

図14　凝固と血小板と増殖因子
a. 血管に傷がついて出血すると，血小板が凝集する．凝集した血小板は，傷を埋めるようにして止血をし，凝集した血小板からは，さまざまな増殖因子が放出されて，線維芽細胞や血管内皮細胞の増殖を促す．増殖した細胞によって傷が塞がって治癒する．
b. 末梢血を採血してスライドグラス上に血液標本をつくった．染色後観察すると，抗凝固剤との混合不足で，血小板が凝集している．出血が起こった場合には，このように血小板が凝集すると考えられる．

---

column　増殖因子の発見

　増殖因子の歴史は，1962年の上皮細胞増殖因子EGFの発見にはじまる．米国テネシー州のスタンレー・コーエン（Stanley Cohen）らは，マウスの唾液腺をすりつぶした液を生まれたばかりのマウスに注射すると，歯が生えるのが数日間だけ早くなっていたことに気付いた．コーエンはその後12年かけて，歯が生えるようになる物質の構造を特定した．当初，表皮細胞の増殖を刺激すると思われていたこの物質は，EGFと名付けられた．このEGFは，その後表皮細胞の増殖を刺激するだけではなく，線維芽細胞などさまざまな細胞の増殖を刺激することがわかった．その後いくつもの増殖因子が発見されたが，細胞を試験管内で増殖させることができて血清の中にあると考えられていた因子が，1974年に血管平滑筋細胞の増殖を刺激することがわかり，血小板由来増殖因子（PDGF）と名付けられた．このPDGFは1983年には構造が決定されて，しかも，がん遺伝子のv-sisとほぼ同一であることが見出された．
　ここにいたって，細胞増殖因子とがん遺伝子が密接な関係にあることがわかり，細胞増殖という生物にとっての基本的な機能の変異こそが，がん化を引き起こすメカニズムであると考えられるようになった．1986年コーエンはEGFの発見者としてノーベル医学生理学賞を受賞した．

2 増殖因子の働きは何か？

　分泌された増殖因子は，さまざまな細胞をランダムに刺激するわけではなく，増殖因子が特異的に結合する増殖因子受容体を発現している細胞に結合して増殖刺激を伝える．したがって，細胞表面に増殖因子受容体を発現している細胞のみが増殖サイクルに入るという特異性が認められる．幹細胞システムというピラミッドモデルの細胞再生系においては，幹細胞という序列がもっとも上の細胞に発現している増殖因子受容体と，前駆細胞以下の序列の低い細胞に発現している増殖因子受容体が異なっている場合が多い．また，分化に伴って各種細胞系列に分かれる際にも発現している増殖因子受容体が変化してくる場合が多い．このようにさまざまな分化段階の多彩な細胞集団がピラミッド状に存在する場合，多種類の増殖因子が用意されてさまざまな順番で分泌され，各種の増殖因子がある特定の細胞増殖を刺激することによって，組織構造を一定に保つように組織立ったオーケストラのような機構として働いているのである．

　いずれにしても，増殖因子は増殖因子受容体を発現しているある特定の細胞のみの増殖を刺激するという特定の対応関係をもっており，増殖因子が産生されて，増殖因子受容体に結合して細胞増殖がはじまる．増殖因子の存在なくして，

表1　主な増殖因子と受容体

増殖因子	増殖因子の特徴	標的細胞	受容体
EGF, HB-EGF, TGF-α, など	膜結合型の前駆体が酵素で切断される	上皮細胞, 内皮細胞, グリア細胞	EGFレセプターファミリー（チロシンキナーゼ）
IGF-1, IGF-2 など	7キロダルトンの小さなペプチド	多種類の細胞	IGFレセプターファミリー（チロシンキナーゼ）
PDGF-A, MCSF, SCF など	17キロダルトンのA鎖と16キロダルトンのB鎖のヘテロダイマー	平滑筋細胞, グリア細胞, 造血前駆細胞など	PDGFレセプターファミリー（チロシンキナーゼ）
VEGFファミリー	血管内皮細胞特異的	血管内皮細胞など	VEGFレセプターファミリー（チロシンキナーゼ）
FGFファミリー		内皮細胞, 線維芽細胞など広範囲な細胞	FGFレセプターファミリー（チロシンキナーゼ）
HGFファミリー	遊走能を刺激する	肝細胞, 上皮細胞	HGFレセプターファミリー（チロシンキナーゼ）
TGF-βファミリー	25キロダルトンのホモダイマー	多種類の細胞	TGF-βレセプターファミリー（セリンスレオニンキナーゼ）

IGF
insulin-like growth factor, インスリン様増殖因子.

HGF
hepatocyte growth factor, 肝細胞増殖因子.

TGF
transforming growth factor, トランスフォーミング増殖因子.

正常細胞が増殖することはありえない．この点が第Ⅱ章で述べるがん細胞の増殖機構とは大きく異なっている．正常細胞の増殖はまさに増殖因子によって秩序正しく制御されており，指揮者の指示に従うオーケストラのように秩序正しく行動しているのである．主な増殖因子と増殖因子受容体を表1に示す．

　ほとんどの増殖因子は，EGFやFGFのような小さい単量体（1本のアミノ酸鎖）のポリペプチドであるが，PDGFのように二量体（2本のアミノ酸鎖）のポリペプチド増殖因子もある．増殖因子は分子量2〜3万程度の小さなポリペプチドであり，自由に細胞外を拡散することもできるが，細胞外マトリックスタンパクの成分に結合したり，細胞膜表面に結合して存在することもあり，ある限定された局所で働く場合もある．増殖因子受容体の大部分は細胞表面の膜貫通分子で，細胞外ドメインのアミノ酸末端に増殖因子結合ドメインがあり，細胞内ドメインにはチロシンキナーゼやセリン・スレオニンキナーゼドメインをもつタンパクである．

▶ p.57「がん細胞はどのように誕生するのか？」参照．

ポリペプチド
アミノ酸重合体のうちタンパクとはいえないような分子量5,000以下の小さなもの．

細胞外マトリックスタンパク
多細胞生物の場合，細胞と細胞の間に線維状のタンパクなどの空間を充填するタンパクがある．

チロシンキナーゼ
チロシンというアミノ酸にリン酸基を結合させる酵素．

セリン・スレオニンキナーゼドメイン
セリンやスレオニンというアミノ酸にリン酸基を結合させる酵素の一部構造．

---

column　飽食の時代に出現した新しい疾患——血栓症

　血液の凝固系は，出血したときの止血のために用意された身を守るための反応であり，血管内皮細胞に傷がつき，血管内皮細胞下のコラーゲンが現れ，これが血小板の凝集を引き起こして出血を止める血栓の役目をする．また，表出したコラーゲンが凝固因子を活性化してより強固な血栓形成に働いて止血が完成する．これらの反応は，本来人の体を出血から守る防御反応であった．1万年以上前の人を考えてみると理解できることだが，野生動物と同様に裸足で駆け回っていた多くの人間が，とがった石等で傷だらけになっていたと想像される．出血すると血液が固まるという機構が働かなければ，たとえ小さな傷でも人は簡単に死んでしまうであろう．その意味では，凝固機構は人ばかりでなく動物にとっては必須の防御機構であった．

　しかし止血のための血小板凝集は，コレステロールが血管内皮細胞下に沈着するといった異常なできごとが起こるようになると，血管内皮細胞が損傷する結果，さまざまな血小板由来増殖因子の産生を誘導し，血管内皮細胞や線維芽細胞などの細胞増殖を起こさせて動脈硬化の原因となったのである．コレステロールの沈着が血管内皮細胞を傷つけると，まさに出血が起こったときと同じ反応が進行してしまうのである．その結果，コレステロールの沈着部位では血栓が形成されやすくなり，心筋梗塞や脳梗塞の原因となってしまうことになった．

　本来は出血から身を守る反応であった血小板の凝集や凝固因子の活性化などは，飽食の時代を迎えた人類にとっては，病気を引き起こすメカニズムに変化してしまったといえる．

B 増殖の指令はどのように核まで伝わるのか？——シグナル伝達の役割

▶ がん細胞の自律増殖と対比する．

1 シグナル伝達の意味

　細胞増殖因子が細胞表面の受容体に結合した後，増殖因子が伝えるべき「増殖」という指示は細胞内の指示を伝える機構によって核にまで伝えられる．これを細胞内シグナル伝達とよんでいる．シグナル伝達という言葉は，もともと以下のように使われていた．ヒトが体を動かすとき，たとえば右手の指で豆をつまもうとするときには，右手親指と右手人差し指の筋肉を動かす指令が大脳皮質の神経細胞に電気信号として誕生することからはじまる．中枢神経細胞を電気信号として伝わった指令は，末梢神経に伝えるために，中枢神経の末端部分でノルアドレナリンなどの化学物質として放出され，末梢神経の化学物質受容体に結合し，末梢神経に電気信号を生み出し，末梢神経の末端部まで伝達される．末梢神経末端部から再度化学物質が放出されて，筋肉の収縮を起こさせて豆をつまむという行動を完了させる．このようにヒトの神経組織では，電気信号とノルアドレナリンといった化学物質が脳で生まれた指令を末端の筋肉組織に伝えるために使われている（図15a）．これを神経のシグナル伝達とよんでいる．

　多細胞生物であるヒトの体においては，体を構成している細胞は組織の中で周囲の細胞に囲まれて存在しており，組織の構造を維持するように外界から増殖や生存などの運命を制御されている．老化した細胞に対しては，細胞の死を誘導する因子が産生され，老化した細胞が死ぬ．老化した細胞が死ぬと，増殖因子が産生される．

　産生された増殖因子は，組織幹細胞の細胞膜表面に存在する増殖因子受容体に結合する．この結合によって増殖シグナルが細胞内に伝わり，最終的には核内にまで伝達されて，細胞は増殖サイクルに入る．この増殖因子と増殖因子受容体との結合にはじまり，核にまで伝わる経路を細胞内シグナル伝達経路とよんでおり，タンパクへのリン酸基結合によるタンパクの活性化が連鎖的に起こることによって伝えられている．

　図15bに，EGFのシグナル伝達経路のほんの一部を簡略化して示した（ここに図示したシグナル伝達経路はほんの一部を取り上げただけで，実はほかに多数のシグナル伝達分子が存在する）．EGFは，EGF受容体に結合すると，EGF受容体が2つ結合（二量体化）してお互いをリン酸化する．リン酸化されて活性化したEGF受容体からGrb2やSOSという名前のタンパクを介してRasタンパクの活性化，RAFタンパクの活性化，MAPKタンパクの活性化が誘導されて核内にシグナルを伝える．同様にSTAT3を介した経路とPI3K-PDK-1-AKTを介した経路の2つの経路を介したシグナル（信号）が核まで伝達され，最終的に上皮

リン酸化
リン酸基を付加すること．

細胞の増殖などが誘導される．

　このように，増殖因子などが受容体に結合した後，酵素などによって細胞内のタンパクが次々にシグナルを受け渡して，その過程が進むにつれて関与する酵素や分子の数が増大していく．この反応の連鎖を<u>カスケード</u>とよび，受容体1個からのシグナルはいくつかのシグナルカスケード反応をもたらし，最終的にいくつかの細胞の反応（細胞に固有の機能の発現や細胞の増殖・分化など）を誘導する．

　1つの増殖因子が細胞の受容体に結合した後でいくつものシグナル伝達経路が動き出す理由は何か？　増殖因子が細胞に増殖せよという指令を出すときには，細胞側では細胞周期をオンにすること，分化に向かう機構をオンにすること，生存機構をオンにすることなどいくつかの反応が起きる．そのためには1つの経路では不十分であることがその理由である．

> **カスケード**
> 水がいくつかの滝を流れ落ちるように連鎖的にシグナルが流れることをさす．

② シグナル伝達のメカニズム

　では増殖因子の目的である細胞の増殖というシグナルはどのように伝わるのだろうか？　大部分の増殖因子は，細胞膜表面にある増殖因子受容体に結合してシグナル伝達をスタートさせる．最終的には，細胞核にまでシグナルが伝達されて，

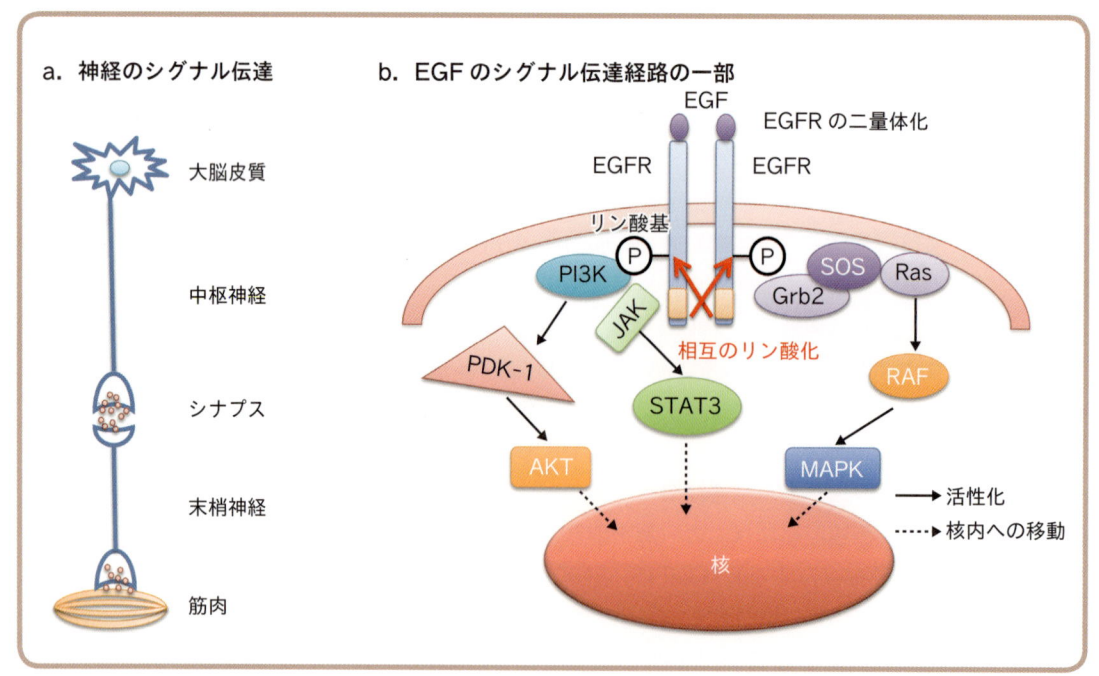

図15　シグナル伝達
a. 神経のシグナル伝達は，電気信号とシナプス間での神経伝達化学物質によって行われている．
b. EGFのシグナルは，EGFが細胞表面の受容体に結合してはじまり，STAT3を介する経路，Ras/RAF/MAPKを介する経路，PI3K/PDK-1/AKTを介する経路によって核にまで伝えられる．

DNA合成やRNA合成がスタートして細胞分裂へのサイクルが回りはじめる．図15に示したEGFのシグナル伝達経路を見ると，途中の過程にJAK，PI3K，MAPKなどのキナーゼが多く登場する．これらのキナーゼはリン酸化反応を触媒する酵素であり，その働きは，ATPの1個のリン酸基をタンパクのセリンやスレオニンというアミノ酸もしくはチロシンというアミノ酸に付加させることである．ATPはエネルギーを貯蔵する乾電池のようなもので，細胞内に大量に蓄えられており，ATPからリン酸基が外れるときにエネルギーを放出する．したがって，ATPからリン酸基をチロシンに移すリン酸化反応（リン酸基の転移）は，外部からのエネルギー供給なしに行うことが可能で，細胞内のどこにおいても利用できる．図16にリン酸化を用いたシグナル伝達の過程の模式図を示した．

リン酸基が1個付加されると，マイナスに荷電されてタンパクの三次元的構造が変化する．その結果タンパクの機能が変化してタンパクが活性化する．活性化するタンパク自体がキナーゼであり，次のタンパクのリン酸化を起こさせるといった連鎖反応を引き起こす．

このシステムをシグナル伝達に使用するメリットは，以下のとおりである．
- ATPが大量に細胞内に用意されているためにどこでも利用できる
- ATPがエネルギー貯蔵庫のためにリン酸基の転移に必要なエネルギーを反応内部で得られる
- タンパクのリン酸化が次のリン酸化反応を連鎖的に誘導できる，など

つまり，いずれのメリットもシグナルが核にまで伝わる時間差をできるだけ少なくするように働いている．

JAK
janus kinase．ヤヌスキナーゼ．

PI3K
phosphatidylinositol-3 kinase．フォスファチジル-3-キナーゼ．

MAPK
mitogen-activated protein kinase．分裂促進因子活性化タンパクキナーゼ．

▶ p.19「エネルギーはどのように産生されるのか？──酸素・栄養供給の必要性」参照．

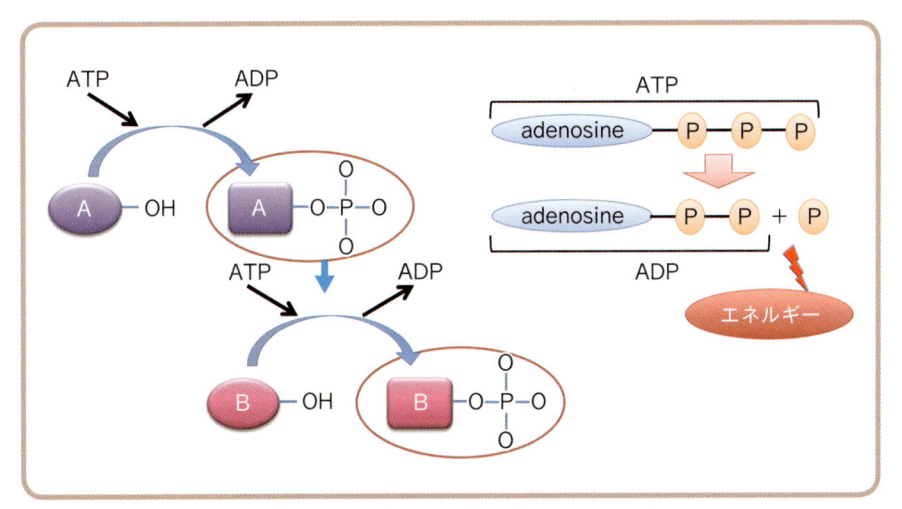

図16 リン酸化シグナルのカスケード
ATPからリン酸基が1つとれるとADPになり，このときリン酸基がタンパクに結合する．Aタンパクがリン酸化されて活性化すると，次のBタンパクをリン酸化して活性化する．このBタンパクが次のタンパクをリン酸化するというように連鎖的にシグナルが伝達される．

3　増殖因子のシグナル伝達に関与するタンパク

　増殖因子受容体の大部分は細胞表面の膜貫通分子で，細胞外領域のアミノ酸末端に増殖因子結合領域があり，細胞内領域にはチロシンキナーゼやセリン・スレオニンキナーゼ領域をもつタンパクである．

　図17に示したように，PDGFがPDGF受容体に結合すると，受容体は二量体を形成し，お互いをリン酸化して活性化する．同一タンパク内にリン酸基を付加させる酵素とリン酸基を受け取るチロシンがあるため，立体構造上，自己タンパク内のリン酸化部位にリン酸基を結合させる自己リン酸化はむずかしい．2本の受容体どうしがお互いをリン酸化するほうが構造上は無理がない．そのために二量体を形成すると考えられている．その後，リン酸化チロシンを認識して結合する構造をもつ橋渡しタンパクやチロシンキナーゼタンパクが結合して，次のタンパクをリン酸化するカスケードが動き出す．PDGF受容体の場合には，Ras/RAF/MAPK経路とSTAT経路を介して増殖シグナルが核まで伝わり，PI3K/

---

column　シグナル伝達の説明図における目の錯覚

　ここで細胞の大きさと，タンパクの大きさを実感しないと，細胞表面から核までシグナルが伝わるということを正確にはイメージできないように思われる．細胞増殖のしくみを説明している総説などでは，図15に示したように大きな受容体やタンパクが描かれている（細胞が10 μmくらいとすると，タンパクの大きさが0.5〜2 μm程度に描かれている）．この大きさだと，細胞膜から核までにはせいぜい10数個のタンパクもあれば伝わるように思うかもしれない．しかし，実際のタンパクの大きさは1〜10 nm程度でしかない．比較できるように同じ単位で表すと，1万nmの大きさの細胞に，1〜10 nm程度のタンパクでできた受容体があり，細胞内にも同様に1〜10 nm程度のタンパクがあって，これらが核までの伝達を担っているのである．単純につないで並べると，1,000個〜1万個ものタンパクが並んではじめて細胞表面から核にまで到達する．日本からアメリカまでの情報伝達のイラストを図に示したが，日米間に4人もいれば，日本からアメリカまで情報が伝わるように見える．地球の大きさと人の大きさを無視した図だからである．図15もこれと同様で，細胞の大きさとタンパクの大きさを無視した図であることに注意する．

　本文の「②シグナル伝達のメカニズム」「③増殖因子のシグナル伝達に関与するタンパク」で詳述するが，シグナルを伝えるタンパク分子の数は，研究が進むにつれてしだいに増加しており，際限なく増加していくかのような状況にある．シグナルが伝わる距離と伝えている分子の大きさを考慮すれば，シグナルを伝えるタンパク分子の多さはなんら不思議ではないだろう．

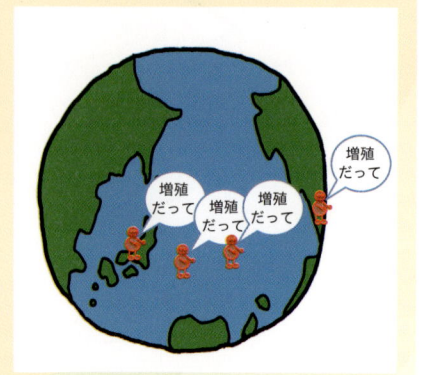

図　日本からアメリカへの情報伝達
実際の大きさを無視すれば，日本からアメリカまで4人の人が大声で叫べば，声が届くように見える．実際には何万人もの人が必要だろう．

PDK-1/AKT 経路を介して生存シグナルが核まで伝わる．そのほかに，生存にかかわるシグナル伝達タンパク，分化にかかわるシグナル伝達タンパク，細胞増殖にかかわるシグナル伝達タンパクなど 50 以上が見つけられている．そのほかにも数多くのタンパクが PDGF のシグナル伝達に関与しており，1 つの図の中には書ききれないほど多くの因子が関与している．このシグナル伝達に関与するタンパクは次々と見出されており，いくつかのシグナル伝達経路間でシグナルのやりとりも見つかるなど，日々シグナル伝達経路に関する学説も書き換えられており，いまだに確定していない部分がある．数多くのタンパクが関与していること，その多くが第Ⅱ章で出てくるがん化に直接関係してくるタンパクであることに留意しておくことが重要で，個々のタンパクの役割を理解したり，覚えたりする必要はない．

▶ p.64「原がん遺伝子と細胞増殖」参照．

▶ シグナル伝達分子が分子標的薬の標的タンパクとなっている．

正常細胞において増殖シグナルに関与する多数のタンパクは，増殖因子が増殖因子受容体に結合したときのみ活性化する．一度シグナルを下流に伝えた後は，リン酸基が外れて不活化することが知られている．したがって，正常細胞の増殖の程度は増殖因子の濃度によって決められており，無限に増殖することはない．がん細胞でも同じタンパクが増殖シグナルを伝えているが，常時活性化するようなタンパクの変異が入ってしまっているために，その変異タンパクの下流は常に活性化して無限の増殖が続くことになる．

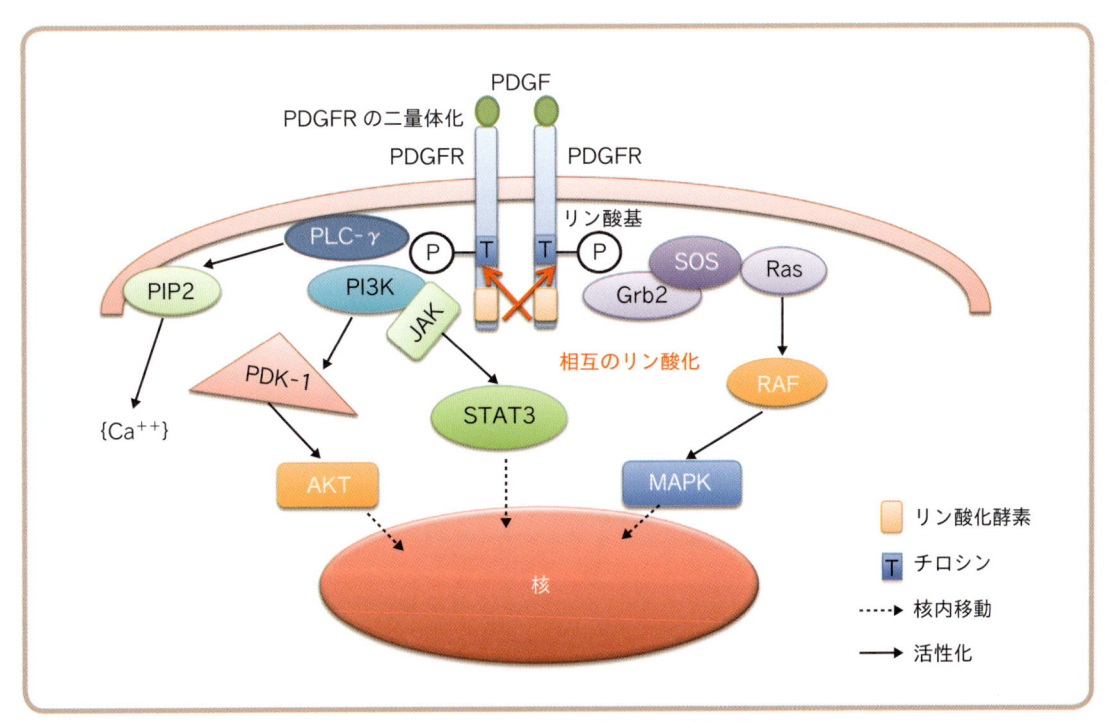

図17　PDGF のシグナル伝達経路

PDGF のシグナルは，PDGF が細胞表面の受容体に結合するところから始まり，STAT3 を介する経路，Ras/RAF/MAPK を介する経路，PI3K/PDK-1/AKT を介する経路などによって核にまで伝えられる．

C 細胞周期

「細胞が増殖する」とは，細胞が分裂することである．分裂 (mitosis : M) 期には形態学的に染色体が見えるため，細胞が分裂期にあることがわかる．一度分裂した細胞が次に分裂するまでの過程を**細胞周期**とよび，その時間を**世代時間**とよんでいる．

また細胞が2個になるためにはDNA合成によってDNAを2倍にすることが必要だが，DNA合成はある一定の合成 (synthesis : S) 期とよばれる時期に行われる．この時期は，放射線標識した核酸が核内に取り込まれるため同定することができる．分裂期と合成期の間の同定できない時期を間 (gap : G) 期とよんでいる．ヒトの体を構成している細胞の大部分は，静かに眠っている状態（静止期）にあり，一部の組織幹細胞が増殖期に入って2個の細胞に分裂することを繰り返していると考えられている．組織幹細胞が眠ったまま（静止期）なのか，増殖サイクルに入るのかは，組織中の増殖因子の有無によって左右される．

図18に1個の組織幹細胞が増殖サイクルに入って分裂する過程を示すが，増殖因子が受容体に結合した組織幹細胞はG0期（静止期）から増殖サイクルに入る．増殖サイクルに入った細胞が2個の細胞に分裂するためには，細胞がもっている細胞質中のタンパクやRNAや核内のDNAなどすべての資材を2倍用意することが必要になる．まずDNAの複製に必要なRNAや酵素タンパクの合成

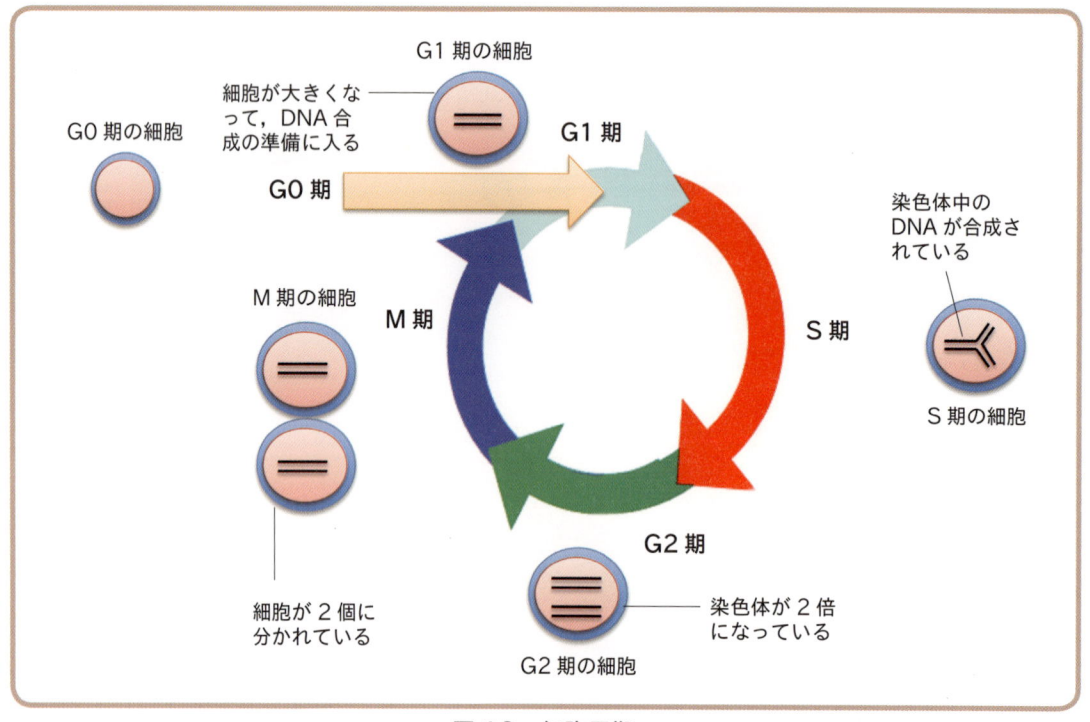

図18 細胞周期

と蓄積が起こり，細胞は大きくなる．このDNAの複製に必要なRNAや酵素タンパクの合成と蓄積を行う準備期間をG1期 (gap 1期：間期1) とよび，あらゆる準備が整ったところで次の段階に移ることができる．次の段階がDNAの複製を行うS期 (合成期) で，DNA合成酵素の働きによってDNAの複製が行われる．DNAの複製が終わると，複製されたDNAをチェックして細胞分裂の準備を行うG2期 (gap 2期：間期2) に移行する．最後に2倍になった染色体を半分に分けるM期 (分裂期) に入って分裂をして，細胞周期の1回転が終わって2個の細胞になる．

こうした細胞周期の重要性はどこにあるのか？ 1個の細胞が2個になるためには，正確にDNAとタンパクを2倍に増やし，正確に2つに分割することが必要である．そのためには，分裂期と合成期の前には分裂やDNA合成の準備をする期間 (間期) が必要で，順番にサイクルを回ることが必須なのである．さらに重要なことは，1個の正常な細胞から正常な細胞が2個誕生することである．そのために重要なのは，細胞周期の各期を正常に終了しない限り次の段階には進まないというチェックポイント (検問所) が各期に存在することである (図19).

つまり各期に関所が設けられて，新しく生まれる細胞の品質管理が行われているのである．G1期からS期に移行するためには，G1/S期チェックポイントで，DNAに損傷がないこと，材料のヌクレオチドの量の確認が行われて，損傷がある場合にはG1期にとどめられて，損傷の修復が行われる．S期でのDNAの複製が終わってG2期に入ると，次のM期に移行するために，G2/M期チェックポイントでDNAの複製に間違いのないことがチェックされる．最後にM期に入るとM期チェックポイントで染色体が正確に二分されるかどうかがチェックされる．このようなさまざまな関所を設けることで，正常な細胞分裂過程が完遂

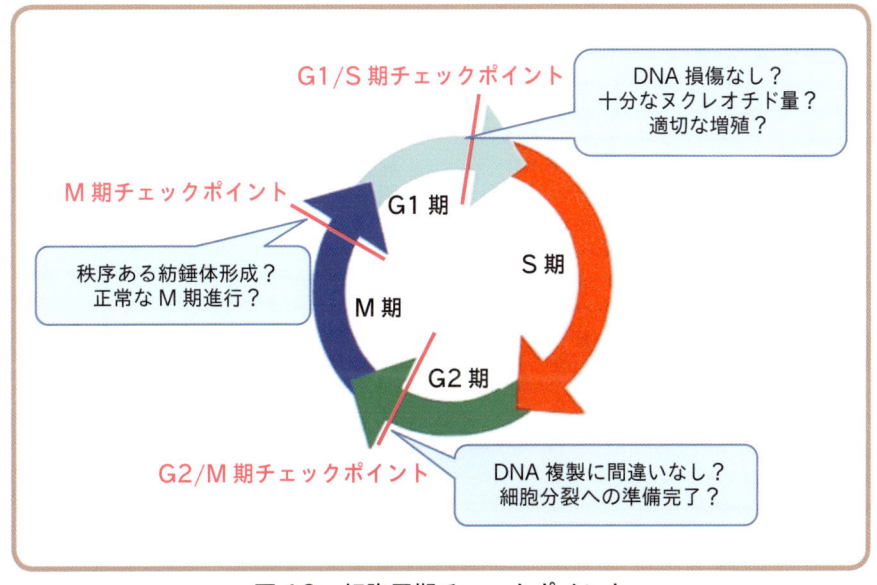

図19 細胞周期チェックポイント

することが保証されている．

D 分化の機構

　1個の卵細胞の増殖・分化によって，神経細胞から構成される脳，アルブミンなどのタンパクを作る肝細胞によって構成される肝臓，胃酸などを分泌する胃粘膜細胞によって構成される胃など多様な臓器ができあがってくる．全能性幹細胞からさまざまな細胞系列へ分化・成熟していくからである．造血系細胞は，幹細胞から成熟した細胞への分化・成熟過程を生体外の培養系で観察できるため，分化機構の研究に適したモデルとして用いられてきた．造血幹細胞からの赤血球産生を例にとって分化を説明する（図20）．

　全能性幹細胞や多能性造血幹細胞は，赤血球以外にも白血球，血小板，リンパ球などの成熟した各種血球細胞を作ることができる．こうした細胞をさまざまな増殖因子の存在下で培養すると，赤血球，白血球などが混在した細胞集団を形成してくることから，逆に多能性であることがわかる．こうした多能性造血幹細胞は，SCFをはじめとした多彩な増殖因子に対する受容体を発現している．BFU-Eという赤血球系前駆細胞は，多能性造血幹細胞から赤血球系に一段階分化した細胞と考えられており，白血球を作ることはできなくなっている．BFU-Eでは，EPOに対する受容体を発現しており，そのほかにSCFなどの増殖因子に対しても受容体をもっている．CFU-Eという赤血球系前駆細胞になると唯一EPOに対する受容体のみを発現している．このように幹細胞システムの序列によって，各段階の細胞の分化しうる能力が異なっており，それに応じて発現している増殖因子受容体も異なっている．多能性造血幹細胞は，自己複製を行うと同時に赤芽球系前駆細胞，巨核芽球系前駆細胞，骨髄球系前駆細胞などさまざまな前駆細胞を生み出し（分化した細胞の生成），造血系全体の再生に関与している．多能性造

▶ 細胞周期とチェックポイントがいかに制御されているのかということに「がん抑制遺伝子の働き」が関与している．

SCF
stem cell factor，幹細胞因子．

BFU-E
burst forming unit-erythroid，前期赤芽球系前駆細胞．

EPO
erythropoietin，エリスロポエチン．腎臓で作られる赤血球産生を刺激するホルモンで，赤血球が減少すると低酸素になるため産生が亢進する．

CFU-E
colony forming unit-erythroid，後期赤芽球系前駆細胞．

TPO
thrombopoietin，トロンボポエチン．

Angptl2
angiopoietin-like 2，アンギオポエチン様タンパク2．

Angptl3
angiopoietin-like 3，アンギオポエチン様タンパク3．

IL-3
interleukin-3，インターロイキン-3．

IL-6
interleukin-6，インターロイキン-6．

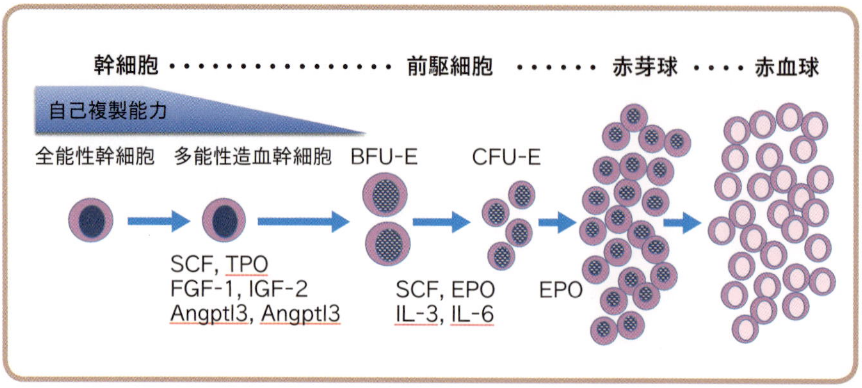

図20　赤血球への分化
多能性造血幹細胞から，さまざまな増殖因子による刺激を受けて，前駆細胞，赤芽球，赤血球へと増殖しながら分化していく．分化に伴って自己複製能力が失われていく．

血幹細胞と BFU-E という赤血球系前駆細胞との違いこそ，分化の意味を示している．つまりさまざまな細胞になりうる能力をもった幹細胞から，ある1つの能力に限られてしまった細胞に変化することが「分化する」ということである．図21 に分化と遺伝子発現の関係を示した．

多能性造血幹細胞では，赤血球，血小板，リンパ球，白血球のそれぞれに必要な遺伝子，たとえば赤血球であればヘモグロビンを作るための遺伝子，リンパ球であれば抗体を作るための遺伝子等，すべてがスイッチオフになっておらず，あらゆる方向への分化が可能な状態にある．しかし，赤血球系前駆細胞にまで分化すると，赤血球に必要な遺伝子のみがスイッチオンになっているが，ほかの遺伝子はすべてスイッチオフとなってしまう．

BFU-E という赤血球系前駆細胞は，EPO 以外に SCF や IL-3 などの増殖因子の存在が必要で，増殖・分化していくうちに EPO 受容体の発現量が増加して，EPO 依存性が強くなる．その結果，EPO 依存性の CFU-E レベルの赤血球系前駆細胞にまで分化してくる．CFU-E は，8〜数十個の赤芽球を作る細胞で，EPO が EPO 受容体に結合すると，増殖シグナルと分化シグナルが伝達されて，増殖刺激の結果，数十個の赤芽球が形成され，さらに分化刺激の結果，赤芽球に特徴的な膜貫通型タンパクグライコフォリン，ヘム合成経路に関与するポルフォビリノーゲンデアミナーゼなどの酵素タンパクなどが生成されて，ヘモグロビンが合成されてくる．

▶ がんの病理組織で，高分化型腺がんと低分化型腺がんという分化度の異なるがんが存在しているが，分化度の違うがんの存在に分化機構が関係している．

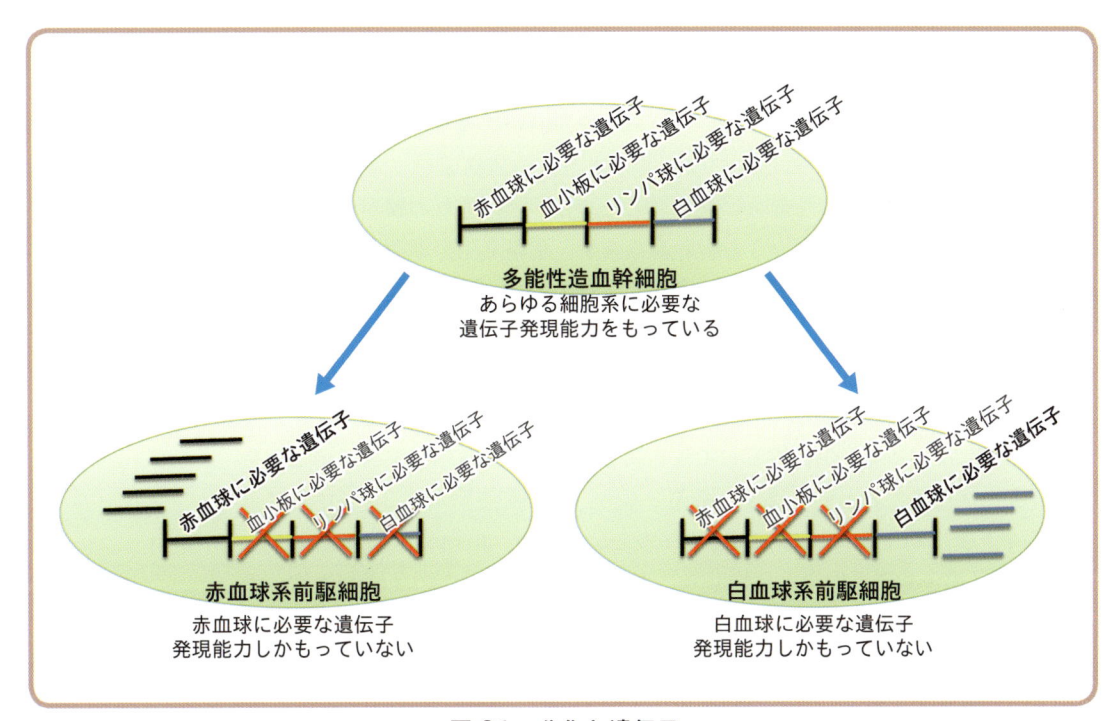

図21 分化と遺伝子

「細胞が分化する」とは，特徴ある遺伝子の発現が増加し，その特徴が際立っていくことでもあるが，それ以外の遺伝子発現が不可能になることも意味する．

4 老化した細胞はどのように死ぬのか？──細胞の死の制御機構

A 細胞死の役割は何か？

1 単細胞生物から多細胞生物へ

　乳酸菌や酵母といった単細胞生物に細胞死はあるのだろうか？　乳酸菌が増殖してピロリ菌を排除するテレビのコマーシャル画像を見ていると，乳酸菌は単純に分裂・増殖を繰り返しており，乳酸菌が死亡して消えていくような画像が出てくることはない．一般に単細胞生物においては，栄養が不足する，物理的に破壊されるといった「不慮の死」以外に，老化して死亡するといったことは起こりえない．まさに単細胞生物は「不老不死」なのである．

　一方，多細胞生物の細胞においては，各種の臓器の大きさが決められており，それぞれの臓器の役割も決められている．増殖を無制限に繰り返すことは，多細胞生物の全体構成を破壊することになってしまう．全体構成を一定に保つためと，それぞれの臓器の機能を最大に発揮するために，それぞれの臓器を構成する細胞は最大限の機能分化を果たさなければならず，増殖と生存期間が無限であってはならない．そうした進化の結果，多細胞生物の細胞には分裂回数に制限があり，分裂回数の限界が老化をもたらし，老化した細胞は最終的には死んで壊される運命にある．死んでいく細胞を補充しながら恒常性を保持していこうとするが，生体全体にも寿命があるため，最終的には多細胞生物そのものが死亡する運命にある．したがって，生物種として生き残るためには，多細胞生物は子どもを産んで次世代を育てるという過程が必須となる．単細胞生物には35億年の歴史があるが，多細胞生物には約10億年の歴史しかない．単細胞生物の誕生から25億年かけて多細胞生物を生み出したと考えられている．この多細胞生物への進化においては，次世代の誕生は生殖を担当する細胞に任され，ほかの細胞はさまざまな機能を果たすために機能分化した細胞に分化してしまい，寿命をもつようになったと考えられる．ここにはじめて不慮の事故死でない細胞死が意味をもつようになった．つまり，多細胞生物の恒常性を維持するためには，老化した細胞の予定された細胞死が必須の要素なのである[5]．

2　老化した細胞の排除

　酵素の活性も放置しておけば失われてしまうし，古いタンパクは変性してしまう．細胞が生きていくためには，細胞内にある古くなったタンパクを壊して新しいタンパクを作るという新陳代謝を繰り返さなければならない．その過程において構造上異常なタンパクが蓄積していく場合があるが，こうした細胞こそが老化した細胞とも考えられている．こうした厄介な細胞は排除されなければならない．病原微生物のように，異物と認識されるようなものであれば，免疫担当細胞が排除することができる．しかしながら，正常の若い細胞と正常の老化した細胞の間に，免疫担当細胞が区別できるような違いは存在しない．では，どうやって老化した厄介者の細胞のみが排除されるのか？

　生命は，これに対して非常に合理的な解決方法を用意している．厄介者の細胞は自殺するようなプログラムを内在しており，死のシグナルが伝わると最終的に細胞死が誘導されるようになっている．同様に分裂を繰り返す細胞の中には，遺伝子変異が入ってしまう細胞も生まれてくることがあり，これらの細胞が生存していると，遺伝子変異が積み重なったがん細胞が誕生してしまうことになる．生体内においては，遺伝子異常が入ると，修復酵素が働いて治してしまう場合が多いが，時に治せないような遺伝子異常が入った場合には，厄介者の細胞として自殺のプログラム（細胞死プログラム）のスイッチがオンになる．もしヒトの体で細胞死プログラムがなくなってしまうと，今のような形態を維持することはできなくなり，皮膚の厚みが何メートルにもなってしまったり，血液細胞が何トンもたまったり，腸管の厚みが何メートルにもなったりしてしまう．また，がん細胞だらけになってしまうこともある．細胞死プログラムがない場合を想像することすらむずかしい．つまり細胞死は，生体の統合性，個体の恒常性の維持のために必須な機構なのである．

　表2に体の中で不要な細胞が積極的に死んでいく例を示す．遺伝子異常やタ

表2　計画的細胞死の例

役割	具体的役割	例
不要な細胞を除く	有害細胞を除く	遺伝子が傷ついた細胞（がん細胞の予備軍） 自分を攻撃する免疫担当細胞（自己免疫疾患の原因となる）
	余った細胞を除く	脳のネットワークができあがる過程で余った細胞
	役割を終えた細胞を除く	胎児の水かきなど
	恒常性維持のために老化した細胞を除く	表皮の細胞，免疫系の細胞，腸管粘膜細胞など

［猪原直弘：表 ヒトの計画細胞死．細胞の生死を制御する，< http://www-personal.umich.edu/~ino/si.htm >，2014年5月7日検索を参考に作成］

ンパク異常のある細胞が，有害な細胞として細胞死プログラムによって排除される．免疫担当細胞のうちの自己細胞を攻撃しうる細胞は，胸腺中で排除されてしまい，自己免疫疾患が起きないようにプログラムされている．この機序に異常があると，自己免疫疾患が発症する．老化した細胞のすべては，細胞死プログラムがオンになって死んでいく．

B 大部分の細胞の死は自殺なのか？ ──自殺と他殺の意義

　細胞の死には，細胞死のプログラムが働いて積極的に死ぬ**アポトーシス**とよばれている細胞死と，細胞がなんらかの外的損傷を受けたり，酸素の供給が不足したりしたときに起こる壊死（necrosis, **ネクローシス**）とよばれている不慮の細胞死がある（図22）．基本的にネクローシスは，血管が閉塞したようなときに起こる虚血，梗塞などで認められる細胞死であり，最終的には細胞内のさまざまな酵素などが漏出するため炎症を惹起する．アポトーシス（apoptosis）は，ギリシャ語の「apo-（離れて）」と「ptosis（下降）」に由来し，「枯れ葉などが木から落ちる」という意味を表す言葉とされており，死すべきものが自然に死んでいく様

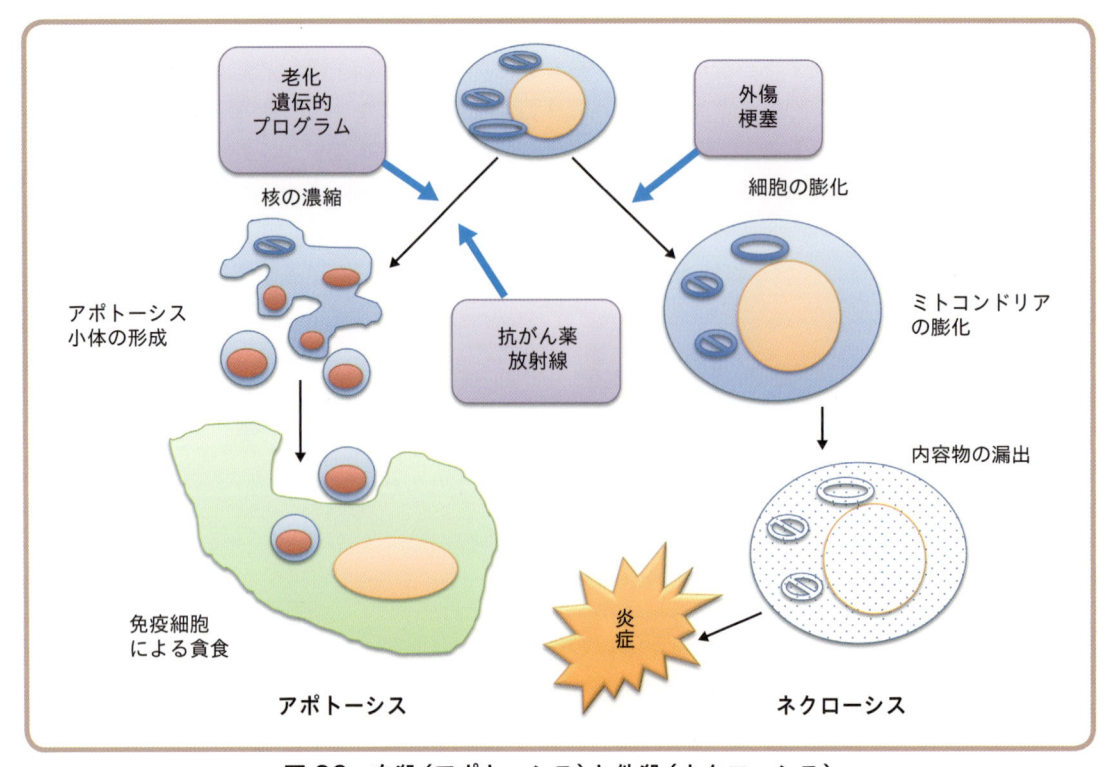

図22　自殺（アポトーシス）と他殺（ネクローシス）

子を表現している．表2で示した，いらない細胞（有害な細胞や余った細胞）や新陳代謝で老化した細胞が死んでいく機序はすべてアポトーシスである．では，抗がん薬や放射線照射で細胞が死ぬときはどちらのタイプなのだろうか？　がん治療に用いられるような放射線や抗がん薬によって細胞死が誘導される機構は，意外にほとんどアポトーシスによるとされている．つまり，放射線照射や抗がん薬などは，DNA損傷をもたらし，その結果細胞が自殺を選択することになるとされている（図22）．

　放射線照射や抗がん薬などは，DNA損傷をもたらし，p53がん抑制タンパクの蓄積を誘導して細胞周期を止め，遺伝子の修復を行い，修復できない場合には細胞死を誘導する．このような細胞死でみられるプログラムの詳細は，後に詳細に紹介するが，自分で死のプログラムをオンにするという意味では，アポトーシスは自殺に相当する．つまり抗がん薬や放射線照射による細胞死は，決して「他殺」ではないということになる．

▶ p.40「死を誘導するメカニズムがあるのか？──死のシグナルの意義」参照．

C 細胞の生と死を決めるメカニズムは何か？

　老化したり，遺伝子異常が入ったりして不要になった細胞は細胞死にて排除されていき，新しい細胞によって置き換わっていくが，新しく生まれた細胞が老化するまでの間はどのように生存が維持されるのだろうか？　このような新陳代謝が盛んに行われている組織では，老化に伴って死のプログラムが開始すると考えればよく，生存がどのように維持されているのかを考える必要は少ない．しかしヒトの場合，神経細胞は生まれてから100年近くもの間，新しい細胞に置き換わることなく働き続ける場合が多いが，これらの神経細胞の生存はどのように維持されるのだろうか？　老化しても生き続けていくにはなんらかの生存シグナルが必要と考えるのが自然な流れかもしれない．生存シグナルについては「増殖因子のシグナル伝達に関与するタンパク」の項ですでに触れているが，増殖を刺激する増殖因子は，増殖が可能な期間中はずーっと増殖シグナルを伝えると同時に生存シグナルも伝えている．つまり増殖の前提としての細胞の生存をも刺激しているのである．ヘイフリックの限界が来て細胞増殖をストップするときには生存シグナルの伝達もストップすることになり，生存シグナルよりも死のシグナルのほうが優位に立って，細胞死が誘導される．神経細胞のように長期間生存する細胞においては，増殖因子が活性化するPI3K/AKTの生存シグナル伝達経路が神経栄養因子などによって常に活性化されていることが明らかにされた．つまり図23に示すように，細胞の生存のためには生存シグナルが優位となって死のシグナルを凌駕する必要があり，細胞の死のためには死のシグナルが優位となって生存シグナルを凌駕する必要があると考えられている．

▶ p.30「増殖因子のシグナル伝達に関与するタンパク」参照．

D 死を誘導するメカニズムがあるのか？ ——死のシグナルの意義

　ほとんどの細胞死において，細胞死プログラムのスイッチがオンになって死のシグナルが伝達され，最終的に細胞死の実行部隊が活性化して細胞死をもたらすと考えられている．細胞死のシグナルとは，積極的にプログラムされた細胞死（アポトーシス）のシグナルを伝える経路をさしており，主に3つの経路が知られている．このうちの2つの経路は，ミトコンドリアを介する経路で，細胞に対してストレスを与えるような刺激が加わった場合の死のシグナル伝達経路とDNA傷害をもたらすような放射線照射などによって引き起こされる死のシグナル伝達経路である（図24）．

1 ミトコンドリアを介する死のシグナル

　これらの経路でシグナルを伝達する分子として重要なタンパクは，Bcl-2 ファミリータンパク，IAPs ファミリータンパク，カスパーゼファミリータンパクの3種類である．Bcl-2 ファミリータンパクにはアポトーシスを促進するタンパク群とアポトーシスを抑制するタンパク群の2種類が含まれているが，最初に発見されたのは，B 細胞性悪性リンパ腫から同定された Bcl-2 である[6]．この B 細胞性悪性リンパ腫では，染色体転座によって Bcl-2 タンパクが大量に産生されており，その結果細胞が死ななくなってがん化したと考えられている．Bcl-2 の仲間には Bcl-xL などがあり，アポトーシスを抑制する．その後 Bcl-2 タンパクに似ているにもかかわらず，アポトーシスを促進するようなタンパクも発見された．アポトーシスを促進する Bcl-2 ファミリータンパクとして，Bax や Bad などが知られている．これらの Bcl-2 ファミリータンパクの働きは，ミトコンドリアの膜安定性を変化させて，ミトコンドリアからチトクロム c（Cyt c），Apaf

Bcl-2
B cell lymphoma-2. B 細胞性悪性リンパ腫-2. B 細胞性悪性リンパ腫で最初に見つかったためにこの名前が付いている．

IAPs
inhibitor of apoptosis. アポトーシス阻害物質．

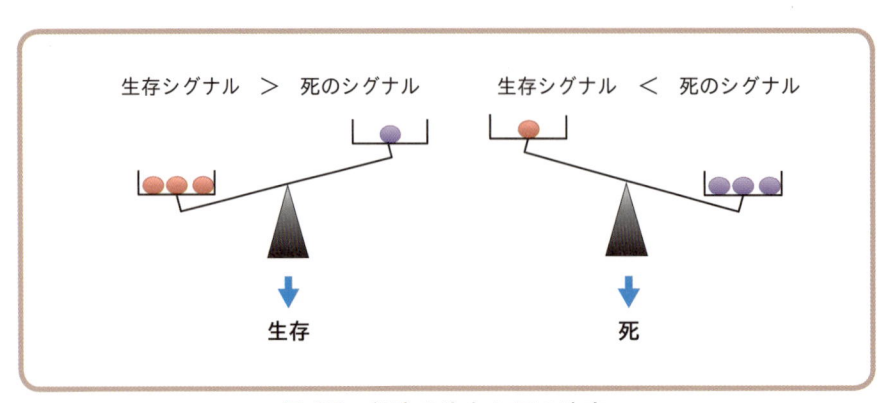

図23　細胞の生存と死の決定

-1 などが細胞質に流出するのを制御することにあるとされている．ストレスによってミトコンドリアの膜電位が低下すると，Cyt c，Apaf-1 が放出されてプロカスパーゼ9と複合体を形成し，アポトーシスの開始につながる．その結果カスパーゼ9が活性化して，次にカスパーゼ3を活性化して，タンパク分解系，DNA分解系を活性化してアポトーシスを誘導する．IAPsファミリータンパクは，カスパーゼファミリータンパクの活性化を抑制することで，アポトーシスに抑制的に働いている．DNA傷害の場合には，DNA傷害を感知するATMタンパクやATRタンパクがp53を活性化して，ミトコンドリアからのCyt c放出を誘導する．続いてカスパーゼの活性化が起こり，タンパク分解系，DNA分解系を活性化する．

② 死の受容体を介する死のシグナル

もう1つはFas/FasL系のような死の受容体を介した経路で，Fas/FasL系以外にTNF/TNFR系，TRAIL/DR系などが含まれる（図25）．

アポトーシス誘導におけるデス受容体の発見は，デス受容体としてはじめて同定されたFasの発見にはじまる．抗Fas抗体によって細胞が死ぬという現象は，

Fasの発見
1989年に作成されたモノクローナル抗体が，抗体単独で細胞の死を誘導することが報告された．この抗体が認識するタンパクがFasである．

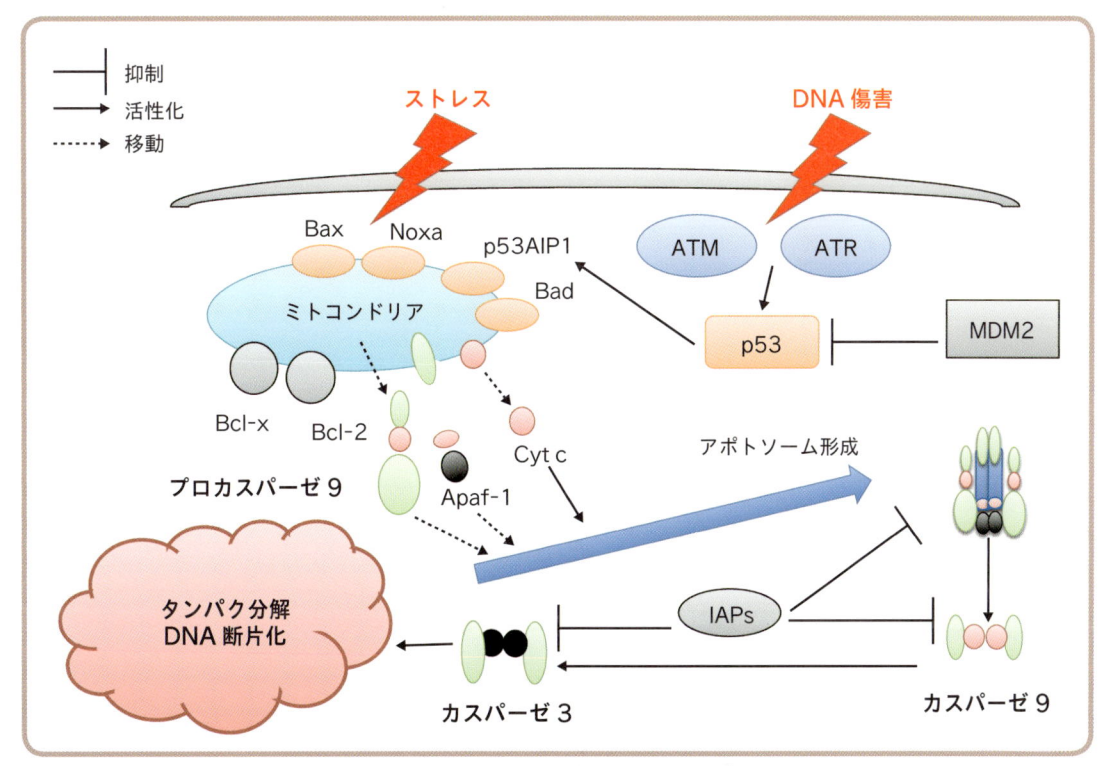

図24 ストレス，DNA傷害によるアポトーシス
ストレスやDNA障害は，Bcl-2ファミリータンパクを介してミトコンドリアからCyt cとApaf-1とプロカスパーゼを排出させ，カスパーゼを活性化して，タンパク分解，DNA断片化が活性化する．

細胞膜表面に抗体によって認識されるタンパクが存在し，しかもそのタンパクがデスシグナルを伝えているという画期的な発見につながったのである．その後Fasタンパクに結合して細胞死を誘導するリガンド（FasL）が同定され，これがTNFファミリーの分子であり，細胞膜を貫通して存在する膜結合型タンパクであることがわかった．FasLやTNFやTRAILなどのTNFファミリーのタンパクは，すべての細胞の死を誘導するデス因子とよばれ，FasやTNFRやDR4などはデス受容体とよばれるようになった．増殖因子が増殖因子受容体に結合すると細胞増殖が誘導されるように，FasLやTNFがFasやTNFRに結合すると細胞死が誘導される．TNF/TNFR系は腫瘍細胞の壊死を誘導するマクロファージ由来のサイトカインとして同定されたTNFとその受容体をさす．活性化されたマクロファージから分泌されたTNFが三量体を形成して，TNFR1を発現している広範な細胞に結合してアポトーシスを誘導する．TNFによるヒトの生体内でのアポトーシス誘導は，敗血症時に高いTNF血中濃度がみられること，抗TNF抗体によって敗血症の致死率を低下させることができたことから，敗血症性ショック時の多臓器不全に関与していると指摘されている．Fas/FasL系は，リンパ球のウイルス感染細胞の破壊などに使われており，劇症肝炎の発症にはFasLの機能亢進が関係している．TRAILは腫瘍細胞のアポトーシスを誘導する

TNF
tumor necrosis factor．
腫瘍壊死因子．

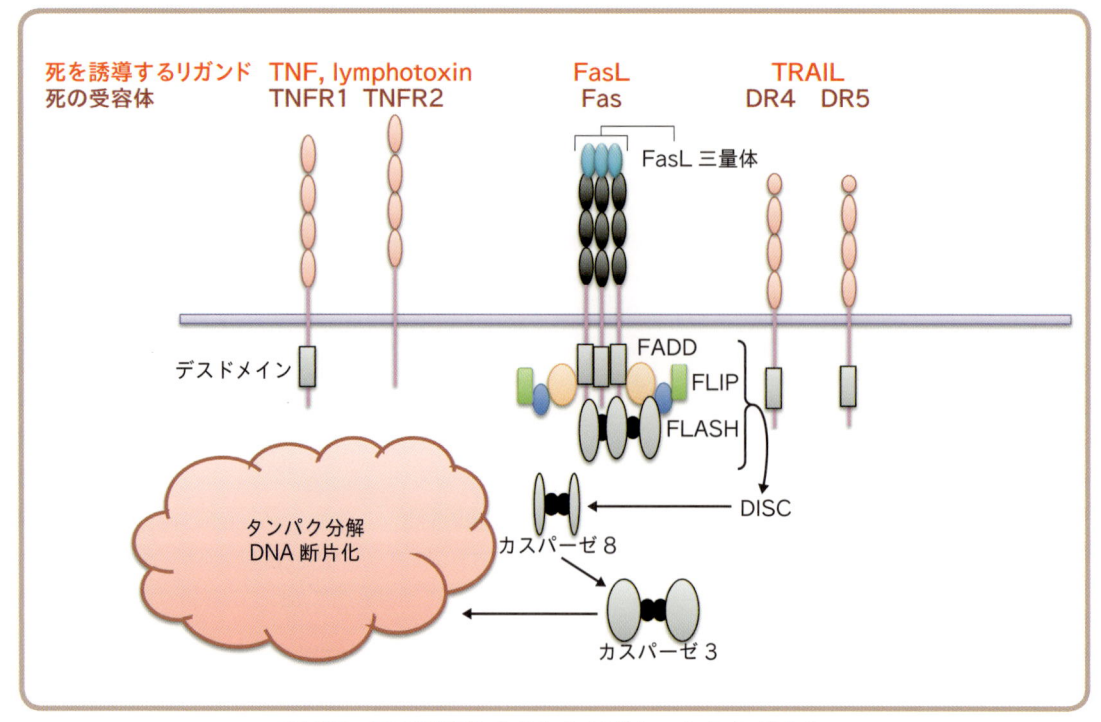

図25　死の受容体を介したアポトーシスシグナル
死の受容体は，TNF/TNFR系，Fas/FasL系，Trail/DR系の3つである．
Fas/FasL系でシグナルをみると，三量体のFasが三量体のFasLに結合するとDISCを形成して，カスパーゼ8，カスパーゼ3が活性化してタンパク分解系，DNA分解系が活性化する．

因子として同定された．デス受容体を介したシグナル伝達経路はほぼ同様の経路をたどることが知られており，Fas/FasL を代表例として示す（図 26）．デス受容体を介したシグナル伝達経路には，デス因子，デス受容体，カスパーゼファミリータンパクが重要な働きをしている．三量体を形成した FasL が三量体を形成した Fas に結合すると，FasL の細胞内デスドメインに FADD をはじめとしたアダプターが結合してカスパーゼ 8 前駆体も含めた DISC を形成し，カスパーゼ 8 活性化，カスパーゼ 3 活性化を引き起こして，最終的にタンパク分解系，DNA 分解系を活性化する．

FADD
Fas associated death domain protein. Fas 結合デスドメイン．

DISC
death inducing signaling complex. デス受容体誘導シグナル複合体．

▶ がん抑制遺伝子の一部は，アポトーシスシグナルに関連している．

E 細胞死の例——ウイルス感染細胞のリンパ球による排除

細胞がウイルスに感染すると細胞は死んでいくが，決してウイルス感染そのものが直接，細胞死をもたらしているわけではない．ウイルス感染細胞は，細胞膜表面にウイルスタンパクの一部をペプチドとして表出しており，免疫担当細胞のリンパ球によってこのウイルスタンパクが異物として認識されて排除されている（図 26）．

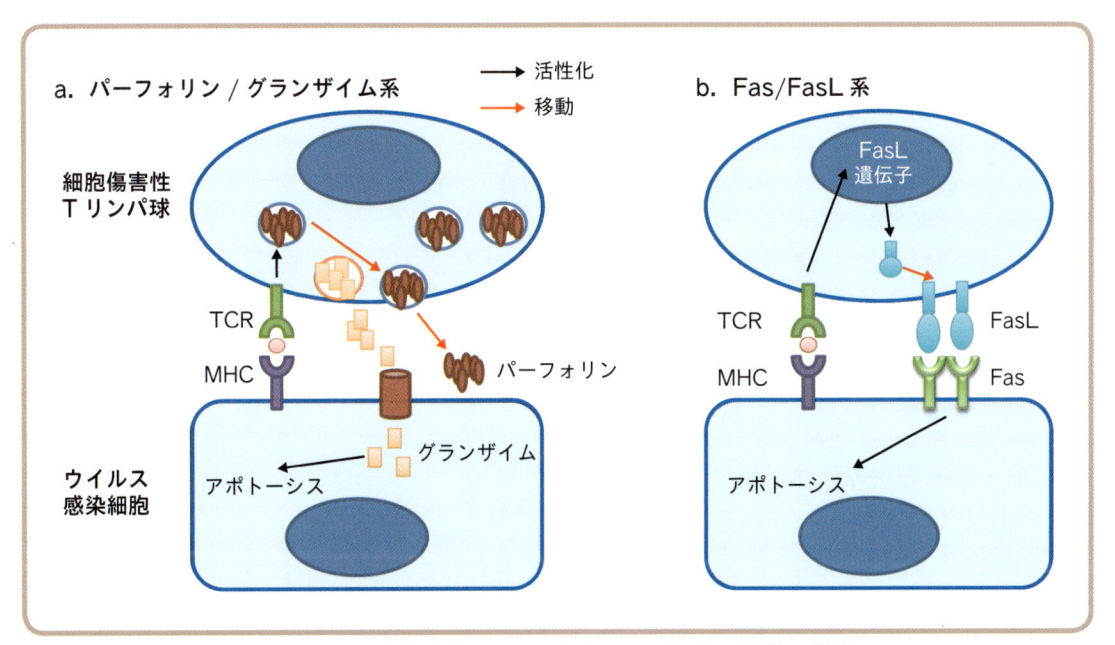

図 26 細胞傷害性 T リンパ球による細胞死誘導の機序
a．細胞傷害性 T リンパ球にウイルス抗原が提示されると，標的細胞に穴を開けるパーフォリンが分泌され，パーフォリンの穴を介して細胞内に入るグランザイムがアポトーシスを誘導する．
b．細胞傷害性 T 細胞にウイルス抗原が提示されると，FasL 遺伝子の転写が活性化すると同時に，細胞表面に移動する．標的細胞の Fas を活性化してアポトーシスを誘導する．

細胞障害性Tリンパ球がウイルス感染細胞を破壊する方法には2つあって，パーフォリン/グランザイム系とFas/FasL系が使われている．パーフォリン/グランザイム系は，分泌顆粒中にあるカルシウム依存性に細胞膜に穴を開けるパーフォリンと，パーフォリンによってできた穴を通過して細胞内に入る分泌顆粒中のプロテアーゼであるグランザイムがカスパーゼ（システインプロテアーゼ）を活性化してアポトーシスを誘導する．ウイルス感染細胞の膜表面のウイルス抗原をT細胞受容体で認識したT細胞では，FasLの遺伝子が転写され，細胞膜表面に発現されるようになる．T細胞表面に発現されたFasLは，ウイルス感染細胞表面のFasに結合してアポトーシスシグナルを生み出す．最終的にウイルス感染細胞はアポトーシスで死亡する．

　B型肝炎ウイルスに感染すると，急性肝炎になって治る人が7～8割おり，2～3割は慢性肝炎になる場合がある．また生後まもなく母子感染すると，肝炎ウイルスのキャリアになることが知られている．B型肝炎ウイルスの感染に対して多様な反応が起きる理由は何だろうか？　ウイルス感染が細胞障害を起こすのであれば，感染ウイルスの量によって反応が異なる可能性はあるものの，人によって，年齢によって，多様な反応となる理由を説明することはできない．肝炎ウイルス感染に対して，免疫担当細胞がウイルスを排除するために，感染細胞そのものの排除をはかることが多様性を生み出しているのである．生後間もない新生児に感染すると，ウイルス感染に対する免疫担当細胞は存在しないために，ウイルス感染細胞の排除は起こらず，ウイルスの持続感染状態が継続することになる（キャリアの誕生）．一方，成人になって感染すると，免疫反応が強く起これば，

---

column　免疫反応が病気をつくる

　風邪をひくとき，風邪を引き起こすウイルスが鼻や喉や気管支の粘膜に侵入している．これらのウイルスの細胞内侵入によって，細胞膜上にはウイルス抗原が「のぼり」のように提示される．免疫担当細胞は，これらの目印を標的にしてウイルス感染細胞を破壊するために集まってくる．その結果，喉の痛みや発熱，咳，痰，鼻水などの症状が誘発されることになる．風邪のウイルスに感染したヒトにとっては厄介な症状であり，すぐにでも押さえ込まなければならない困った症状である．しかし，感染と免疫反応から考えると，咳や痰などの症状はまさにウイルスに感染した粘膜細胞を破壊することによって，体から異物を排除して身を守る反応の現れということになる．むやみに止める必要はないことになるが，咳のために眠れなくなったり，熱のために食事をとれなくなって脱水状態になったりするなどの続発症状をもたらす場合がある．その場合には症状を早期に除いてあげることが重要な場合もある．欧米の教科書には，風邪に対する治療として咳止めや去痰薬などの必要性は記載されていない．むしろ様子をみるだけでよいと書かれている．ただし風邪と似た症状で発症する多くの疾患の鑑別をしっかりとする必要があるし，細菌感染との混合感染に対しては，抗菌薬の投与が必要となる場合もある．幼児や高齢者の場合には，風邪様症状をもたらすウイルス自体がRSウイルス（respiratory syncytial virus）やインフルエンザウイルスのように重い障害や死をもたらす可能性もあるため，途中での慎重な経過観察が必要になる場合もあるので注意する．

急性肝炎として治癒する可能性が高く，免疫反応が弱ければ，慢性肝炎として持続感染が続くことになる．つまり，ウイルスを排除しようとする防御機構である免疫応答が病気を作っている．風邪をひいたり，インフルエンザにかかったときに，咳が出たり喉が痛くなったりする症状も同様に免疫反応と考えられており，感染症で生じる症状のほとんどは免疫反応がその原因と考えてよい．

第 I 章　引用文献

1) Hayflick L：The serial cultivation of human diploid cell strains. Exp Cell Res **25**：585-621, 1961
2) Epel E et al：Can meditation slow rate of cellular aging? Cognitive stress, mindfulness, and telomeres. Ann N Y Acad Sci **1172**：34-53, 2009
3) 京都大学 物質-細胞統合システム拠点 iPS 細胞研究センター［CiRA］：幹細胞ハンドブック―からだの再生を担う細胞たち．＜http://www.icems.kyoto-u.ac.jp/cira/doc/handbookstemcell_web.pdf＞より，2014 年 5 月 7 日検索
4) Lemischka IR：Clonal, *in vivo* behavior of the totipotent hematopoietic stem cell. Semin Immunol **3**：349-355, 1991
5) 猪原直弘：細胞の生死を制御する．＜http://www-personal.umich.edu/~ino/si.htm＞より，2014 年 5 月 7 日検索
6) Tsujimoto Y：Bcl-2 family of proteins：life-or-death switch in mitochondria. Biosci Rep **22**：47-58, 2002

第 I 章　参考文献

1) 小沢敬也（編）：造血幹細胞―基礎から遺伝子治療・再生医療へ，中外医学社，2002
2) 宮島 篤（編）：基礎から最新トピックスまでのサイトカインがわかる（わかる実験医学シリーズ），羊土社，2002
3) 服部成介：絵ときシグナル伝達入門，第 2 版，羊土社，2010

第Ⅱ章
がん細胞の誕生とがん細胞の特徴

1 がんの特徴 ──がんとは何か？

A 腫瘍とは何か？ 悪性腫瘍とは何か？ がんとは何か？

1 腫瘍とは何か？

　「がん」，「癌」，「腫瘍」など，がんに関係する多くの用語が一般的に使われている．それぞれの言葉の定義は明確であるにもかかわらず，一般の人々の間ではあいまいに使われているように思われる．図1に腫瘍やがんに関連する各種の言葉の意味を示した．

　「腫瘍」の定義は，①細胞が自律的に過剰に増殖してできた組織の塊で（自律増殖），②原則として単一の細胞に由来する（単クローン由来）とされており，新生

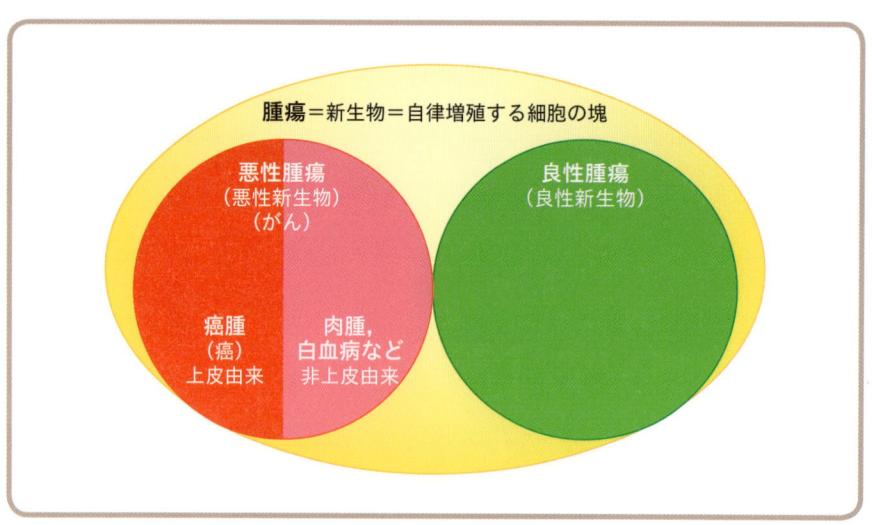

図1　腫瘍に関連する言葉の意味
腫瘍には，良性腫瘍と悪性腫瘍があり，悪性腫瘍が一般的な「がん」に相当する．がんの中には，上皮由来の癌腫（癌）と非上皮由来の肉腫，白血病などが含まれる．

物に相当する．新生物とはすでにでき上がった身体に，新たに生まれて出現してきた組織塊をさし，腫瘍と同義語である．「腫瘍＝新生物とは，組織，細胞が生体内の制御に反して，自律的に過剰に増殖することによってできる組織塊のこと」と定義されている．実はこの「自律的」に意味がある．

つまり，過剰な細胞増殖であっても，他律的（外部から調節されている）にできるものは「過形成」として区別され，原因を取り除けば増殖は停止する．すでに第Ⅰ章で述べたように，正常な人体では皮膚の細胞や大腸の粘膜細胞のように老化した細胞が死んで脱落するため，新しい細胞が分裂して脱落した穴を埋めている．このとき，細胞の不足を感知して細胞分裂を開始させる増殖因子が産生され，増殖因子が増殖因子受容体に結合して細胞分裂を引き起こす．細胞数が満たされると，増殖因子の産生がストップして細胞分裂も止まる．このように，正常な細胞分裂は自動的（自律的）に行われるのではなく，外部の増殖因子によって他動的（他律的）に制御されている．たとえば，前立腺肥大症はこの他律的増殖（過形成）に分類されるが，デハイドロテストステロンという男性ホルモンにより増殖が刺激されて前立腺が肥大する．したがって前立腺肥大症は腫瘍（新生物）ではない．腫瘍とは，外部からの刺激がなくても自動的に分裂を繰り返す細胞によって生成する組織塊をさす．この自動的な細胞増殖を自律増殖とよぶ．

新生物
neoplasm.

▶ 自律的に増殖する機構については p.65「増殖シグナルが常時スイッチオンとなるメカニズム」参照．

② 悪性腫瘍とは何か？

この腫瘍（新生物）は，宿主に死をもたらすなどの悪影響を及ぼすか否かで，悪性腫瘍（悪性新生物）と良性腫瘍（良性新生物）の２つに分けられる．腫瘍のうち，宿主の死を招くような悪性の腫瘍を「悪性腫瘍」と定義している．つまり悪性腫瘍は，悪性新生物，「がん」とよばれるものに相当し，隣接した組織に侵入したり遠隔転移したりして，宿主の体を破壊しながら宿主が死ぬまで増え続けていく悪性の腫瘍をさしている．細胞が自律的に過剰に増殖してできた組織の塊という「腫瘍」のことを「がん」と同じだと思っている人が多いが，悪性腫瘍（がん）は，腫瘍の定義（自律的に過剰に増殖してできた組織の塊）に加えて，さらに宿主の死をもたらすことが定義に加わっている．一方，脳以外の良性腫瘍は，どれほど大きくなっても宿主の死をもたらさない．

③ がんとは何か？

「がん」という言葉は，英語の"cancer"，ドイツ語の"krebs"に対応し，ほぼ「悪性腫瘍"malignant tumor"」と同義語として一般的に用いられている．たとえば国立がん研究センターは，胃がんなどの上皮性悪性腫瘍ばかりでなく，白血病や骨肉腫などの非上皮性悪性腫瘍も研究や診療の対象とするため，必ず漢字の「癌」は使わずにひらがなの「がん」を用いている．漢字の「国立癌研究センター」では，「白血病は診ません」と表明することになってしまう．また，「白血病は血

液のがん」というときは，必ずひらがなの「がん」を使う必要がある．以上のように，がんや癌という言葉には本来特有の意味があるが，「癌」と「がん」が同じ意味で使われる場合も少なからずあり，学会の名称にも日本癌学会のように「癌」が使われたり，日本がん予防学会のように「がん」が使われたりもしている．たとえば肺癌学会では，会員への案内では「全国肺癌登録事業のお知らせ」のように「癌」を使い，一般への案内では「よくわかる肺がん」のように「がん」を使うなど，同一の学会内で「癌」と「がん」を使い分けている場合も多い．おそらくは一般向けにはやさしい言葉である「がん」を使う場合が多く，医師や医学研究者向けには「癌」を使う場合が多いのだろう．一般向けにはやさしい言葉を使うべきという考え方が受け入れられているためか，日本整形外科学会では「骨肉腫」という言葉の代わりに，「悪性骨腫瘍」という言葉で一般向けのパンフレットの紹介を行っている．

　本書では，日本癌学会のような固有の名称以外には「癌」，「がん」，「ガン」などを区別して使わず，悪性腫瘍をさす言葉としてすべて「がん」で表記を統一する．

B　単クローン由来の証明

　腫瘍の2番目の定義に，原則として単一の細胞に由来する（**単クローン由来**）ということが含まれている．1個の正常細胞に複数の遺伝子異常が積み重なって，正常細胞ががん化するときに「がん」は誕生する．がん細胞が1個からスタートすることの証明は，いくつかの方法で確認されている．もっとも有名な証明方法を**図2**に示した．

単クローン由来
腫瘍組織を構成するすべての腫瘍細胞が1個の腫瘍細胞に由来すること．

---

column　「癌」の漢字の成り立ち

　日本語の漢字の「癌」は，病だれ「疒」と「岩」の異体字である「嵒」とが組み合わされた会意形声文字である．従来，漢字の成り立ちとして，意味を表す文字と音（読み）を表す文字を組み合わせてできた漢字のことを形声文字といっていた．しかし，形声文字とされてきた漢字の中で「音だけ借りてきた」漢字は少なく，「できるだけ近い音で，意味の通る文字を借りてきた」と解釈される「会意形声文字」がほとんどを占めると考えられている．癌も病気を意味する「やまいだれ」と「がん」という音をもつ文字の中でも表現内容に近い「岩」を組み合わせたと考えられている．

　「癌」は古来より「乳がん」をさす言葉として使用されていたといわれている．触診すると岩のようにごりごりしていることから使われたらしく，江戸時代に出版された本には，乳がんを表す「岩（嵒）」という言葉が頻出する．この時期までは，悪性腫瘍を表す言葉として「岩（嵒）」が使われていたと思われる．明治維新以降，欧米の病理学が持ち込まれた時点で，悪性腫瘍は上皮組織由来の「**癌腫**」と非上皮組織由来の「**肉腫**」の両者を含む言葉を意味するようになり，ひらがなの「**がん**」が悪性腫瘍の同義語として用いられるようになった．

1 X染色体による証明（図2）

　女性は2つのX染色体（母親由来と父親由来）をもっている．男性では1個のX染色体しかなく，むしろX染色体は1個で十分であると考えられる．したがって女性においては，どちらか一方のX染色体が不活化されている．不活化はランダムに起こるために，体の細胞の半分がランダムにどちらか一方のX染色体が不活化されていることになる．つまり，女性の体の細胞は半分がどちらか一方のX染色体のみが活性化しているが，1個の細胞からスタートして大きくなった細胞の塊である腫瘍では，すべての細胞でどちらか一方のX染色体のみが活性化していることになる．

　G-6PDというタンパクには2つの型があり，X染色体上に遺伝子が存在する．したがってG-6PDタンパクの型を調べると，2つの型のG-6PDの遺伝子をもつ女性では半分の細胞がランダムにどちらか一方のG-6PD型となっている．こうした女性においても，腫瘍組織の細胞のG-6PD型を調べると，ほとんどすべての腫瘍組織においてどちらか一方の型のみが認められた（図2a）[1]．この結果は，腫瘍細胞が1個からスタートしていることを示唆する強力な証拠となる．

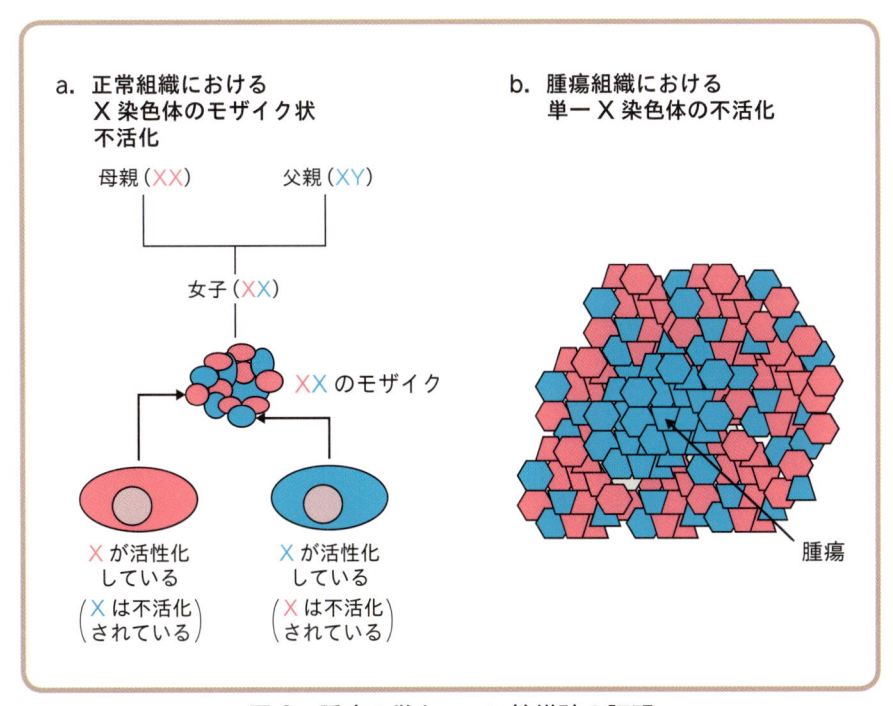

図2　腫瘍の単クローン性増殖の証明
a. 女性の細胞では父由来のX染色体と母由来のX染色体のどちらかのみが働き，もう一方は不活化されている．そのために体の細胞はモザイク状になっている．
b. モザイク状の体の中にモザイクでない細胞集団があれば，その集団は単一の細胞由来と考えられる．

② 成人T細胞性白血病による証明

　成人T細胞性白血病においてウイルスDNAが細胞の染色体の中に組み込まれることが知られているが，ウイルスDNAがそれぞれの患者において，すべての白血病細胞の同じ染色体の場所に組み込まれていることも単クローン由来の証拠の1つとしてあげられている．ウイルスの組み込みはランダムに起こるとされており，すべての白血病細胞の同じ染色体の場所への組み込みが認められれば，理論的にはその患者の白血病細胞のすべてが1個の細胞に由来していることになるからである．

C がんは何年くらいかかって大きくなるのか？

① 1個のがん細胞から直径1cmのがんへの経過

　これまで述べたように，「がん」は1個のがん細胞の誕生からスタートして，臨床的に診断される「がん」にまで増殖して大きくなってくると考えられている．一昔前までは，10cmほどの大きさのがん組織が1個の細胞からスタートしているとは想像しがたく，複数（かなり多く）の細胞ががん化して大きくなるのではないかと想像されていた．とくに20世紀はじめにはがんウイルスが見つかり，ニワトリやネズミにウイルスを感染させるとがんを作ることができるようになり，がんは感染するものだと考えられるようになっていた．感染が原因なら，多くの細胞が同時に感染してがん化するほうが想像しやすかったため，がんが1個の細胞からスタートするという考え方はむしろ少数派であった．

---

column　がん感染説の歴史的消長

　「がんの感染説」の広がりは，1926年に「胃がんの原因がスピロヘータによる」と発表したデンマークの医学者がノーベル賞を受賞するまでになった．しかし受賞直後に胃がん組織が単なる異型上皮であることが判明し，以後がんの感染説は眉唾ものとして長らく日の目を見ることはなかった．ようやく1990年代以降，ヘリコバクター・ピロリ菌が胃がんの原因となることや，パピローマウイルスが子宮頸がんの原因となることが認められ，がんの感染説が一部のがんにおいては正しかったことが証明された．ヘリコバクター・ピロリ菌とパピローマウイルスの発見者は両者ともにノーベル賞を受賞し，がん感染説の名誉回復がなしとげられた．

しかしながらその後，前項で説明したようにいくつかの方法で1個の細胞からスタートすることが証明された．1個の細胞からスタートして，臨床的に診断できる最小のがんの大きさである直径1 cmに到達するまでには10年以上の年月が必要であると推定されている．

② 直径1 cmのがんになるための計算上の分裂回数

臨床的に発見できる最小径の直径1 cmの「がん」（およそ1 g）にまで増殖してくるのには，単純な計算上では約30回以上の細胞分裂が必要とされており（がん細胞が，単純に1個が2個，2個が4個，4個が8個，…と分裂を繰り返して増殖すると仮定すると，10回分裂すると1,000個を超える．20回分裂すると1,000×1,000で100万個以上となる．30回分裂すると1,000×1,000×1,000で10億個以上となる），その時点では約10^9個（10億個）のがん細胞からなる塊となっている（図3）．図に示した10億個の時点ですでに，最初の「がん」細胞1個が誕生してから約10年以上が経っていると推定されている．臨床的に検出可能となってからは，3年以上かけておよそ計算上10回分裂すると約10^{12}個（1兆個＝1 kg）にまで増大し，進行がんとなってヒトを死にいたらしめるとされている．

▶ $2^{10}=1024≒1000=10^3$
$2^{10}≒10^3$（10回分裂）
↓
$2^{30}≒10^9$（30回分裂）

この計算は，すべての細胞が同時に分裂するという仮定での計算であり，1個が2個にと10回分裂を繰り返すと，総計約1,000個（10^3個）になるので，30回分裂すれば$10^3×10^3×10^3＝10^9$個になるという単純なモデルに基づいている．しかし，実際のがん組織では一定の割合の細胞のみが分裂しており，しかも一部の細胞は死んでいくため，このモデルどおりに増殖しているわけではない．分裂回数は，比べ物にならないほどはるかに多い回数になっているはずである．ほとんどのがん細胞の世代時間はおよそ3～10日程度であり，すべての細胞が30回分裂するのであれば，90～300日で10^9個に到達してしまう．つまりヒトのがんの増殖モデルを考える際には，一部の細胞が増殖し，一部の細胞が死んでいくといったモデルを考える必要がある．そういったモデルで考えると，がん細胞が1個から10^9個まで増殖するには10年ほどかかると結論づけられているのである．

▶ 世代時間については
p.32「細胞周期」参照．

③ 広島と長崎の原爆被爆からわかること
——ヒトでのがん発生の時間経過

こうしたヒトにおける発がんの過程の実際の観察は，米国が投下した広島と長崎の原子爆弾の影響を見ることによって，はからずも可能になっている[2]．投下された原子爆弾によって多くの人々が一瞬のうちに亡くなったが，生き残った人々も大量の放射線を浴びた結果，放射線被曝による発がん実験に無理やり組み入れられてしまったのである．

図4に示したように，白血病の発症は原爆投下後2～3年後から増加しはじめ（→），5～8年後にピークを迎えた．固形がんの場合には，被爆後10年後より発がんする人が増加しはじめた（→）．白血病の多くは1個の染色体異常のみが認められ，遺伝子にワンヒット（1回）の異常が入ることで発がんすると考えられており，固形がんより早く発症したと考えられる．固形がんの場合には，放射線照射によって引き起こされた遺伝子異常に加えて，ほかの遺伝子異常が積み重なる必要があったため，10年以上の雌伏期間を経て臨床的にがんとして検

a. がん細胞の分裂回数と臨床腫瘍体積

1兆個 10^{12}
検出可能となってからおよそ10回分裂すると致死的なサイズとなる．

10億個 10^9
1個の細胞からスタートしておよそ30回以上の分裂を繰り返して，初めて検出可能となる．

10^6

1　最初の1個のがん細胞

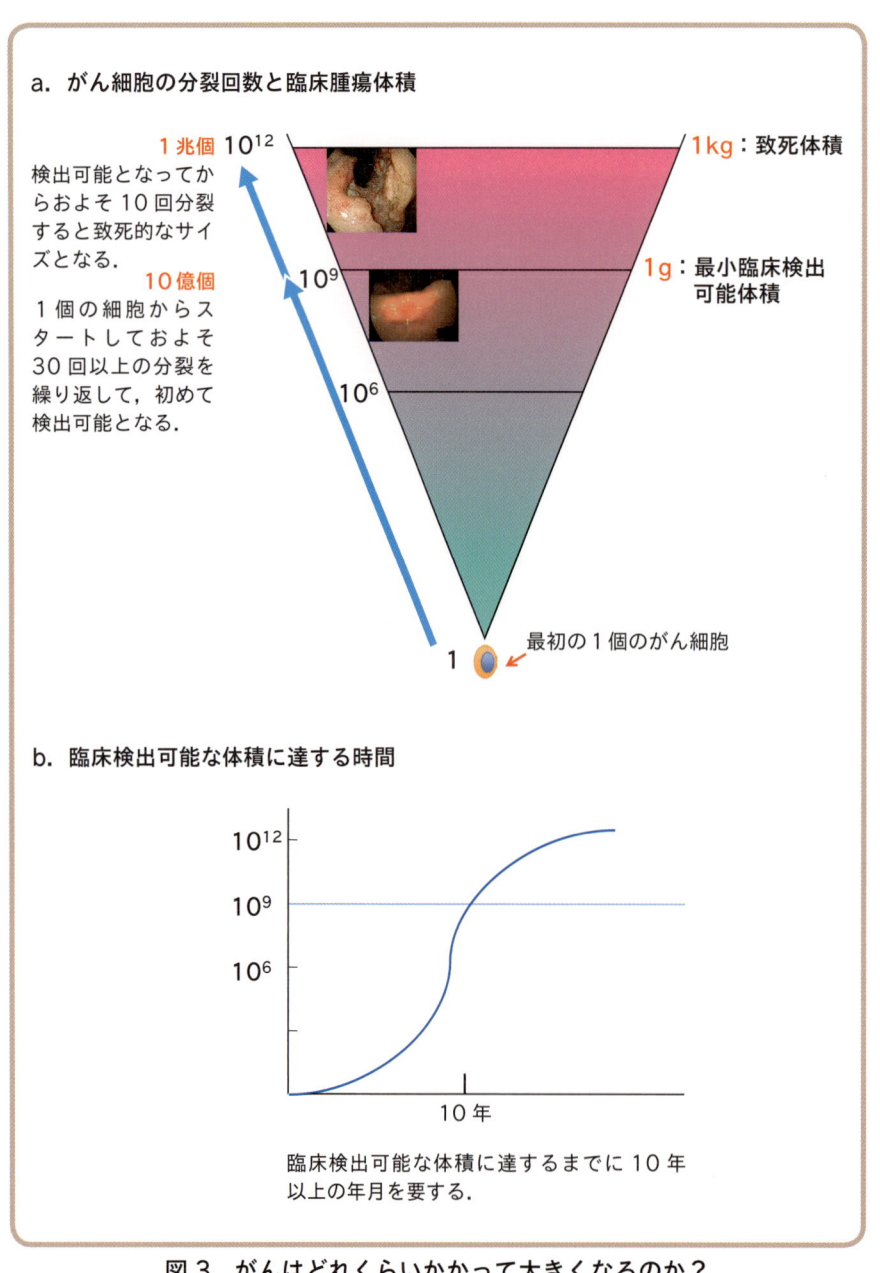

1kg：致死体積

1g：最小臨床検出可能体積

b. 臨床検出可能な体積に達する時間

10^{12}
10^9
10^6

10年

臨床検出可能な体積に達するまでに10年以上の年月を要する．

図3　がんはどれくらいかかって大きくなるのか？

出されたものと推定されている．セミの一生の大部分は，幼虫として土の中で暮らし，最後の1週間だけ自由に空を飛びまわれる成虫に変態できるとされているが，「がん」もセミと同様に，そのほとんどの時期を潜伏状態で人知れずに存在していると考えられているのである．

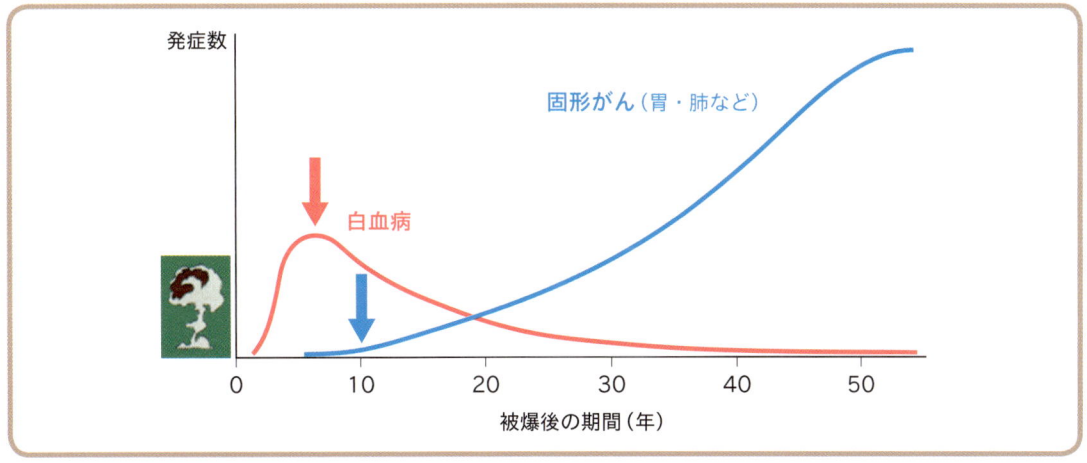

図4 広島原爆被爆後のがん発生経過──ヒトでのがん発生の時間経過をみた実例
被爆後2～3年後から白血病が増加しはじめ（→），固形がんは10年後ごろから増加しはじめた（→）．
［高度情報科学技術研究機構（RIST）：原子力百科事典（ATOMICA），原爆放射線による人体への影響（09-02-03-10）．＜http://www.rist.or.jp/atomica/data/dat_detail.php?Title_Key＝09-02-03-10＞，2014年6月4日検索より引用］

4　膵がんの進展の経過

上記に関連して，**膵がん**の進展過程に関する興味深い成果が2010年に報告され，注目を集めた[3]．膵がんは発見されると治療にもかかわらず半年で発症者の約半分が亡くなってしまうような，進行・増殖の早いがんと考えられてきたが，意外にスタートダッシュは遅いことが判明した（図5）．

最初の遺伝子異常の発生から非転移性の原発性膵がん細胞の誕生までに11.7年が必要で，非転移段階原発性膵がん細胞から転移能力を獲得するまでにはさらに少なくとも6.8年が必要で，その後2.7年ほどで患者を死にいたらしめるということであった．意外に膵がんが初期にはゆっくりと成長してくることがわかり，転移能力獲得前に早期診断する方法さえ見つけることができれば，膵がんを治すことができるようになるかもしれないと期待できる結果である．残念なことに，転移能力を獲得する時点での原発がんがどのくらいの大きさなのかが不明であり，臨床的には膵がんのごく早期に転移が起こるのを見ていると，転移がない段階での早期発見はむずかしいかもしれない．しかしながら，たとえ予後のわるい膵がんであっても，転移のない6.8年の間に見つけることができれば治せる可能性があることを示しており，非転移段階の膵がんを見つける方法の探索に期待がかかっている．

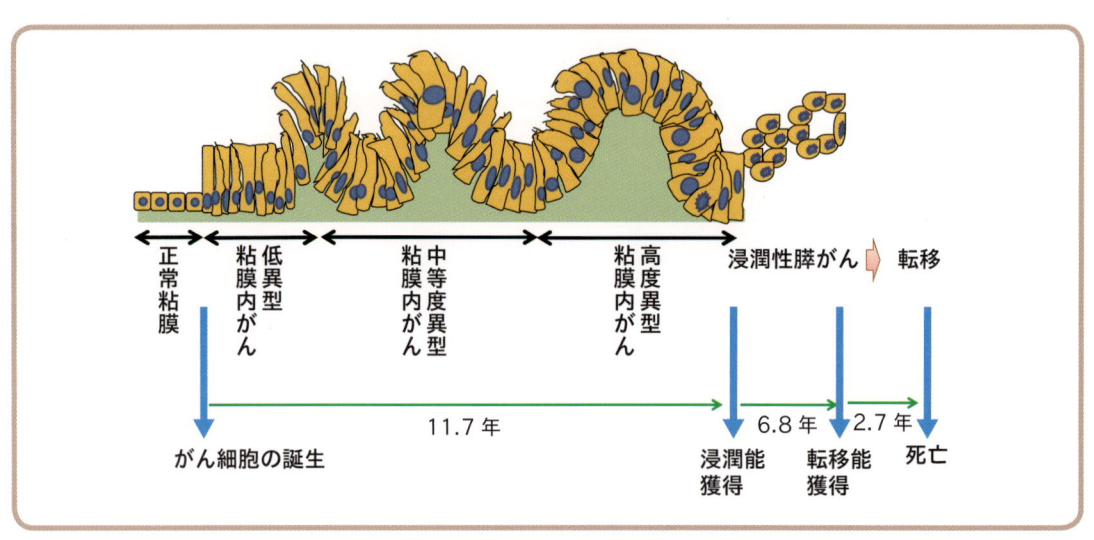

図5　膵がんの進展モデル
正常細胞ががん化して低異型粘膜内がんが誕生する．その後，中等度異型から高度異型粘膜内がんを経て，浸潤能を獲得して浸潤性の膵がんとなる．この期間が11.7年と計算されている．浸潤性膵がんが転移能を獲得するまでに6.8年かかり，ここまでに治療ができれば，治る可能性がある．
　　　［小林正伸：原因についてどこまで明らかになったのか．THE GI FOREFRONT 9(1)：13, 2013 より一部改変し，転載］

2 がん細胞はどのように誕生するのか？

　がん組織が形成されるには10年以上に及ぶ長い時間を要することがわかったわけだが，その最初のステップである1個のがん細胞の誕生過程も単純なワンステップで完成するようなものではない．正常な細胞が正常な増殖機構の制約から解き放たれて，自律的に増殖するがん細胞に変化するには，複雑な多段階の悪性進展過程が必要とされている．今では，正常細胞ががん細胞に変化する過程には，多くの遺伝子変異が関係するとされており，その変異が「がん遺伝子」や「がん抑制遺伝子」とよばれる特殊な遺伝子に起こった場合にがん化過程が進行すると考えられている．

　しかしながら「がん遺伝子」や「がん抑制遺伝子」という言葉は，あたかもこれらの遺伝子ががんの発生促進や発生抑制のために特別に準備された遺伝子であるかのような誤解を与えてしまっている．がん細胞の誕生が宿命的に決定づけられているわけではなく，「がん化」のための遺伝子がわざわざ前もって用意されているとは考えられない．

　本節では，まず「がん遺伝子」や「がん抑制遺伝子」が発見されてきた過程を振り返ることによって，なぜ「がん遺伝子」や「がん抑制遺伝子」という言葉が使われるようになったのかを明確にし，これらの遺伝子ががん化過程にどのような意義をもっているのかを説明したい．

A　がん遺伝子とは何か？

　がん遺伝子は，ニワトリやネズミにがんを発生させる「**がんウイルス**」の遺伝子の中から，細胞のがん化を起こさせる原因遺伝子が探索された結果，発見された．つまり，当初「がん遺伝子」はまさにがん化を引き起こす原因遺伝子として発見されたのである．その後ほぼ同じ遺伝子（がん遺伝子の元になった遺伝子ということで，**原がん遺伝子**とよばれる）が正常細胞にも存在することがわかった．このがん遺伝子と原がん遺伝子の発見こそ，がんと遺伝子を結び付けて考えるようになったきっかけであり，そこにいたるには多くの研究者のたゆまぬ努力と激しい競争の長い道のりがあった．

1 がんウイルス

a｜がんウイルスの発見とがん化の原因遺伝子存在の推測

　がんウイルスの発見は1911年のラウス (Rous) によるラウス肉腫ウイルス（ニワトリに肉腫を発生させる）の発見にはじまる．しかし1911年のラウス肉腫ウイルスの発見は大きな注目を集めることもなく，ラウス自身ががんウイルスの研究をやめてしまっていたが，1950年代のマウスがんウイルスの発見によってラウスの研究が再び脚光を浴びることになった．1960年代に入ると，がんウイルスが次々と発見されてきた．また，1960年代には試験管内でがんウイルスを振りかけることによって正常細胞のがん化を引き起こすことができるようになり，がんウイルスにはがん化を引き起こす原因となる遺伝子が存在していると強く推測されるようになった（図6a）[4]．

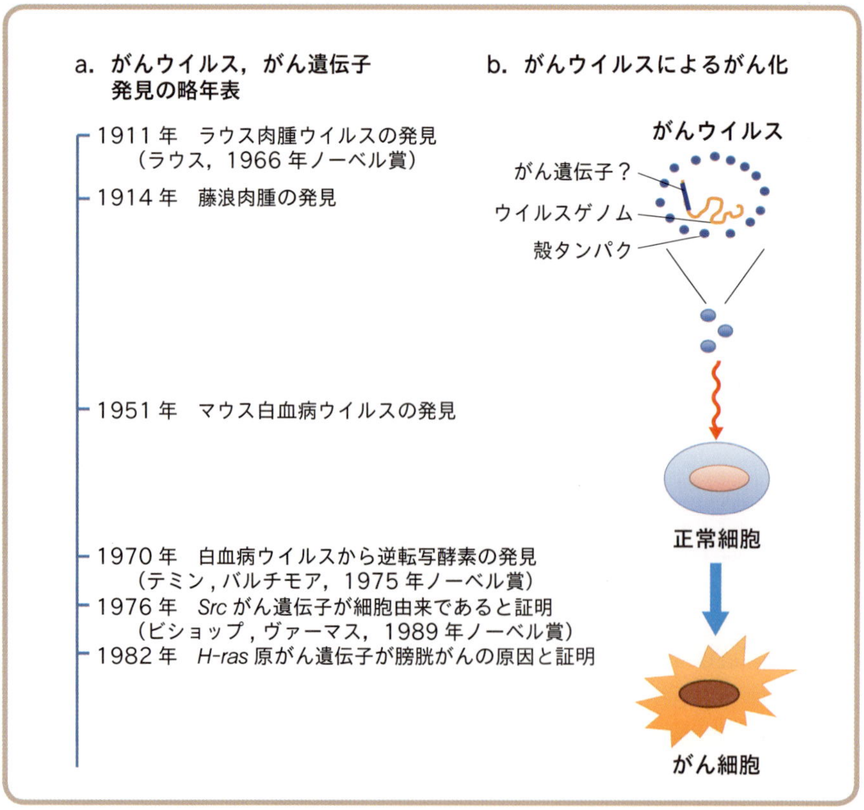

図6　がんウイルスとがん遺伝子，がん原遺伝子
がんウイルスをふりかけると細胞ががん化する．「がんウイルスにはがん化を引き起こす遺伝子があるに違いない」という仮説が検討され，がんウイルスの遺伝子から原因遺伝子がとられた．がんウイルスの遺伝子の中にがん化を引き起こす遺伝子が存在しており，まさにがん遺伝子とよばれるのにふさわしい遺伝子であった．

b　がんウイルスの遺伝子と原がん遺伝子の発見

　図6bに示したようにがんウイルスの感染によって正常細胞ががん細胞に変化するが，がんウイルスのDNAの中には青く示したようながん化を引き起こす遺伝子が存在すると予想された．1970年代に，**ビショップ**（Bishop）と**ヴァーマス**（Varmous）によってラウス肉腫ウイルスからがんを作る責任遺伝子が見つけられ，*src*（サーク）遺伝子と名付けられた．引き続いて正常細胞にもほぼ同じ遺伝子が存在することが発見され，原がん遺伝子と名付けられた（図6a）[5]．

src（サーク）遺伝子
Rous sarcoma virus（ラウス肉腫ウイルス）の傍点の部分をとって*src*と名付けた．

　ウイルスから見つかったがん遺伝子は，正常細胞の原がん遺伝子とほんの一部の塩基配列が違っているだけであった．たとえば*src*がん遺伝子は，いくつかの点突然変異と遺伝子産物タンパクの末端アミノ酸が11個欠失している点が原がん遺伝子との違いである．*ras*がん遺伝子は，ある特定部位の点突然変異が認められる点で原がん遺伝子と違っている．がん遺伝子をもつがんウイルスがどのように誕生してきたのかは，現在では以下のように考えられている．

　細胞に感染したRNAウイルスの遺伝子は，一度DNAに逆転写されて宿主DNAに組み込まれるが，その後のウイルスの複製時に宿主DNAの一部がウイ

---

column　ヒトと動物のウイルス性腫瘍発生頻度の違い

　ヒトでウイルスによって発がんが認められるのは，**肝炎ウイルス**による肝がん，**ヒトパピローマウイルス**による子宮頸がんなど特定のがんに限られているが，ウシやネコなどではウイルスによる悪性リンパ腫/白血病が多く認められる．

　ウシの場合には，悪性腫瘍のうち70%以上がウイルス性の悪性リンパ腫/白血病であると報告されている．そのほかに悪性黒色腫，肝細胞がん，**ユーイング**（Ewing）肉腫等が認められるが，大部分はヒト成人T細胞性白血病ウイルスと同じレトロウイルスによって発症するリンパ腫/白血病によって占められている．

　ネコの場合にもがん全体の約10%程度がウイルス性リンパ腫/白血病で占められている．日本ではウシ白血病の届け出が増加しており，2012年度には2,000頭以上のウシが発病している．現在の日本では乳牛で40%，肉牛で30%がウイルスに感染していると推定されており，畜産業に大きな打撃を与えるほどに感染が広がっている．このようにヒト以外の動物では，ウイルスによって発症する白血病/肉腫が決して少なくはない．ただ，ウシ等では，食肉用として若いうちに屠殺されているため，腫瘍が発生する年齢まで生きていないためとも考えられる．

　ヒトがペットとしている動物のがんの種類を調べてみると，イヌやネコでは乳腺腫瘍がもっとも多く，そのほかには皮膚がん，脂肪組織腫瘍，リンパ腫，線維種・線維肉腫等が認められるが，ヒトで多く認められる胃がん，肺がん，大腸がん等は非常にまれとされている．なぜイヌやネコとヒトでこのような違いが生じるのだろうか？　もちろん動物種として進化の系統樹をみれば，遠く離れた動物種であり，遺伝的な違いがあることは否定できないだろう．しかしそれ以上に大きな差は，ヒトだけが「タバコ」や「アルコール」といった嗜好品をとる習慣がある点だろう．もちろん明確なことをいうためには，イヌやネコをタバコの受動喫煙の有無で比較検討する等の実証研究が必要だろうが，非常に興味深い事実である．

ルスDNAに取り込まれ，宿主DNAの一部を取り込んでRNAに転写されると考えられている．したがって，がんウイルスに存在する変異した遺伝子は，がん化した細胞に存在していた変異した「原がん遺伝子」を取り込んだか，取り込んだ原がん遺伝子に変異が後から入ったか，どちらかによるものと考えられるようになった．変異したがん遺伝子をもつウイルスは，細胞のがん化を起こせるために感染の標的となる細胞が多くなり，ウイルスの生存する可能性が高くなり，適者生存によって生き残ってきたと考えられたのである（図7）．

　つまり，正常細胞を「がん化」させるがんウイルスの原因遺伝子をがんウイルスの中から同定して，これを「がん遺伝子」とよんだのである．この結果は非常に合理的で理解しやすいものであった．ところが，がん遺伝子を発見した研究者たちは，正常細胞の中に同じ遺伝子があるに違いないと考えて探し，簡単に正常細胞の中に同様の遺伝子を発見したのである．発見者たちにとっては，仮説が正しいことを示す当然の結果であり，がん遺伝子の元になる遺伝子として，「原がん遺伝子」と命名した．しかし，一般の人々にとっては，がんウイルスのもつ「が

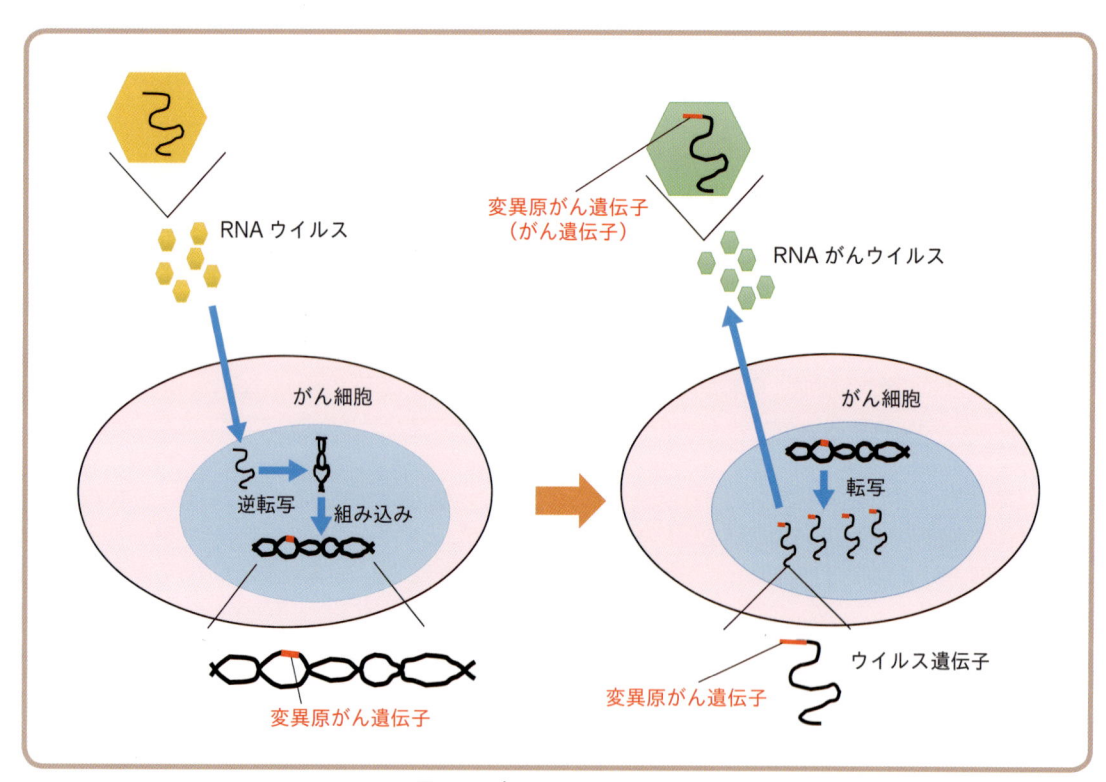

図7　がんウイルスの誕生

がん細胞のRNAウイルスが感染すると，細胞内でウイルスRNAがDNAに逆転写されて，細胞のDNAに組み込まれる．このとき，変異原がん遺伝子の近くに組み込まれる．
ウイルス複製の際に，細胞のDNAにあった変異原がん遺伝子（がん遺伝子）が取り込まれたウイルス遺伝子複製が時に起こる．その場合，複製されたウイルス内のRNAには変異原がん遺伝子（がん遺伝子）が組み込まれている．このウイルスは，宿主となる細胞をがん化させて増殖させることができるため，元のウイルスより生き残る能力が高くなる．

column　原がん遺伝子とがん遺伝子の意味

　実は，「がん遺伝子」が発見される前に，2つの重要な仮説が提案されていた．1つは，正常の細胞の核酸合成やタンパク合成を抑えると隠れていたウイルスが細胞から出てくるという観察から提案された「内在ウイルス仮説」であり，もう1つは，「内在ウイルス仮説」を下敷きにした，内在ウイルス遺伝子ががん遺伝子を含んでおり，内在ウイルス遺伝子の活性化に伴ってがん遺伝子が活性化するという「がん遺伝子仮説」であった．この「がん遺伝子仮説」こそ「がん遺伝子 "oncogene"」という言葉を最初に取り上げた論文であった．がんウイルスから「がん遺伝子」をとったグループは，「がん遺伝子仮説」に従って正常細胞に内在ウイルスが存在し，内在ウイルス遺伝子に「がん遺伝子」があるはずだと考えて，正常細胞の遺伝子内に「がん遺伝子」を探索した．その結果，容易に正常細胞にも「がん遺伝子」が存在することを見つけたのである．この結果は，内在ウイルス遺伝子ががん遺伝子を含んでおり，内在ウイルス遺伝子の活性化に伴ってがん遺伝子が活性化するという，「がん遺伝子仮説」が正しいことを証明したかのように思われた．

　しかしながら，がんウイルスのがん遺伝子とほぼ同じ遺伝子は，細胞のDNA内に下の図aのように飛び飛びに存在していた．1つのタンパクの設計図である遺伝子は，通常DNAレベルでは細切れの遺伝子断片として存在して，RNA合成時に1つなぎの遺伝子に再構成されることがすでにわかっており，細胞側の飛び飛びの断片からウイルスがん遺伝子が再構成された可能性を示している．内在ウイルスに存在するはずのがん遺伝子が見つかったのであれば，下の図cのようにウイルスがん遺伝子がそのままの状態でDNA内に見つかるはずであった．つまり，「がん化」は内在ウイルス内のがん遺伝子の活性化によって起こるとする「がん遺伝子仮説」の正しさを証明したわけではなかった．がん遺伝子の元になる原がん遺伝子が正常細胞のDNAに飛び飛びに存在していることがわかったのである．正常細胞に存在するがん遺伝子とほぼ同じ遺伝子である原がん遺伝子が見つかったことは，後で証明されることになるが，ヒトの細胞の「がん化」が原がん遺伝子の変異によって起こることを示唆している．

内在ウイルス仮説　DNAの中に最初からウイルスのDNAが組み込まれているとする仮説

a. ヒト正常細胞の原がん遺伝子

b. ウイルスのがん遺伝子

c. 内在ウイルス内に存在するがん遺伝子（仮説）

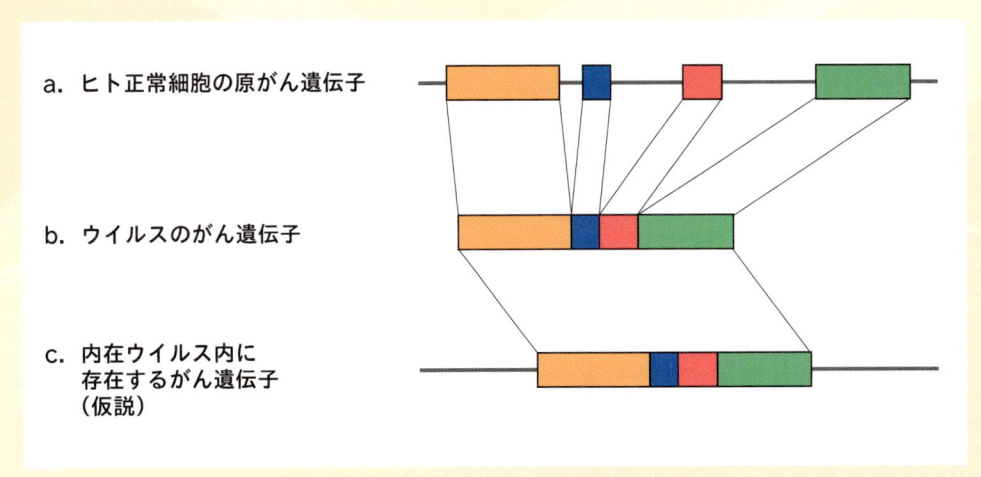

図　ウイルスがん遺伝子と原がん遺伝子

「がん遺伝子仮説」に従えば，ヒトのDNA内には内在性ウイルスが存在し，がん遺伝子がcのようにウイルス内のがん遺伝子と同様にコンパクトに詰まって入っているはずであった．
　実際には，aのようにDNA内に飛び飛びに分かれて存在していた．この存在様式は，ヒトの遺伝子のDNA内での存在様式と同じであった．つまり，がんウイルスのがん遺伝子は，ヒト正常細胞内の原がん遺伝子が再構成されたものと考えられた．

ん遺伝子」とほぼ同じ「原がん遺伝子」が正常細胞に存在するという事実は，少なからず「がん遺伝子」の意義に混乱をもたらし，現在の私たちにとっても理解するのに手間がかかる問題となった．

　しかしながら1970年代当時，がんウイルスからのがん遺伝子の発見はニワトリやマウスの発がんメカニズムと考えられ，ヒトのがんの解明に直接つながるとは考えられなかった．あくまでもヒトのがんから原因となる遺伝子を見つけることが必須と考えられていた．ヒトのがんから原因となる遺伝子（がん遺伝子）をとる作業は，遺伝子全体の大きさ（ヒト細胞には30億塩基対のDNAがあるが，ウイルスでは大きくても18万塩基対）からいってもがんウイルスから遺伝子をとるのとは比較できないむずかしさがあったが，1981年に米国の3つのグループによってヒトの膀胱がんからがん遺伝子がとられた．ヒトの膀胱がんからとられたがん遺伝子の正体は何だったのか？　がんウイルスとはまったく異なる新しいがん遺伝子の発見と期待されたのであるが，結局はがんウイルスの1つであるハーヴェイ（Harvey）肉腫ウイルスのがん遺伝子 "*ras*" そのものであることが判明した[6]．

　結局のところ，がんウイルスの研究にはじまったヒトがんの原因遺伝子探索の長い旅は，最終的にマウスやニワトリのがんウイルスに存在するがん遺伝子につながり，正常細胞に存在する原がん遺伝子につながったのである．

　つまり「がん化」とは，がんウイルスによる「がん化」であれ，ヒトの自然発生がんで認められる「がん化」であれ，原がん遺伝子のなんらかのメカニズムによる活性化（がん遺伝子の誕生）によって引き起こされる現象として統一してとらえられるようになった．ここで注目すべきことは，がんウイルスの「がん遺伝子」もヒトがんの「がん遺伝子」も，正常細胞がもっている，もともとは「がん化」能力のない「原がん遺伝子」が変異した遺伝子であって，「がん化」を引き起こすためにわざわざ用意された遺伝子ではないということである．

▶ 原がん遺伝子の機能についてはp.63「原がん遺伝子の本来の役割」参照．

2　がん遺伝子の誕生のメカニズム

　では，がん遺伝子の誕生（原がん遺伝子の活性化）はどのように起こるのだろうか？　図8に原がん遺伝子ががん遺伝子になる主な活性化機構を示した．ウイルスに取り込まれた原がん遺伝子の一部の欠失や点突然変異が，がんウイルスのがん遺伝子となったように，ヒトの発がん過程で原がん遺伝子ががん遺伝子として活性化するメカニズムの重要な1つである（図8a）．ほかにヒト発がん過程に関与する原がん遺伝子活性化メカニズムとして3つが知られている．1つは，遺伝子増幅とよばれる機構で，DNAの遺伝子が2個以上に増加してしまい，遺伝子産物タンパク（mycタンパク）が制御を逸脱して大量に産生されてしまう機構である（図8b）．*myc* がん遺伝子の増幅がよく知られている．2つ目は，染色体転座によって強力なプロモーターが原がん遺伝子を活性化する機構である．プロモーターが下流に位置する原がん遺伝子の転写を促進し，遺伝子産物タンパク

プロモーター
DNAからRNAを読み出す開始促進領域．

が制御を逸脱して大量に産生されてしまう．3つ目は，染色体相互転座によって，慢性骨髄性白血病で有名な bcr/abl のような融合遺伝子が作られる場合が知られている（図 8c）．

3 原がん遺伝子の本来の役割

a 原がん遺伝子の役割の発見

では原がん遺伝子のそもそもの役割とは何だろうか？ 原がん遺伝子は，酵母のような原始生物からヒトにいたる高等動物まであらゆる生物に保存されていることから，生物が生きていくうえで必要不可欠なものと考えられていたが，遺伝子産物のタンパクが何をしているのかを突き止めるのは非常に困難なことであった．たまたま 1980 年代当時，すでに唾液腺中に含まれる増殖因子などが見つけられており，増殖因子のアミノ酸配列が決定されつつある時期であった．一方，がん遺伝子の遺伝子配列も次々と決定され，がん遺伝子産物のアミノ酸配列も同時に判明してきた時期であった．1983 年にいくつかのグループが，コンピューターデータベース上の sis がん遺伝子の配列と血小板由来増殖因子（PDGF）の配列が同じであることに気付いた[7]．この発見はほぼ同時に発表され，sis がん遺伝子が細胞増殖に関係する遺伝子であることが明らかにされた．続いて erbB が

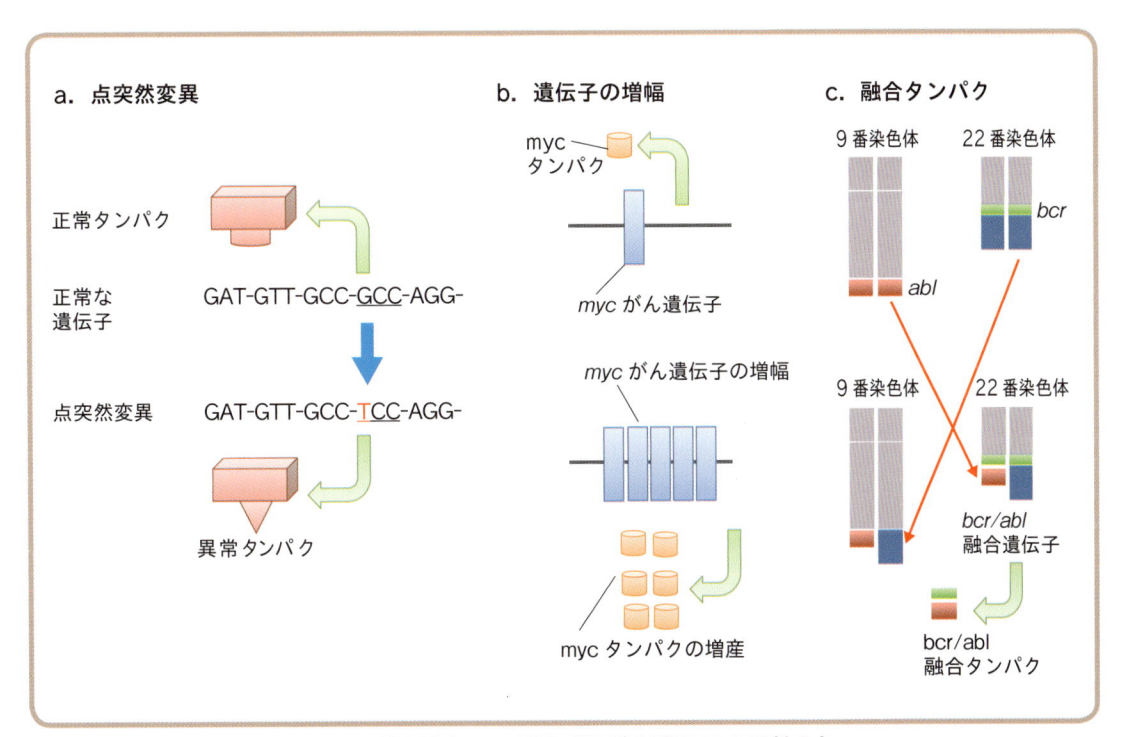

図 8 がん遺伝子の誕生（原がん遺伝子の活性化）

ん遺伝子産物がEGFレセプターとほぼ同一であることが発見され，増殖因子ばかりか増殖因子レセプターもがん遺伝子となりうることが判明した．その後，細胞内リン酸化酵素タンパクががん遺伝子産物とほぼ同一であることが見出され，原がん遺伝子が細胞の増殖を制御する増殖因子，増殖因子レセプター，増殖シグナル伝達分子などの設計図であることが明らかになった．

表1に主な原がん遺伝子の働きを示したが，**原がん遺伝子は正常細胞の増殖を調節するタンパク**（増殖因子，増殖因子受容体，増殖シグナル伝達分子，転写因子など）**を作ることで正常細胞の増殖を制御している**．

EGF
epidermal growth factor．上皮細胞増殖因子．

b　原がん遺伝子と細胞増殖

第Ⅰ章の正常細胞の増殖の説明の中に，**増殖シグナルを伝えるシグナル伝達系**があることを示したが，それらの分子の多くが**原がん遺伝子由来のタンパク**であることがわかってきた．ちょうどがん遺伝子の同定と増殖因子，増殖因子受容体，シグナル伝達分子の同定とが同時進行のように進んできたため，増殖因子を研究する分野の研究者が増殖因子，増殖因子受容体，増殖シグナル分子の塩基配列を報告すると，がん研究者の報告するがん遺伝子とほぼ同じ塩基配列であることが次々と見つかってきたのである．当時のがん遺伝子，原がん遺伝子の役割の発見の報告は，まさに春に花壇の花々が一斉に咲き出したかのような華々しさであった．

▶ p.27「増殖の指令はどのように核まで伝わるのか？ ──シグナル伝達の役割」参照．

図9にPDGFの増殖シグナル伝達経路を再掲したが，赤字で示した原がん遺伝子由来タンパクがシグナル伝達分子として働いている．増殖因子PDGFは最初にがん遺伝子 *v-sis* とほぼ同一であることが見つかった分子であり，原がん遺伝子 *c-sis* と同一であることが知られている．今ではPDGF受容体，Ras／RAF／MAPKシグナル伝達経路に関与する伝達分子，PI3K／PDK-1／AKTシグナル伝達経路に関与する伝達分子，PI3K／JNK／STAT3シグナル伝達経路に関与する

v-sis, c-sis
v-sis は *viral-sis* の略でがん遺伝子の *sis* をさし，*c-sis* は *cellular-sis* の略で正常細胞に存在する原がん遺伝子をさし，お互いを区別するよびかたである．

表1　原がん遺伝子

機能別分類	原がん遺伝子	本来の働き
増殖因子	sis	血小板由来増殖因子
	int-2	線維芽細胞増殖因子
受容体型チロシンキナーゼ	fms	MCSF受容体（増殖因子受容体）
	her2	EGF受容体（増殖因子受容体）
	met	HGF受容体（増殖因子受容体）
非受容体型チロシンキナーゼ	src	増殖（シグナル）伝達分子
	abl	
セリンスレオニンキナーゼ	raf	増殖（シグナル）伝達分子
GTP結合タンパク	ras	増殖（シグナル）伝達分子
核タンパク	myc	転写因子
	myb	

伝達分子などの多くのシグナル伝達分子が原がん遺伝子由来のタンパクとされている．

C 増殖シグナルが常時スイッチオンとなるメカニズム

　原がん遺伝子であるこれらのシグナル伝達物質に変異が入って，がん遺伝子として活性化することががん化のメカニズムとされているが，ではこうしたシグナル伝達分子に変異が起こった場合，どのようにして細胞のがん化が引き起こされるのだろうか．

　正常細胞においては，老化した細胞が脱落すると増殖因子が産生され，増殖因子が増殖因子受容体に結合して増殖シグナルが伝達され，最終的に細胞分裂が誘導される．図10にPDGF受容体に変異が入った場合を想定した増殖シグナルが常にスイッチオンになるメカニズムを示す．

　図10aにあるように，正常細胞の正常なPDGF受容体は，PDGFが結合すると立体構造が変化して活性化し，Ras増殖シグナルが核内に入ることになる．がん細胞では図10bのように，変異PDGF受容体がPDGFの結合もなしに立体構造が変化して常に活性化してしまう．その結果，変異PDGF受容体をもつ細

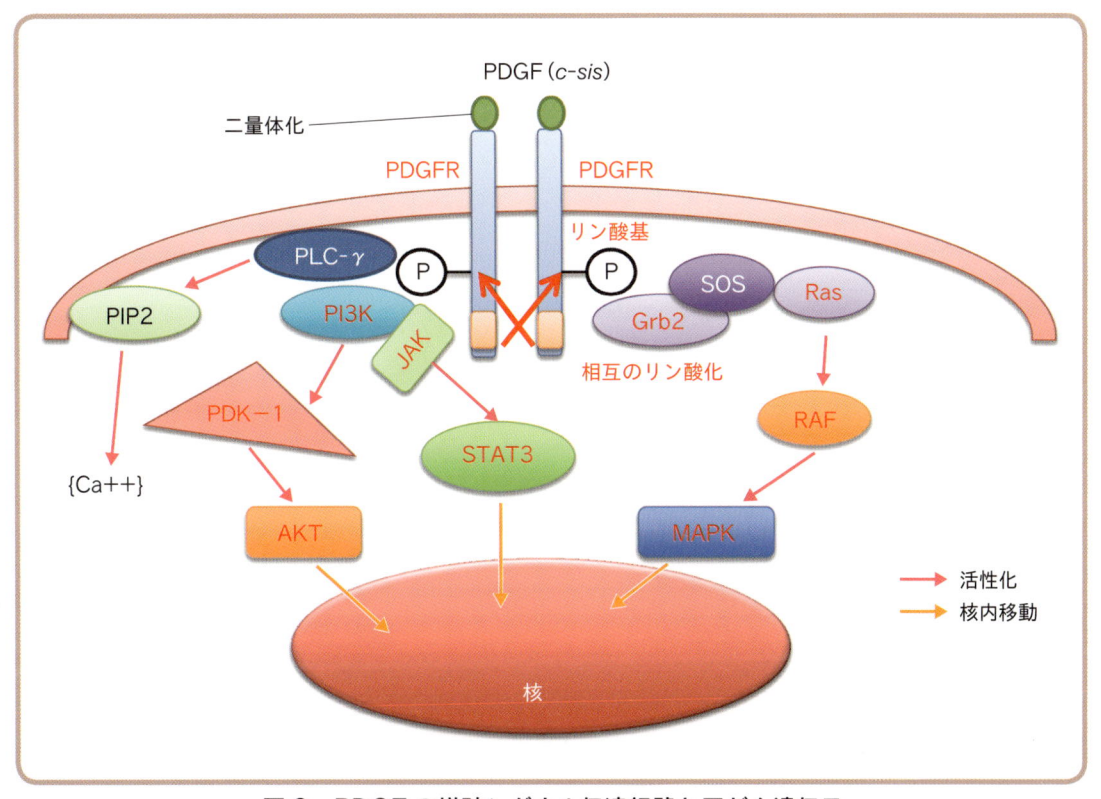

図9　PDGFの増殖シグナル伝達経路と原がん遺伝子
赤字で示した原がん遺伝子由来タンパクがシグナル伝達分子として働いている．原がん遺伝子は，変異などの機構を介してがん化を起こすがん遺伝子となりうる．

胞は，PDGFが存在しなくてもRas増殖シグナルが常に伝えられるようになり，自律的に分裂を繰り返すようになる．ほかのシグナル伝達物質に変異が入った場合でも，同様に上からの刺激なしでもシグナル伝達物質が常時活性化して下流に増殖シグナルを伝える結果となり（たとえばRasタンパクに変異が入るとPDGF受容体の活性化がなくてもRAFを活性化できるようになる），分裂が繰り返されることになる．がん細胞の特徴である「自律増殖」がここに成立することになる．これが，原がん遺伝子に変異が入ってがん遺伝子に変化した場合に「がん化」を引き起こすメカニズムである．

B　がん抑制遺伝子とは何か？

　がん遺伝子のほかにがん化に深く関与しているがん抑制遺伝子はどのように発見されたのだろうか？

1　がん抑制遺伝子の存在の確認

　ヒトの正常細胞の染色体は，1番染色体から22番染色体まで22対の常染色体と2本の性染色体の合計46本で構成されている．がん細胞の染色体を検討する過程で，染色体の1本の欠失や染色体の一部の欠失が高頻度に認められることが注目を集めるようになった．がんを引き起こすアクセルとなるがん遺伝子が存在するなら，がんのブレーキとして働く遺伝子も存在するのではないかと考えられ，欠損している染色体の部分にあるのではないかと考えられたからである．

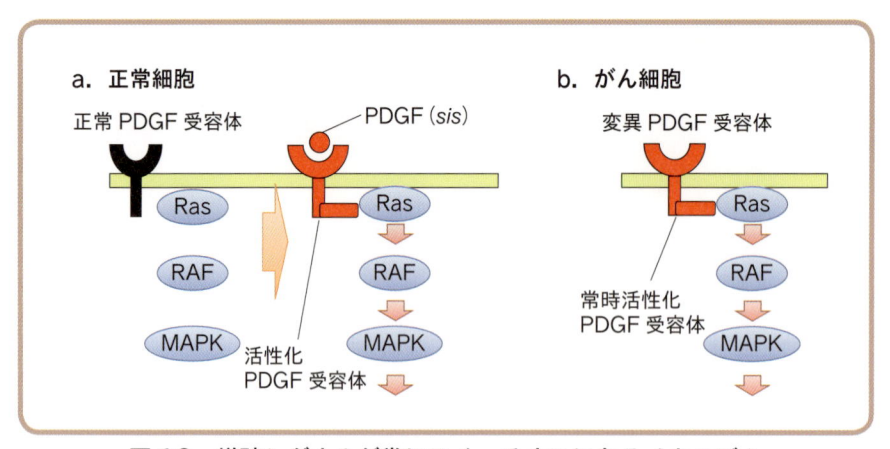

図10　増殖シグナルが常にスイッチオンになるメカニズム
a. 正常細胞では，PDGFが受容体に結合すると立体構造が変化して活性化し，下流のシグナル経路が活性化して，増殖シグナルが核内に伝わる．
b. がん細胞では増殖因子の刺激がなくても，変異PDGF受容体は活性化して常にスイッチオンになる．その結果，常時増殖シグナルが核内に伝わる．

a　がん細胞と正常細胞の融合

　こうした研究とは別に，がん発症のブレーキとなる遺伝子の存在を示唆する研究結果も発表された（図11a）[8]．染色体が欠損しているがん細胞と正常細胞を融合させると，がん細胞のほうが強いためにがん細胞のままであると考えられたが，予想に反してがん細胞としての性格が失われて正常細胞に変わってしまったのである．この融合細胞を培養し続けると，正常細胞由来の染色体がしだいに失われ，再度がん細胞に変化することもわかった．この実験結果は，正常細胞にはがん化のブレーキとして働く遺伝子があり，ブレーキが失われることでがん化過程が進行するという仮説に合致するものであった．

b　クヌドソンのツーヒットセオリー

　網膜芽細胞腫とよばれる目の奥にある網膜にがんができる小児の病気があり，家系内で親子やきょうだいがこのがんを発症することがある．つまり遺伝性のがんである．一方，家系にそのような患者のいない非遺伝性の網膜芽細胞腫もある．これら遺伝性網膜芽細胞腫と非遺伝性網膜芽細胞腫の発症年齢を比較した**クヌドソン**（Knudson）は，遺伝性網膜芽細胞腫の発症が生後すぐから直線的に増加するのに対して，非遺伝性網膜芽細胞腫では2歳まで発症がほとんどなく，2歳以

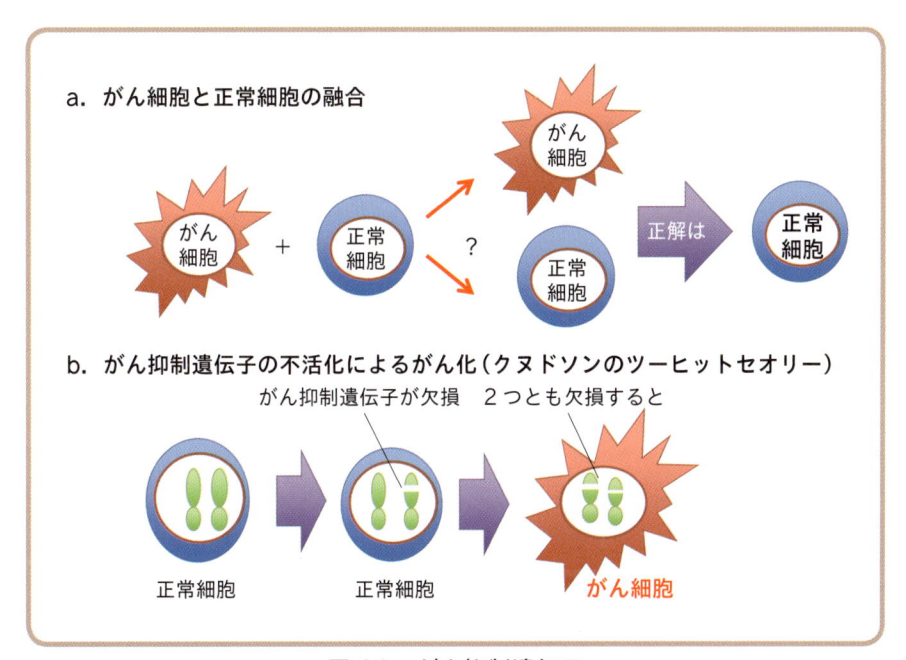

図11　がん抑制遺伝子
a. がん細胞と正常細胞を融合すると「がん細胞になるのか？」「正常細胞になるのか？」を確認してみると，正常細胞になった．
b. がん抑制遺伝子の1つが欠損（ワンヒット目）したうえに，もう1つのがん抑制遺伝子が欠損（ツーヒット目）すると，がん化する．

降に急激に増加することを1971年に見出した．遺伝性網膜芽細胞腫では親から1個の遺伝子変異を受け継いでおり，生後さらにもう1つの変異が加わったときに網膜芽細胞腫が発症し，非遺伝性では，生後2回の遺伝子変異が起こってはじめて網膜芽細胞腫が発症すると考えるとうまく説明できる結果であった．この研究成果を元にして，クヌドソンはがん化の**ツーヒットセオリー**を仮説として提唱し，現在の多段階発がん仮説の基礎を作り上げた（**図11b**）[9]．

クヌドソンのツーヒットセオリーは，がんウイルスよって1段階で発がんするという実験結果をベースにした，発がん過程を1個の遺伝子変化で説明しようとする当時のセントラルドグマを打ち破る仮説として大きな意義があった．がん遺伝子の変異の場合には，1段階の変異で十分であるが，ブレーキとなる遺伝子の場合には2段階の変異が起こることが必要であることを見事に予想したことにクヌドソンの発想の素晴らしさがある．

その後，遺伝性網膜芽細胞腫患者では13番染色体の長い方の腕の一部が欠損していることが明らかにされた．しかもがん細胞ばかりではなくて正常のリンパ球でも同じ欠損が認められた．つまり，全身の細胞に染色体の欠損があり，クヌドソンの予測どおりに遺伝性網膜芽細胞腫ではブレーキ遺伝子の欠損が親から子へ遺伝していたのである．その後10年以上の歳月を経て1986年に13番染色体の同部位に網膜芽細胞腫の原因遺伝子（*Rb*）が同定された[10]．***Rb*遺伝子**こそはじめて同定されたがん抑制遺伝子であった．その後***p53*遺伝子**の変異が食道がん，大腸がん，卵巣がんなど数多くのがんで見つかり，すべてのがんを合計すると，50％程度で変異していると推定されているように，がん抑制遺伝子の変異は多くのがんのがん化に関与している．

② がん抑制遺伝子の本来の役割──*p53*の機能

その後も数多くのがん抑制遺伝子が見つかっているが，がん抑制遺伝子のそもそもの役割とは何だろうか？　がん遺伝子が，がんを作るための遺伝子ではないように，がん抑制遺伝子もがん化を抑制するための遺伝子ではないはずである．がん抑制遺伝子の機能の解明に向けて，ヒトのがん化過程の多くに関与していた***p53*遺伝子**の機能に関する研究に力が注がれてきた．まず*p53*を欠損するがん細胞に*p53*遺伝子を導入すると，細胞周期停止に働くp21タンパクが産生され，細胞周期が停止するという事実が明らかにされた．また正常*p53*遺伝子をもつがん細胞に放射線を照射すると，p53タンパクの増加と**p21タンパク**の産生に続いて細胞周期が停止した．これらの研究結果は，p53タンパクが細胞周期回転のチェックポイントにおいて細胞周期を停止させ，DNA損傷を修復するための時間稼ぎをしている可能性を示した．つまり，がん抑制遺伝子*p53*が正常の細胞に存在する細胞周期チェックポイントにおいて**細胞周期を止めるブレーキ**として働いていることを示している．

別の細胞系を使って同じ実験を行うと，*p53*遺伝子導入が**アポトーシス**を誘導

Rb
retinoblastoma．網膜芽細胞腫．

p21タンパク
分子量21 kDa（キロダルトン）の細胞周期阻害因子．

▶ p.32「細胞周期」参照．

▶ p.36「老化した細胞はどのように死ぬのか？──細胞の死の制御機構」参照．

すること，放射線照射がp53遺伝子発現量の増加を介して細胞のアポトーシスを誘導することも判明した．細胞周期停止とそれに続いて起こる遺伝子修復とアポトーシスという2つの相反する応答を誘導するp53タンパクの働きを矛盾なく説明するには，現在では図12のようなメカニズムが考えられている．

細胞に放射線や紫外線照射などでDNA損傷がもたらされると，DNA損傷を感知するシステムが活性化し，p53タンパクの分解がストップしてp53タンパク量が増加し，核内に移行して転写因子として働く．DNA損傷が修復可能であれば，細胞周期を停止させるp21タンパクの産生を誘導する．一方，DNA損傷が修復不可能と判断されれば，アポトーシスを誘導するBaxタンパクなどの産生を誘導し，細胞のアポトーシスを誘導する．つまり，p53タンパクは正常なDNAをもつ細胞の増殖を保証するために働き，生体の恒常性を維持するための守護者として働いていると考えられる．

最初に発見されたがん抑制遺伝子であるRbタンパクも，同様に細胞周期停止を誘導する．また乳がんのがん抑制遺伝子として知られる*BRCA1*は，*p53*と一緒に細胞周期停止や遺伝子修復に働いていることが知られている．そのほかのがん抑制遺伝子も含めて，表2に家族性腫瘍の家系から発見された代表的ながん

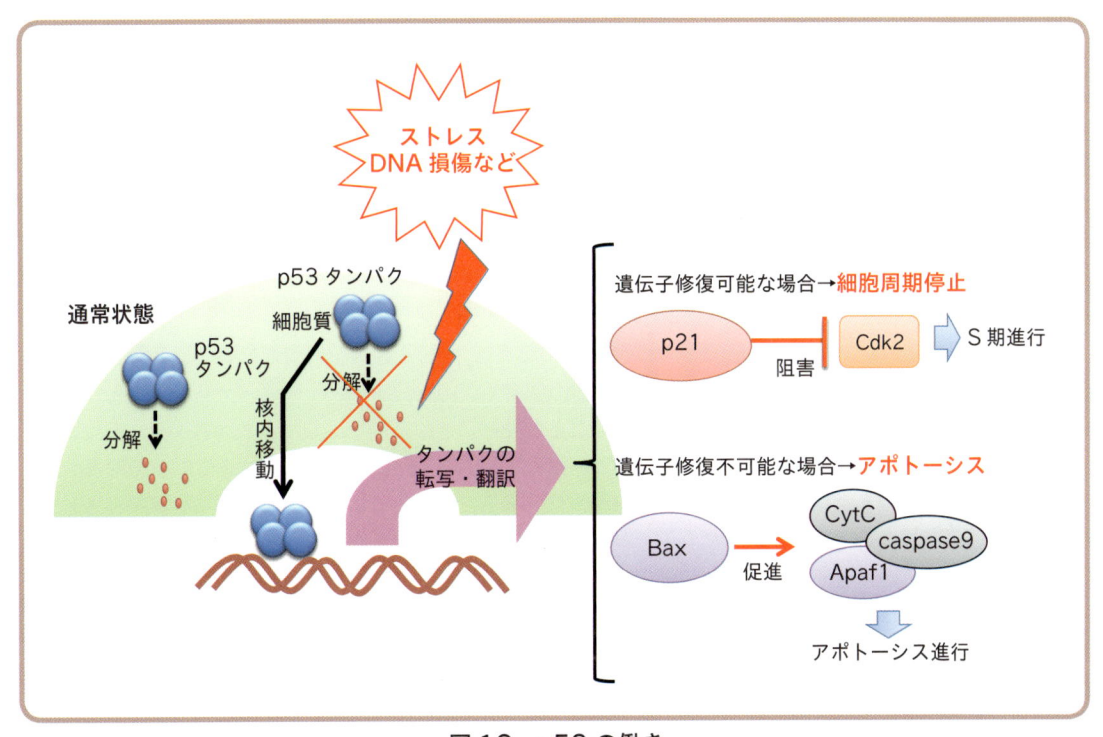

図12　p53の働き

通常状態ではp53タンパクは常に分解されている．DNA損傷などのストレスが加わると，分解が阻害され，p53タンパクは核内へ移動する．p53タンパクは転写因子として働いて，遺伝子が修復可能であれば，p21タンパクなどを転写・翻訳して細胞周期を止めて遺伝子修復を進める．遺伝子修復が不可能な場合，Baxタンパクなどを転写・翻訳してアポトーシスを誘導する．

抑制遺伝子の働きを示した．

p16 は，Rb タンパクと同様に細胞周期制御に関与するタンパクであり，ヒトのさまざまながん細胞で変異しているか欠落している．APC は，家族性大腸ポリポーシスの原因遺伝子として発見され，古くなったタンパクの分解経路に関係していると考えられ，細胞周期促進シグナルを阻害する働きをしている．vHL は腎細胞がんで見つかった遺伝子で，低酸素環境下で生き延びるために働く転写因子 HIF-1 を正常酸素分圧下で分解するタンパク分解系に働いているタンパク

HIF-1
hypoxia-inducible-factor．低酸素誘導因子．低酸素環境化で出現する転写因子である．

リ・フラウメニ
Li-Fraumeni．家族性にがんを多発する遺伝症候群の1つ．

フォン・ヒッペル・リンドウ
von Hippel-lindau．家族性にがんを多発する遺伝性疾患の1つ．HIF タンパクの分解に関与する vHL 遺伝子である．

ユビキチン化
ユビキチンは76個のアミノ酸からなるタンパクでタンパクに結合することで，ユビキチン化タンパクを分解するタンパク分解酵素の標的とする．

表2　がん抑制遺伝子

がん抑制遺伝子	遺伝性がん	非遺伝性がん	本来の機能
Rb	家族性網膜芽細胞腫	骨肉腫，肺がんなど	転写制御
p53	リ・フラウメニ症候群	大腸がん，肺がんなど	転写制御
p16	家族性悪性黒色腫	食道がんなど	細胞周期制御
APC	家族性大腸ポリポーシス	大腸がん，胃がんなど	タンパク分解
vHL	フォン・ヒッペル・リンドウ病	腎臓がん	ユビキチン化
BRCA1	家族性乳がん	乳がん	DNA 修復
BRCA2	家族性乳がん	乳がん	DNA 修復

column　タンパク分解系の意義

　通常状態では p53 タンパクは常に分解されている．この分解にはユビキチン・プロテアソーム系の関与が知られている．この分解系には2つの重要な意義が隠されている．一つ目は，「なぜタンパクを常に分解しているのだろうか？」という疑問と関係している．細胞内では，p53 タンパクを常に作り出しては常に分解するというエネルギーの壮大な無駄を繰り返している．必要になったら作ればいいのでは？　という疑問が当然わき上がってくる．しかしよく考えてみると，「必要なタンパクを必要なときにすぐに用意するにはどうしたらよいのか？」という課題をクリアするには，DNA から RNA を作り，RNA からタンパクを作るという悠長な方法では間に合わないことが理解できるだろう．もっとも効率よく，もっとも素早くタンパクを用意する方法は，常に作っては分解するシステムを用意し，何かあったら分解系をストップさせる方法であることが理解できるだろう．なぜなら，作られていたタンパクが，分解系のストップによって瞬時に出現することになるからである．細胞はこのような壮大な無駄をすることによって，瞬時に反応することができるようになっている．

　二つ目は，「どのように分解すべきタンパクを認識しているのか？」という疑問と関係している．分解すべきタンパクが出現したら，分解するための酵素を新たに作って分解するというのでは，瞬時の反応にならないのは前の事態と同様である．分解酵素は常に用意されている．その状態で分解すべきタンパクが出現したとき，分解してはいけないタンパクと分解すべきタンパクをどう区別しているのだろうか？　その方法が，「ユビキチンタンパクを付けたタンパクが，分解すべきタンパク」と目印を付けるシステムだった．この目印タンパクと目印を標的とする分解酵素の組み合わせが，ユビキチン・プロテアソーム系なのである．このシステムによって，細胞は分解すべきタンパクのみを選択的に分解できるようになっている．

で，低酸素環境下での細胞増殖を保証するレスキューシステムを抑制している．このように多くのがん抑制遺伝子は，細胞が増殖に向かう経路をブロックするという共通の働きをしている．

③ がん抑制遺伝子の喪失はがん細胞に何をもたらすのか？

多細胞生物においては，老化した細胞や傷ついた細胞が死んでいくことは必須であり，その代わりに新しく細胞が誕生していることを第Ⅰ章で説明した．老化した細胞や遺伝子に傷が入った細胞などが死んでいく過程では，タンパク分解酵素の放出など周囲の細胞に影響を与えるような死に方ではなく，静かに選手交代するような特殊な細胞死のメカニズムを活性化する必要がある．そのために，ほとんどの細胞の死においては，アポトーシスのプログラムのスイッチがオンになってシグナルが伝達されることが明らかになっている．p53 がん抑制遺伝子は細胞死と細胞周期の両方を制御する中心的役割を担っており，ヒトのがんの半数において異常が認められている．p53 遺伝子の欠失や変異が細胞にどのような結果をもたらすのかを図13に示す．図13bにあるように，細胞分裂の過程で遺伝子に傷が入ることが，ある確率で起こってしまう．

正常細胞の場合には，DNA の損傷が入ると p53 タンパクが増加して細胞核内に移動して，転写因子として働き p53 標的タンパクが産生される．p53 標的タンパクのうち p21 タンパクなどが産生されると，細胞周期が停止して DNA 損傷部位の修復がはじまる．DNA 損傷を治しきれない場合には，p53 標的タンパクのうち Bax などが産生されてアポトーシスが誘導される．これらのメカニズムによって正常な細胞の分裂増殖においては変異遺伝子をもった細胞の誕生は阻止されているが，p53 がん抑制遺伝子の欠失や損傷が起こっているがん細胞においては，細胞周期が停止しないため，DNA 異常の修復が起こらず，アポトーシスも誘導されないため，DNA 損傷の蓄積した異常な細胞が増殖し続ける．その結果，遺伝子異常の蓄積によって正常細胞からがん細胞が誕生し，最終的にはより悪性度の高い転移を起こすような細胞も誕生すると考えられている．

アポトーシス
計画細胞死．死亡した細胞は速やかにマクロファージなどの掃除屋細胞によって排除されて，炎症などを起こさない．

C 遺伝子異常は1個で十分か？

では発がんに必要な遺伝子異常は1個で十分なのだろうか？ がんウイルスを感染させるとがん化するというがんウイルスの研究は，遺伝子異常が1個で十分であることを示唆していた．さらに，がん遺伝子の導入によって線維芽細胞株（マウスの不死化細胞株）ががん化したことから，1個のがん遺伝子によってがん化は起こると考えられたのである．しかしながら，細胞株として培養された細胞（不死化細胞株）のがん化と正常細胞のがん化とでは大きな違いがあるので

▶ p.5「細胞の寿命とは何か？」参照．

不死化細胞株
増殖分裂回数の制限を受けずに無限に増殖するようになった培養細胞株をさす．

はないかとも考えられていた．

1 遺伝子対 *ras* と *myc*
── 両遺伝子の活性化によるがん化

　1980年代のがん遺伝子研究の過程で，ある種の白血病では<u>*ras* がん遺伝子</u>と<u>*myc* がん遺伝子</u>の両方が活性化していることから，2つのがん遺伝子が協調してがん化に働いている可能性が示されていた．この考え方は，すぐにある種の簡単な実験によって確認された（図14）．

　すなわち，ラット<u>胚線維芽初代培養細胞</u>に *ras* がん遺伝子と *myc* がん遺伝子を同時に導入したところ，線維芽細胞が形質転換を果たし，シャーレの中で盛り上がった細胞塊が黒い塊として認められた[11]．ちなみに正常細胞では，シャーレの床が細胞でおおわれて隣どうしの細胞が密に接触すると細胞増殖がストップす

ras がん遺伝子
GTP結合タンパクでシグナル伝達分子として働くがん遺伝子．

myc がん遺伝子
核タンパクで転写因子として働くがん遺伝子．

胚線維芽初代培養細胞
正常細胞を培養しはじめたばかりの細胞で，永久に培養可能な不死化細胞ではない．

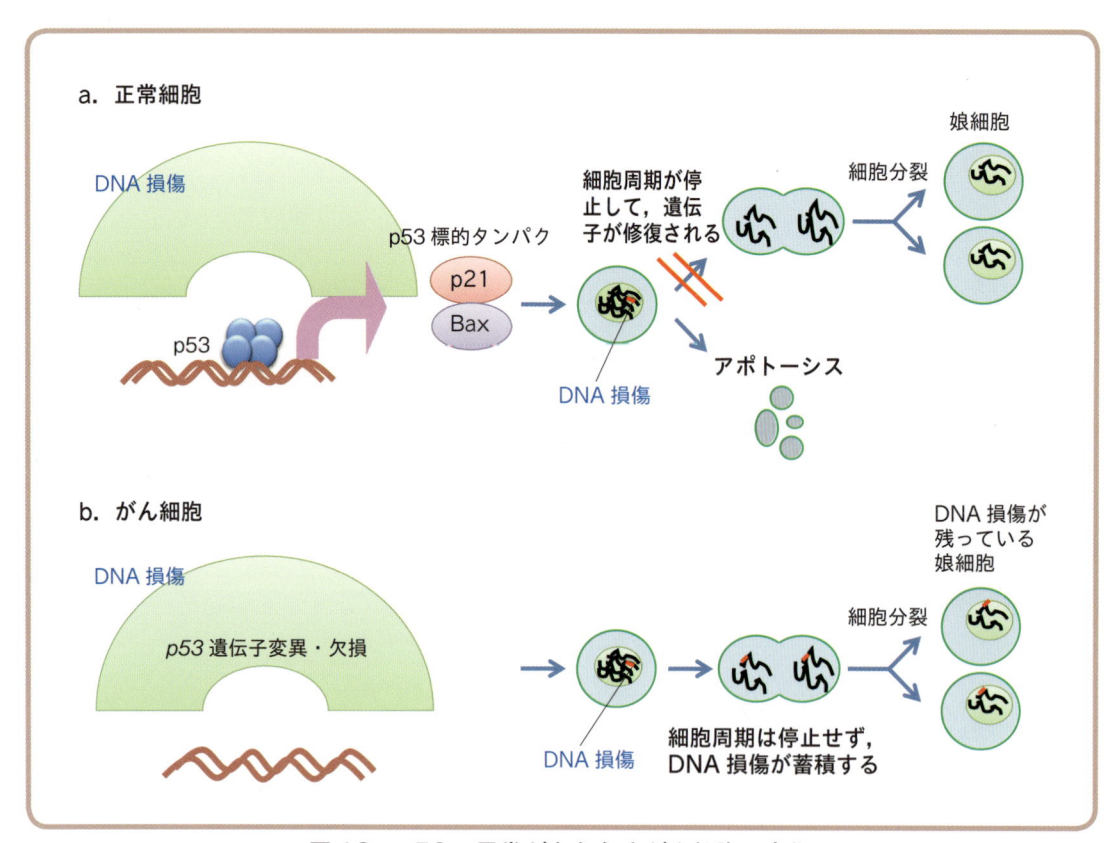

図13　*p53* の異常がもたらすがん細胞の変化
a. 正常細胞にDNA損傷が入ると，p53タンパクが転写因子としてp53標的タンパクのp21タンパクやBaxタンパクが誘導される．これらのタンパクは，細胞周期を停止して遺伝子変異を修復させるか，アポトーシスを誘導して，遺伝子異常の入った細胞の増加を阻止する．
b. *p53* 遺伝子の変異や欠損のあるがん細胞では，p53タンパクが働かず，細胞周期停止やアポトーシスが誘導されないため，遺伝子異常の入った細胞が分裂し，遺伝子異常が次世代に蓄積する．

る．これは接触阻止とよばれる正常細胞の特徴・限界を示している．しかしがん細胞に転換すると，接触阻止が起こらずに盛り上がるように増殖が継続し，最終的には細胞の塊を形成する．細胞の塊の部分は周囲の1列の細胞シートに比べて黒く見えるため，数を数えることができる．この塊をフォーカスとよんで，1個のがん細胞から形成されると考えられている．さらに重要なことは，細胞塊を形成してきた細胞が腫瘍原性をもつようになったことが確かめられた．これらのがん遺伝子のどちらか一方の導入では，形質転換も腫瘍原性も獲得されなかったのである．この実験結果が示す結論は，これら2つのがん遺伝子がお互いに共同することで正常細胞（あくまでも初代培養細胞であって，永久に培養できる不死化した細胞ではない）の形質転換と腫瘍原性をもたらしているということであった．

　これ以降，数多くのがん遺伝子対（pair）が互いに協力して形質転換と腫瘍原性を誘導することがわかった．この結果は，それ以前に観察されていたがん遺伝子単独での形質転換とはまったく異なる結果であった．がんウイルスやがん遺伝子が次々と見つかっていた1970～80年代のがん遺伝子研究黎明期にあっては，線維芽細胞株（不死化した細胞株）に1つのがん遺伝子を導入することで，がん化を誘導することが可能になっていた．こうした不死化した細胞株を用いた実験結果が，がん化にはがん遺伝子1個で十分であるかのような錯覚を与えてしまっていたと考えられる．しかし正常細胞（不死化していない本当の正常細胞）をがん化させるためには，少なくとも2個以上の遺伝子異常が必要とされたのである．

フォーカス
がん細胞に転換すると，接触阻止が起こらず，盛り上がるように増殖が継続し，最終的には細胞の塊を形成する．細胞の塊の部分は周囲の1列の細胞シートに比べて黒く見えるため，数を数えることができる．この塊をフォーカスとよんでいる．

腫瘍原性
皮下に細胞を注入すると，腫瘍を形成できる能力．

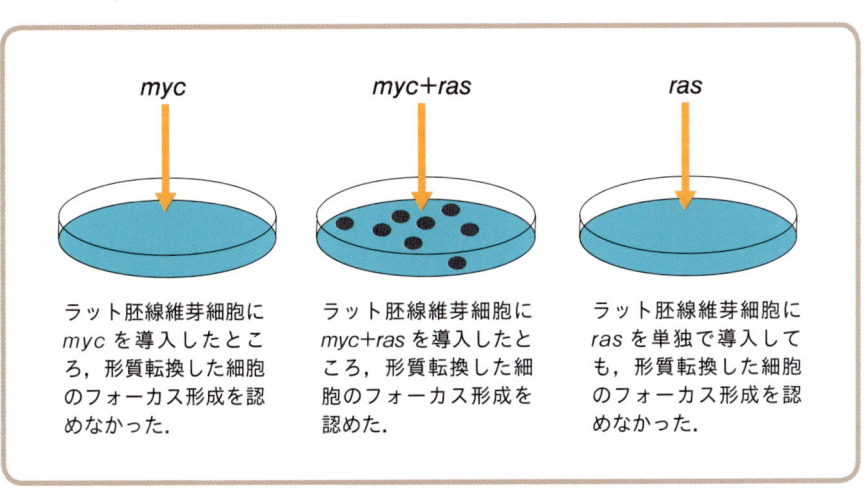

myc	myc+ras	ras
ラット胚線維芽細胞に*myc*を導入したところ，形質転換した細胞のフォーカス形成を認めなかった．	ラット胚線維芽細胞に*myc+ras*を導入したところ，形質転換した細胞のフォーカス形成を認めた．	ラット胚線維芽細胞に*ras*を単独で導入しても，形質転換した細胞のフォーカス形成を認めなかった．

図14　がん遺伝子の協同作用

2　ヒトの細胞のがん化に遺伝子異常は何個必要か？

「マウスやラットを用いて得られた研究成果はヒトに応用可能である」とする考え方が一般的であるが，そういった生物学的常識もがんに関しては必ずしも当てはまるとは限らない．マウスやラットなどの齧歯類の細胞は試験管内で培養すると容易に不死化するが，ヒトの細胞は，長い時間培養を続けても不死化しがたく，きわめてまれにしか株化できない．ヒトの細胞は，長期間培養するとむしろ老化して細胞分裂を停止するようになる．

マウスやラットとヒトの細胞の違いは，飼育している実験用のマウスやラットが特殊な条件で飼育・交配されているからである．動物実験に使われているマウスやラットなどのネズミは，実験に使用する際に薬物投与などに対して均一な反応が得られるように，遺伝的素因を均一にするために兄弟姉妹の間で交配が繰り返されている．そのため遺伝子レベルで98％以上同じ動物（クローン動物に近い）となっている．したがって，それらのマウスやラットでは，遺伝子レベルでの欠損や変異などもほぼ均一に固定化されており，劣性遺伝様式で伝わる遺伝子異常でさえ表面化してしまい，自然に自己免疫疾患やがんを発症したりする．こうしたネズミから正常細胞を採取して培養すると，自然に不死化して永久に培養することが可能な細胞がとれやすくなると考えられている．したがってこれらのネズミからとられた正常細胞株は決して正常ではなく，遺伝子異常を抱えている場合が多い．またこうしたクローン動物に近いネズミであるがゆえに，ある薬を投与した場合など，ヒトに見られるようなバラバラの反応を示すことがなく，ほぼ均

---

column　不死化細胞とがん細胞——iPS細胞の拙速応用への危惧

　一方この実験結果は，試験管内で永久に培養することが可能になった不死化細胞の性質に，新しい光を当てることにもなった．つまり，「試験管内で永久に培養することが可能となった細胞は容易にがん化する」という事実が示されたのである．今，日本においては，山中（京都大学）の開発した全能性幹細胞株（iPS細胞）が再生医療に使用可能かもしれないと期待されているが，このiPS細胞もまた，永久に培養することが可能な不死化した細胞である．ネズミにiPS細胞を移植するとがん化するという実験結果（京都大学iPS細胞研究所　iPS細胞基本情報）が知られているが，その理由の1つはここにある．試験管内で不死能力を失わせて，すべてを分化成熟した細胞に変化させてからでなければ，移植するとがん化する可能性があるということになってしまうのである．皮膚線維芽細胞という機能が特定され成熟した細胞に，たった4個の遺伝子を強制発現させることで，マウスやヒトの全体を再生できる全能性幹細胞を生み出したという研究そのものは，独創的で非常に意義深いものであるが，再生医療といった臨床応用には，数多くの課題を今後も慎重に解決することが重要であろう．すでに臨床研究がスタートしているが，慎重な評価を積み重ねてほしい．

▶「第Ⅰ章2．分裂する細胞は限られているのか？ ——幹細胞システムの意義」

表3 ヒト正常細胞のがん化に必要かつ十分な細胞内制御経路の変異

経路	❶ Ras	❷ pRb	❸ p53	❹ テロメア	❺ PP2A
経路の制御機構を解除するのに用いられた遺伝子/物質	ras	CDK4 + D1 SV40 LT HPV E7	DN p53 SV40 LT HPV E6	hTERT myc + SV40 LT	SV40 st 時には myc Akt/PKB + Rac1 PI3K B56 shRNA

正常ヒト細胞のがん化は，ヒト正常細胞にクローン化した遺伝子を組み合わせて導入することで成し遂げられてきた．その結果，上記の5つの経路の調節を解除するとがん化することがわかった．すなわち，①Ras 分裂促進性シグナル伝達経路，②pRbを介した細胞周期制御，③p53，④テロメアの維持，⑤タンパク脱リン酸酵素（PP2A）である．

一な反応を示すために，実験成績が安定したものになり，比較的少数のネズミを使っても差が出やすいという長所がある．しかしながら，ある種の均一な集団を対象にした抗がん薬の効果がすばらしいといっても，ヒトではバラバラの結果しか得られず，失敗に終わることが多い．

細胞を実験的に形質転換させる試みにおいても，ヒトではネズミの細胞とは異なる性格をみせ，2個のがん遺伝子の導入では形質転換や腫瘍原性の獲得にはいたらず，遅かれ早かれ老化して細胞分裂を停止するという結果が得られている．では，ヒトの細胞の形質転換には何個の遺伝子異常が必要なのだろうか？

解答は，がん遺伝子をさまざまな組み合わせで導入して形質転換を観察するという方法によって得られた．最終結果として，①<u>Ras 分裂促進経路</u>，②pRbを介したG1細胞周期制御，③p53，④テロメアの維持，⑤<u>タンパク脱リン酸酵素（PP2A）</u>という5つの細胞内制御経路を実験的に変化させる必要のあることが示された（表3）．

このような実験は，ヒトの細胞がネズミの細胞に比べて形質転換に抵抗性を示すという事実をはっきりと示すものであり，実験動物とは違ってヒトのがん化の複雑さを示唆する結果であった．しかしながら，5つの経路の変異が必ずしもがん化までに獲得しなければならないすべての変異にとって十分であるとは限らない．5つの経路のうち，Ras，p53，pRb，テロメアの4つはヒトのがん細胞においてよく観察される異常であるが，PP2Aの異常は決して多くのがん細胞に認められる変化ではなく，がん化に本当に必要な変化なのかは不明なままである．またRasの変化とp53の変化が，ヒトの「がん」において同時に認められることはむしろ珍しい．実際のヒト細胞のがん化は，おそらく5つの経路の変化によるというこの仮説よりもさらに複雑な経路をたどる可能性が高いと考えられる．ただ，少なくとも1～2個の変異でがん化が完了するといった簡単なものではないことは確実であり，ヒトの細胞のがん化は非常に複雑で多彩な過程をとると考えて間違いないであろう．

Ras 分裂促進経路
GTP 結合タンパクでシグナル伝達分子として働くがん遺伝子の ras とその下流で働く Raf や MAPK などの増殖シグナル伝達経路．

タンパク脱リン酸酵素（PP2A）
タンパクがリン酸化されて活性化すると，次に脱リン酸化されて次のリン酸化に備える必要がある．この脱リン酸化を起こさせる酵素．

3 がん細胞は細胞死しにくいのか？——細胞死機構における変化

A 細胞死誘導シグナル伝達系の異常——アポトーシス抵抗性

　正常細胞では，タンパクの変性などに伴う老化や遺伝子異常が起こると，アポトーシスにて細胞死を起こし，新しい細胞に置き換わることで恒常性が維持されている．しかしがん細胞では，老化や遺伝子異常が起きても細胞周期回転が止まることはなく，異常な細胞が増え続けていく結果，腫瘍を形成してくる．がん抑制遺伝子 *p53* の変異や欠失によってアポトーシス抵抗性となることが有名な一例だが，がん細胞においては多くのアポトーシス誘導経路に異常が出現することが知られている．8番染色体と14番染色体の相互転座が認められる，B細胞性悪性リンパ腫タイプで発現亢進してくるがん遺伝子由来タンパクとして Bcl-2 が同定された[12]．Bcl-2 タンパクはミトコンドリアの膜に局在するタンパクで，その後ミトコンドリア膜の安定化に働いてアポトーシス抵抗性をもたらすことが明らかにされた（図15）．B細胞性悪性リンパ腫においては，染色体転座の結果 Bcl-2 タンパクの発現量が増加しており，アポトーシスが起こりにくくなっていることが知られており，がん化のメカニズムとして働いていると考えられている．

　Bcl-2 の発見によって，増殖シグナルとして働くと考えられてきたがん遺伝子の働きに新たにアポトーシス抵抗性という役割が追加された．これ以降，Bcl-2 タンパクと相似した構造をもつタンパクが数多く見つかり，Bcl-2 ファミリータンパクと総称され，アポトーシス誘導機構に関与していることが明らかにされてきた．Bcl-2 ファミリータンパクには，Bcl-2 サブファミリー，Bax サブファミリー，BH-only タンパクファミリーの3つのグループがあり，必ずしもすべてのタンパクがアポトーシス抑制性のがん遺伝子として働くわけではない．ミトコンドリアの膜には VDAC とよばれる輸送路があり，この開閉を介して Cyt c（チトクロム c）の膜通過が調節されている．Bcl-2 ファミリータンパクは，VDAC の開閉を介してミトコンドリアの膜透過性をコントロールしてアポトーシスを制御している．Bax サブファミリータンパクは，VDAC を開放して Cyt c の膜透過をを増大させてアポトーシスを誘導し，Bcl-2 サブファミリーは VDAC を閉鎖

Bcl-2
B cell lymphoma-2, B細胞性悪性リンパ腫-2.

Bcl-2 サブファミリー
アポトーシス抑制に働くBcl-2 や Bcl-xL など．

Bax サブファミリー
アポトーシス促進に働くBax や Bak など．

BH-only タンパクファミリー
Bcl-2-homology domain-3 (Bcl-2 ファミリータンパクに共通しているアミノ酸配列の似た領域) のみを保有し，アポトーシス促進に働くタンパク群．

VDAC
voltage dependent anion channel, 電位依存性陰イオンチャンネル．

してCyt cの膜通過を防止してアポトーシスを抑制している．BH-onlyタンパクファミリーのタンパクは，Bcl-2サブファミリーやBaxサブファミリーの上流に位置しており，これらのタンパクと直接結合することによってその機能をポジティブ，またはネガティブに制御している．これらのBcl-2ファミリータンパクは，細胞死のシグナル伝達過程の重要な要素であるミトコンドリアを制御することでアポトーシスを抑制・促進している．

▶ p.40「死を誘導するメカニズムがあるのか？──死のシグナルの意義」参照．

B テロメラーゼ活性と細胞の不死化

正常細胞では，分裂するたびにテロメアが短縮してヘイフリックの限界とよばれる分裂の停止と細胞の老化が起こってくる．がん細胞のように継続して増殖する細胞では，テロメアを維持する機構（**テロメラーゼ活性**）が存在している．実にがん細胞の約90％が，短いテロメアをもちながら高いテロメラーゼ活性を示している．たとえば，口腔がんの75％，肺がんの80％，乳がんの93％，大腸

▶ ヘイフリックの限界についてはp.6「図　細胞の寿命とは何か？」参照．

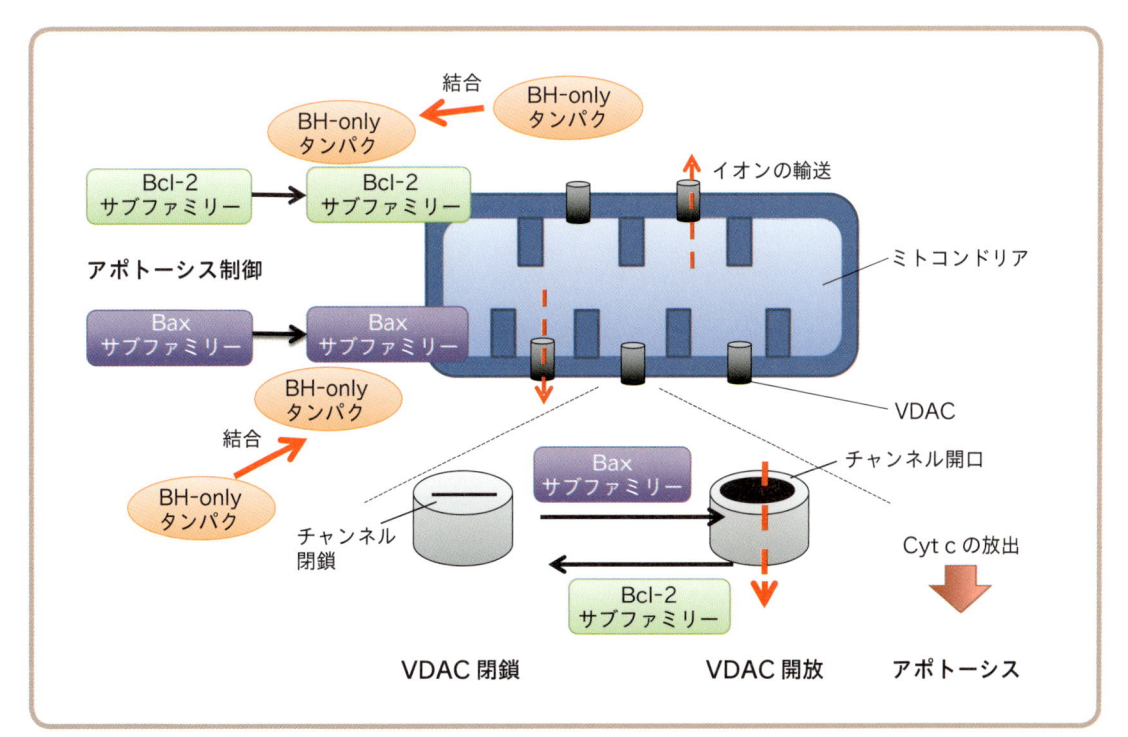

図15　Bcl-2ファミリータンパクとミトコンドリア膜
Bcl-2ファミリータンパクには，Bcl-2サブファミリー，Baxサブファミリー，BH-onlyタンパクファミリーの3種類がある．Bcl-2サブファミリータンパクは，BH-onlyタンパクと結合してVDACを閉鎖して，Cyt cの放出を阻害する．
一方，BaxサブファミリータンパクはBH-onlyタンパクと結合して，VDACを開口してCyt cを放出する．その結果，細胞はアポトーシスする．

がんの95％が検出可能なテロメラーゼ活性を示す．

　がん細胞は正常細胞と比較してより頻繁に分裂するため，平均するとテロメア長がより短くなっているため，活性型テロメラーゼが存在してテロメア長を維持していなければ，がん細胞は正常細胞よりも速い速度でテロメア長の限界最小値に達する可能性があると考えられるからである．テロメラーゼとがん化の関係では，子宮頸がんの原因となっているパピローマウイルスがテロメラーゼの活性化を介してがん化過程に関与していることが明らかにされている．パピローマウイルスの *E6* 遺伝子と *E7* 遺伝子が共同してヒト乳腺上皮細胞や表皮細胞を不死化するが，*E6* 遺伝子がテロメラーゼを活性化し，*E7* 遺伝子がRbを不活化することでがん化への第一歩である「不死化」が起こっている[13]．

column　ミトコンドリア

　ミトコンドリアには，ほかの細胞内小器官と大きく異なる点がある．それは，通常核内にしか存在しないはずのDNAがミトコンドリアには存在することである．

　もともとミトコンドリアは，生物の進化に伴ってリケッチャー（ウイルスと細菌の中間くらいの大きさの微生物で発疹チフスなどの原因となる）に近いプロバクテリアが真核細胞に寄生することによって獲得された細胞内小器官と考えられている．二重の生体膜で囲まれており，独自のDNAを保持して分裂，増殖もする．ミトコンドリアは，酸化的リン酸化によるATPの新生を行うエネルギーの産生場所となっている．エネルギー産生以外にも，カルシウムや鉄の細胞内濃度の調節，細胞周期やアポトーシスの調節にも深くかかわっているとされている．

　植物の細胞では，葉緑体が同じように独自のDNAやリボゾームをもち，シアノバクテリアの一種が共生したと考えられている．

　動物の場合には，栄養を取り込んで酸素を消費しながらエネルギーを作り出しており，他者を栄養として食べなければならないが，植物の場合には，太陽の光をエネルギーとして取り入れ，栄養（アミノ酸，脂質，色素等）を合成しながら酸素を放出している．動物細胞も植物細胞もバクテリアが寄生して細胞を構成しているが，一方は無限にある太陽光エネルギーを取り入れて，他者に必要な栄養と酸素を作り，もう一方は植物細胞が太陽光エネルギーから作り上げた栄養と酸素を使って生きる道を選んだのである．まさに進化の精妙さに驚くしかない．

4 がんの原因は何か？——遺伝子の変異をもたらしている原因

前節ではがん細胞の誕生には，ヒトの細胞では少なくとも5個以上の遺伝子異常が積み重なる必要があることがわかっていることを述べた．では，これらの遺伝子異常をもたらす原因は何だろうか？　ヒトの体の細胞に影響を与えて遺伝子異常をもたらすものとしては，ヒトが生きている生活習慣や環境要因が考えられるだろう．しかしながら，タバコをほとんど吸わない人に肺がんが発症したり，チェーンスモーカーでもがんにならない人がいるのも事実である．また親や祖父母や叔父・叔母にがんになった人が多いがん家系と考えられるような人がいることも事実である．「がんのなりやすさ」といったものがあって，親から子へと遺伝していると考えると理解しやすいように思われる．

この「がんと遺伝」に関して，スウェーデンから興味深い報告が出されている（表4）．スウェーデンでは，1932年以降すべての国民のがんに関するデータが

▶ p.75「表 ヒト正常細胞のがん化に必要かつ十分な細胞内制御経路の変異」参照．

表4　がんのなりやすさと遺伝

がん種	家族性（親が罹患） 例数	発症率	リスク（%）	コントロール 例数	発症率	リスク（%）
食道がん	8	4.0	0.5	601	1.6	0.1
胃がん	82	8.3	0.4	1,410	3.5	0.3
大腸がん	681	30.7	2.6	6,093	17.5	1.6
肝がん	37	4.1	0.3	1,386	3.6	0.3
膵がん	46	7.9	0.7	1,490	3.9	0.3
肺がん	365	26.8	2.3	5,128	13.7	1.2
乳がん	1,779	68.8	5.5	19,144	41.1	3.4
卵巣がん	97	15.2	1.2	2,872	5.8	0.5
前立腺がん	922	45.2	4.2	5,071	22.4	2.1
甲状腺がん	12	6.4	0.5	1,196	1.9	0.1
非ホジキンリンパ腫	74	14.0	1.1	3,481	7.6	0.6
ホジキン病	8	8.9	0.6	1,073	1.7	0.1
多発性骨髄腫	23	5.8	0.5	878	2.2	0.2
白血病	55	9.2	0.8	3,145	6.5	0.5

[Hemminki K et al：Familial risk of cancer：data for clinical counseling and cancer genetics. Int J Cancer：**108**, 109-114, 2004 より引用，訳]

登録されており，そのデータベースを用いてある種のがんと診断された人の子どもに同じがんが発症した数を検索し，これを家族性と定義して10万人あたりの発症率と68歳までの累積発症リスクを計算した．コントロール（対照群）として親が同じがんと診断されていない子どものがん発症例に対して同様に発症率と68歳までの累積発症リスクを計算した．

　その結果，肝がんなどの一部を除いて，大部分のがんにおいて家族性の場合のほうが累積リスクはコントロールに比較して高く，たとえば食道がんでは家族性0.5％対コントロール0.1％，乳がんでは家族性5.5％対コントロール3.4％，前立腺がんでは家族性4.2％対コントロール2.1％であった．

　この結果の解釈としては，**環境要因**を家族の間で共有している可能性と，**遺伝要因**を共有している可能性の2つがありうる．環境要因を共有している可能性に関しては，配偶者間での発症リスクを調査した．その結果から，肺がんを含む一部のがんでのみ環境要因の共有が可能性として考えられることが示され，ほかの大部分のがんにおいては遺伝要因の共有によるものと結論づけられている[14]．

A　がんのなりやすさは遺伝するのか？
──遺伝要因と環境要因

　まず考慮すべき課題は，宿主側の遺伝的要因と外的原因となる環境要因の「がん化」に与える影響である．がんを含めて多くの疾患の成立には，遺伝的要因と環境要因の2つが組み合わさって関与すると考えられている．

　胃潰瘍や胃がんの原因とされる**ヘリコバクター・ピロリ菌**に，50歳以上の日本人では80％近くが感染しているが，感染者のすべてが胃潰瘍や胃がんになるわけではない．同様に**ヒトパピローマウイルス**感染者のすべてが子宮頸がんになるわけではなく，ほんの0.2～0.3％程度の感染者のみが子宮頸がんになることがわかっている．もちろん感染がなければがん発症はなく，感染ががん発症に必須であることは確かであるが，がんを発症しやすい人としにくい人がいることも確かな事実である．遺伝要因と環境要因がどのように発がんに関与するのかを図示したのが**図16**である．

　環境要因への曝露がなければ，遺伝要因があろうとなかろうと危険度は同じであるが，環境要因に曝露される頻度が高くなると，遺伝要因がなければ危険度1から危険度1.1，危険度1.2，危険度1.4と徐々に危険度は上昇してくる．一方，遺伝要因がある場合には，危険度1から危険度1.8，危険度2.9，危険度3.8と急激に危険度が増加する．このような遺伝要因と環境要因が組み合わさってがん発症をもたらしていると考えれば，ヘビースモーカーにもかかわらず肺がんにならない人もいれば，喫煙しないにもかかわらず肺がんになる人もいるという不公平な現実も理解できるだろう．

　すでにヒトの全遺伝子配列が解読されており，ヒトの遺伝子配列とチンパン

ジーの遺伝子配列の違いは約1.2%とされている．類人猿の誕生から数百万年かけて進化する過程で，ヒトとチンパンジーの間で30億個の塩基対のうち約3,600万ヵ所が違ってきたということになる．ヒトの中の個人による違いは0.1%程度である300万ヵ所が違っているとされている．現在各個人の全遺伝子配列を解読する作業が行われており，0.1%の遺伝子配列の違いの中に病気になりやすさを決定する遺伝子群が発見されるようになる可能性がある．

　図16を見てわかるもう1つの事実は，遺伝要因もなく環境要因にもさらされていなくとも，がん発症の危険性はゼロではないということである．近親者に肺がんの家族歴がなく，喫煙もしていないしアルコールも飲まない人でも高齢になると肺がんになってしまう不運な例が時に存在する．「これほど節制しているのに？」と思われる症例が出るのはなぜなのだろうか？

B 遺伝子変異とDNAポリメラーゼのミス

1 放射線被曝や発がん物質

　ではこのような症例では遺伝子変異はどのように起こるのだろうか？　ヒトは現在年間に2 mSv程度の自然放射線を浴びており，50年間も生きていると累計では100 mSv以上の放射線を浴びる計算になる．しかしながらこの程度の低線

mSv
ミリシーベルト．

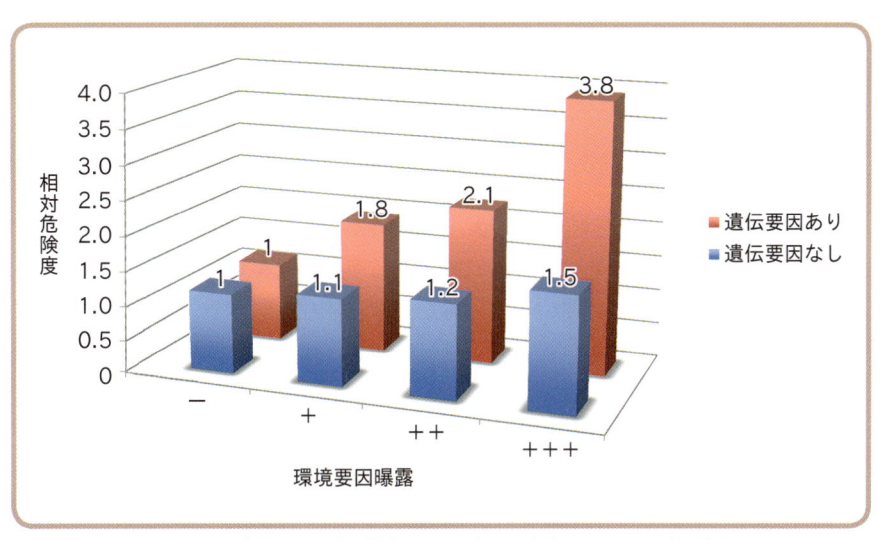

図16　遺伝要因と環境要因の組み合わせによる発がん
遺伝要因なしで環境要因への曝露がない場合を1とすると，環境要因への曝露が増加すると，危険度が1.1，1.2，1.5と増加する．
遺伝要因があると，危険度は1から1.8，2.1，3.8と著増する．

量の放射線を長期間浴びたときにがん化を引き起こすのかどうかの明らかなエビデンスは今のところない．なぜなら，自然放射線を被曝しないヒトを対照にした比較検討ができないからであり，自然放射線被曝が発がんになんらかの影響を与えている可能性については否定できない．たばこに含まれるタールやベンゼンなどの化学物質がDNA損傷を引き起こして発がん過程を促進することは明白な事実であるが，大気汚染などの非常に少ないブータンのような国のたばこを吸わない人にもがんが認められることを考えると，たばこや大気汚染などによる化学発がんですべての発がんを説明することもむずかしいと思われる．感染症によるがん化のメカニズムとして，活性酸素によるDNA損傷が提唱されているが，細胞内には活性酸素を消去する十分な量の活性酸素消去酵素が準備されており，活性酸素が本当にDNA損傷を引き起こしているという確実なエビデンスがあるわけではない．

2　DNA ポリメラーゼのミス

　1つの可能性として，細胞増殖に必要なDNAの複製を行うDNAポリメラーゼの単純ミスが積み重なって，DNAを修復しそこなった場合などにDNA損傷がそのまま引き継がれて，遺伝子変異の積み重ねにつながるのではないか，その結果がん化につながるのではないかという仮説が提唱されている．

　ヒトの体においては，大きく成長する青少年期ばかりか，成長を終えた後も，組織を維持するためには，死亡する古い細胞を新しい細胞で補充せざるをえず，常に細胞分裂を繰り返している．胃や大腸の粘膜細胞を新しく作るためには，胃や大腸の組織幹細胞の全DNAが正常に複製されて，RNAに読み込まれ，さらに正常のタンパクに翻訳されて合成されることが必須である．こうした過程を経て，古い粘膜細胞に代わって新しい粘膜細胞がその腸管粘膜の構造を担うことになる．風呂に入って体をこすると出てくる垢は，まさに皮膚の古い上皮細胞の死骸であり，新陳代謝が行われている証である．ヒトの体においては，血液細胞だけでも1日に1,000億個も新しく作られているとされており，全身では数えきれないほどの細胞が新たに作られている．こうした生体の維持に必要な細胞分裂，それに伴うDNA複製があるからこそ，遺伝子の傷（DNAの変異）の生まれるきっかけがあり，がん化が起こると考えられているのである．放射線や化学発がん物質はこのきっかけを増幅する働きをしていると考えられている．生後ほとんど分裂することのない心筋にはがんをほとんど認めないことが，細胞分裂こそがん化のチャンスを生んでいることの傍証となっている．

3　DNA ポリメラーゼのミスの意義──進化への貢献

　細胞分裂前にDNAを合成するには，DNAポリメラーゼが必要であるが，約30億塩基対からなるヒトのDNAを複製するDNAポリメラーゼがミスを犯す

DNA ポリメラーゼ
1本鎖のDNAを鋳型にしてDNAを複製する酵素．

確率は，10億回に1回とされており，細胞が1回分裂するごとに3ヵ所の遺伝子変異が入る計算となる（図17）．もちろん多くの遺伝子変異は，遺伝子修復酵素によって修復され，遺伝子変異がそのまま残されることは少ない．しかしながら，少なくとも細胞分裂というイベントは，遺伝子変異というリスクを伴うものといわざるをえない．

　こうした単純ミスによる遺伝子変異が生殖細胞に起こった場合，新しい機能をもった生物が誕生することがある．こうした変異をもった新しい生物が，変異をもたない生物に比べて生存に有利に働く場合があり，こうした遺伝子変異こそが生物の進化を加速したと想像されている．つまり，遺伝子に変異を入れるDNAポリメラーゼの単純ミスこそ，進化の原動力となったと考えられているのである．しかし一方でDNAポリメラーゼの単純ミスは，進化とはまったく別方向の，生物にとって不利な現象であるがん化にも関係している可能性がある．

　まとめると，あらゆる細胞はDNAという細胞の設計図をもち，DNAを複製することで細胞のコピーを可能としているが，なんらかの原因で遺伝子の傷が積み重なると，がん細胞が誕生すると考えられる．

C 放射線の与える影響

　広島・長崎に落とされた原子爆弾からは大量の放射線が放出され，多くの人々の命を奪った．まずはじめに原子爆弾の爆発によって放出された大量の熱，放射

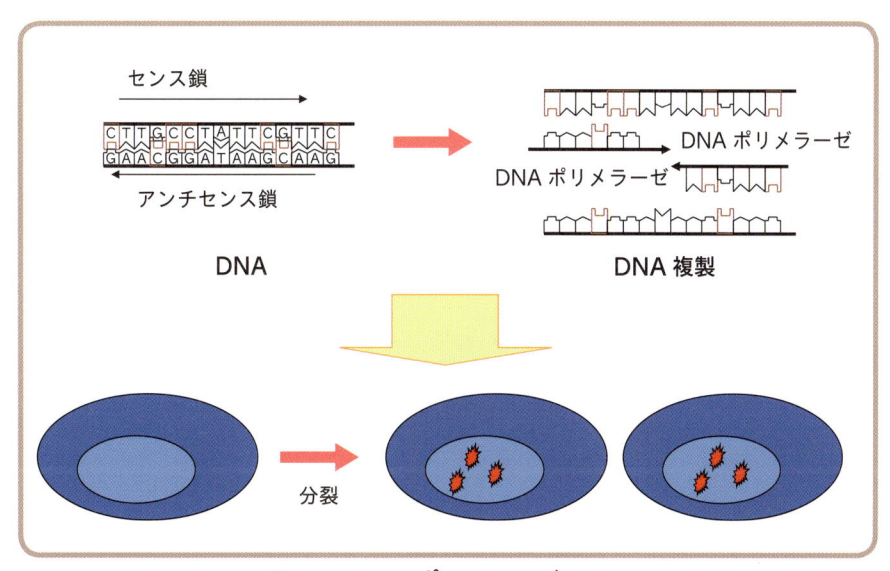

図17　DNAポリメラーゼのミス
DNAポリメラーゼは1本鎖DNAを鋳型として2本鎖DNAを作る酵素である．30億倍塩基対のあるDNA全体を複製すると，3回のミスが入る．つまり1回の分裂で3個のDNA変異が入る．

線によって，数多くの人々の命が一瞬のうちに奪われた．続いて大気中にまき散らされ大地に降り注いだ放射性物質から大量に放出される放射線によって，かろうじて生き残った人々の細胞に対して，とくにDNAに対して，多くの損傷がもたらされたと考えられる．

　放射線障害の理解で大事なことは，**急性障害**はある線量を超えると出現するものであり，線量依存性に線量が多くなれば障害の程度が大きくなる，といったように誰にでも起こる現象であるが，**晩期障害**とよばれる「がん化」などは，線量が多くなるとがん化する確率が上がるといった障害で，誰にでも起こる障害ではない．

　放射線は，図18に示したように電離や励起を生じさせてDNAに損傷を与え，この損傷がDNAの突然変異を誘発して，異常なタンパクの産生を引き起こしてがん化にいたらしめると考えられている．原子は電離や励起によって不安定になり，直接DNA中の核酸に影響を与えることもあれば，活性酸素を生み出してDNAに影響することもある．その結果DNAに変異が入ると考えられている．放射線以外の原因で発症するがんの場合にも，たとえば化学発がん実験における発がん物質によっても同様の遺伝子の傷が積み重なって起こると考えられている．

　福島原子力発電所の事故以来，自然放射線被曝線量などという言葉が頻回に出るようになり，自然界にも放射線があることが知られるようになってきた．今現在，ウランという核物質を地中から掘り出して原子力発電に使っているということは，地球の大地中には濃度の多少はあれ，放射性物質が存在していることを意味している．温泉施設などでよく聞く「ラドン」も放射性物質の1つであり，実は食品中にもさまざまな放射性物質が含まれている．たとえば野菜の中にはカリウム40という放射性物質が存在し，全カリウムの0.012%を占めており，それ

電離
放射線が原子にぶつかると，放射線のもっているエネルギーによって原子のいちばん外側の電子が原子を飛び出してしまう場合がある．これを電離とよび，原子はマイナスの電荷をもっていた電子がなくなるためにプラスの電気を帯びるようになる．このように原子がプラスやマイナスの電気をもつようになることをイオン化（ionization）とよぶ．

励起
軌道電子が飛び出さずに外側の軌道に移った場合を，励起とよんでおり，この場合には原子は電気的に中性のままだが，エネルギー的には大きなエネルギーをもっている．

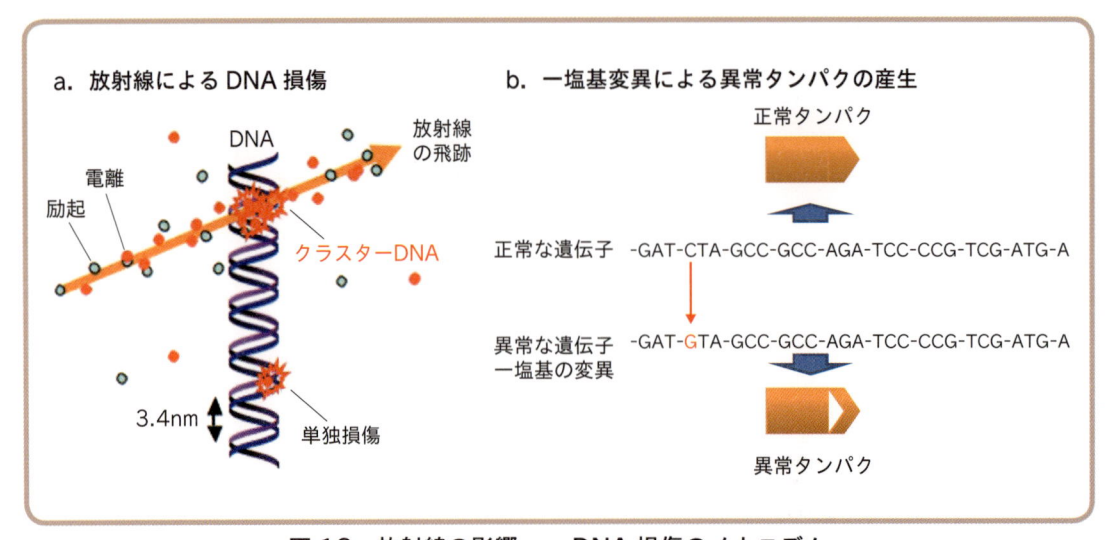

図18　放射線の影響──DNA損傷のメカニズム
放射線は原子にエネルギーを与えて励起や電離を生じさせ，結果としてDNAに傷をつける．

を摂取している人の体内にもカリウム40があることがわかっている．

表5に示したのは，食品中に含まれている自然放射線量であるが，この程度の微量の放射線量が含まれている．これらの食品を摂取した結果として図19に示したように1年間で0.29 mSvの自然放射線を食品から浴びている計算になる．ラドンの吸入などを含めた人の浴びるすべての自然放射線の総量は，1年間に2.4 mSvとされている．

表6に示したのは，日米共同研究機関である放射線影響研究所のデータで，広島・長崎の原爆被爆者における被曝線量と固形がん発症リスクを検討した結果である[15]．ほとんどの固形がんでは，急性放射線被曝によりがんリスクは生涯を通じて増加する．100～200 mSvの被曝により，がんの発症増加リスクは7.6％高くなる．

表5　食品中の自然放射線量

各種食品	放射性物質の量（単位：Bq/kg）
わかめ	10～150
ほうれん草	90～220
玄米	60～80
米	10～25
牛乳	20～60
肉	50～60
ウイスキー	50
ビール	5

[長崎大学原爆後障害医療研究施設：放射線Q&A．⟨http://abomb.med.nagasaki-u.ac.jp/abdi/pablicity/radioactivity_qa.html⟩，2014年5月15日検索より引用．参照：Natural Radioactivity pressed by Idaho State University：⟨http://fizisist.web.cern.ch/fizisist/funny/NaturalRadioactivity.pdf⟩]

Bq
ベクレル．

column　福島原発事故——放射線被曝とがん化の可能性

放射線被曝によって発生するDNA損傷は，理論的には被曝線量に比例して増加すると考えられ，その毒性は蓄積すると考えられる．したがって時間あたりの被曝線量が1 μSv/時としても，年間被曝線量は8 mSvを超えることになる．13年で100 mSvを超える被曝線量となる．現在の被曝線量とがん化に関して得られたエビデンスは，「100 mSvを超えると，統計学的に有意な差をもってがん化が増加する」というものであり，「100 mSv以下ではがん化のおそれはない」とすることは間違いといわざるをえない．「統計学的に差を認めないが，がん化の増加するおそれは否定できない」と考えるのが，科学的に正しい対応となる．したがって，可能なかぎり除染を進めて被曝線量を最少にすることが必要であるし，とくに小児の場合には避難もやむをえない措置と考えるべきだろう．

μSv　マイクロシーベルト．

D 化学発がん物質の作用

1 職業がんから化学発がん物質の発見

　化学物質による発がん（化学発がん）は，1775年の煙突掃除人に多発する陰嚢がん（煤がん）の発見にはじまる．その後産業革命によって石炭使用が増大し，石炭タール（コールタール）を用いる道路舗装工事従事者に皮膚がんが多発した．この「タールがん」とよばれる職業がんの発見が先駆となって，動物実験によって化学発がんが証明された．最初の成功者は，日本の山際勝三郎と市川厚一であった．彼らはウサギの耳にコールタールを塗る実験を1年にわたって続け，ついにウサギの耳にがんが発症し，実証された[16]．その後コールタール中に含まれているベンツピレンが発がん物質であることが明らかにされた．その後もある

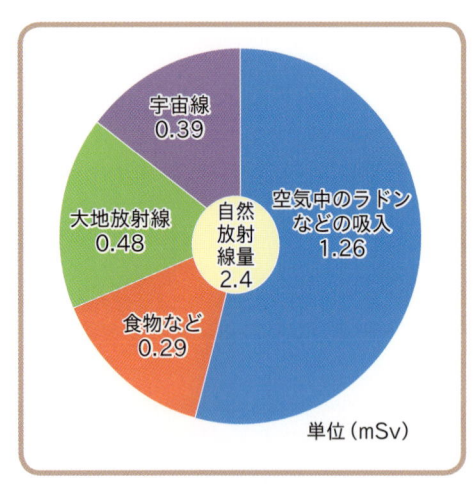

図19　平均的な人の被曝する1年間の自然放射線量
ラドン温泉があるように，地中には放射性物質があって自然に放出されている．また食事で摂取している植物中にも放射性物質が微量ながら含まれている．海外に旅行する際など，高度1万m以上で飛行するが，その際には地上にいるときよりも多くの宇宙線を浴びることになる．地上では，空気の層によって宇宙線の到達が阻害されるために被曝量は減るが，ほぼ常時浴びている．これらをあわせると，世界平均では年間2.4 mSvの自然放射線を浴びていることになる．
［国連科学委員会：平均的な人の被曝する1年間の自然放射線量，国連科学委員会報告，2008＜www.aec.go.jp/jicst/NC/iinkai/teirei/siryo2010/siryo59/siryo1.pdf＞，2014年8月20日検索から引用］

表6　放射線被曝の固形がんリスク

被曝線量（mSv）	固形がんリスク増加（％）
5〜100	1.8
100〜200	7.6
200〜500	15.7
500〜1,000	29.5
1,000〜2,000	44.2
＞2,000	61.0

放射線被曝がない場合の固形がん発症予測より何％多く認められたかを示した．被曝者の被曝線量ごとにがんの発症を経時的に観察したところ，100〜200 mSvの被曝でがん発症が7.6％増加する．
［放射線影響研究所：原爆被害者の固形がんリスク．＜http://www.rerf.or.jp/radefx/late/cancrisk.html＞，2014年8月17日検索より作成］

種の作業に従事しているヒトに多発する「職業がん」とよばれるがんの発見によって，数多くの化学物質がヒトにがんを作ることが明らかにされてきた．表7に職業がんの原因とされる確実な発がん物質の一部を示した．

しかし，これらの化学物質がどのようにして発がんを引き起こしているのかそのメカニズムについては確定しているわけではない．メカニズムが明確ではないこと以上にとくに注意してほしいのは，「職業がん」とよばれているがんの発生には高濃度の化学物質に長期間曝露されることが必須という点である．しかも発生率が対照群の1.5%から曝露群で8.5%に増加するといった程度であり，決して0%から100%に増加するといったものではない．つまり，これら単独の化学物質で発がんのメカニズムを説明できるわけではない．

2　化学発がん物質

こうした「職業がん」の原因となる化学物質以外にも，主にネズミを用いた動物実験によって数多くの発がん物質が見出されてきた．現在，国際がん研究機関（IARC）は，約100種類のヒト発がん物質と約300種類の疑いのある物質をあげている．しかし，ヒト発がん物質の多くは，職業上あるいは医療上濃厚に接触する際に問題となるが，ふつうの人に1種類の発がん物質でがんを生じさせることはほとんどない．日本では，魚やハンバーグの「こげ」の中に発がん物質があることが新聞などで取り上げられたためか，今でもこげた魚や肉などを毛嫌いする人が多い．確かに人類が「火」を用いて食べ物を調理するようになってから，焦げの中に含まれているベンツピレンなどさまざまな化学物質が発がん物質として食品中に産生されるようになったが，こげの成分もベンツピレンも食品中に含まれる量は非常に少なく，ほぼ無視して問題はない．IARCが発がん物質として認定しているもののうち，一般の人が接触する可能性のあるものとしては，たばこの喫煙とアルコール飲料くらいだろうか．

国際がん研究機関
International Agency for Research on Cancer：IARC.

表7　発がんに関与する化学物質

発がん物質	標的部位	職業
アスベスト	肺，胸膜	建設作業員，解体業従事者
ヒ素化合物	皮膚，肺，肝	冶金作業者，農薬散布従事者
タール（ベンツピレン）	肺，皮膚，陰嚢	道路舗装従事者，煙突掃除人
ベンゼン	骨髄	靴製造業者，石油精製業者
アニリン（ナフチルアミン）	膀胱	染料工業従事者
塩化ビニル	肝，肺，脳	ポリマー樹脂製造業者
クロム	肺，鼻腔	クロム鉱山労働者，クロムメッキ工業
ニッケル	肺，鼻腔	ニッケル鉱山労働者
カドミウム	前立腺，肺	カドミウム作業者
ベンチジン	膀胱	染料工業従事者
ジクロロプロパン	胆管	印刷業従事者

3 たばことたばこの煙に含まれる化学発がん物質

　たばこやたばこの煙に含まれる人体に有害な物質は250を超えるとされ，発がん性の疑われる物質は50を超えるといわれている．IARCがたばこに含まれる「発がん性のある物質」として認定しているものは，ベンゼン，カドミウム，アミノナフタレン，ニッケル，クロム，ヒ素，アミノビフェニル，ベンゾピレンなどがある．「おそらく発がん性のある物質」と認定しているものは，ホルムアルデヒドやブタジエンである．これらの物質はすべて，単独で発がん性があるか，

表8　米国における喫煙のがんリスク

	相対リスク（男）	相対リスク（女）
口腔・咽頭	27.5	5.6
食道	7.6	10.3
膵臓	2.1	2.3
喉頭	10.5	17.8
肺	22.4	11.9
子宮頸部	—	2.1
腎臓	3.0	1.4
膀胱	2.9	2.6

［US Department of Health and Human Services (USDHHS)：アメリカ公衆衛生総監報告，1989，＜http://www.surgeongeneral.gov/library/reports/＞，2014年10月17日検索より引用，訳］
非喫煙者を1として，喫煙者のがん発症リスクをもとめた．喫煙者とは毎日1本以上のたばこを吸っており，自分で喫煙者と申告したものを指す．相対リスクが2ということはがん発症が2倍になることを意味する．

---

column　イヌにもがんはあるのか？

　ヒトのがんを考える際に，興味深く役に立つ情報は，イヌを含めたほかのほ乳類にもがんはあるのかということであろう．ヒトと同様の環境下で生活しており，自然放射線や大気汚染などの環境要因は同じと考えられる．したがって，これらの要因が重要な発がん要因であるならば，同じようにがんが認められるはずである．獣医学部の先生に聞いてみると，意外にもヒトで見られる「肺がん」，「胃がん」，「大腸がん」などはイヌやネコでは認められないとのことであった．ウシでも，ほとんどを占めるのはウイルス性の白血病であり，肺がんなどは認められないとのことであった．最近ではイヌやネコの肥満も大きな問題となっており，ウシにいたっては，脂肪が適度に入った肉を作るために人工的に太らされている．そのような環境下でもヒトとはがん種が違うというのである．では動物とヒトとの違いは何だろうか？
　唯一異なっている点は，動物たちには「喫煙」と「飲酒」の習慣がないことだろう．もう一つあげるとすれば，ヒトで認められる肝炎ウイルス感染やヘリコバクター・ピロリ感染が認められないことであろう．こう考えると，タバコとアルコールがヒトのがんの原因として重要な要因となっていることは，否定しがたい事実といわなければならない．

発がん性があると疑われている．表8に米国における喫煙による発がんリスクの増加の程度を示す．

　部位によって発がんリスクの増加の程度は異なるが，男性の口腔がんや肺がんなどは非喫煙者に比べて20倍以上になっている．たばこの煙が通過する口腔・咽頭，喉頭，肺などのがんリスクが高く，またたばこの煙中に含まれる発がん物質が溶解した唾液が通過する食道のがんリスクも高いのは当然であるが，膵臓や子宮などたばこの煙とは無関係と思われる部位のがん発症リスクも高くなっており，血液中に吸収された発がん物質が影響している可能性が考えられる．したがって表8には示されていないが，骨髄性白血病，胃がん，肝臓がんなども喫煙によってリスクが高くなると国際がん研究機関によって認定されている．

E 感染によるがん発症

　表9には，国際がん研究機関が2003年に発表した世界における慢性感染に起因するがんの統計を示した．世界中で発症するがんの約18％が慢性感染によって発症していることを示しており，中でもヘリコバクター・ピロリ菌による胃がん，ヒトパピローマウイルスによる子宮頸がん，肝炎ウイルスによる肝臓がんで大部分が占められている．これらの慢性感染ががん化を引き起こすメカニズムとしては2つの可能性が考えられている．

　1つ目はヒトパピローマウイルスに代表される直接の効果が知られている．ヒトパピローマウイルスは，自身のもつ$E5$, $E6$, $E7$を介したEGF受容体の活性化や$p53$, Rbの阻害によって子宮頸部上皮細胞のがん化を直接誘導する．

　2つ目は肝炎ウイルスやヘリコバクター・ピロリ菌の場合には，慢性の炎症反応，変異源物質の産生を介した間接的な効果が考えられている．肝炎ウイルスに

表9　慢性感染症による発がん

感染源	がんの部位	年間罹患数	割合（％）
ヘリコバクター・ピロリ菌	胃	490,000	5.4
ヒトパピローマウイルス	子宮頸部ほか	550,000	6.1
肝炎ウイルス（B型，C型）	肝臓	390,000	4.3
EBウイルス	リンパ腫，鼻咽頭	99,000	1.1
ヒトヘルペスウイルス8型	カポジ肉腫	54,000	0.6
ビルハルツ住血吸虫	膀胱	9,000	0.1
ヒトT細胞性白血病リンパ腫ウイルス	白血病，リンパ腫	2,700	0.1
肝吸虫	胆管	800	0.009
感染関連がん総数		約1,600,000	17.7
がん総数（1995）		約9,000,000	100

慢性感染を原因とするがんは，がん全体の17.7％を占める．
肝炎ウイルスやピロリ菌などに感染すると，発症リスクは10倍以上となる．

［Stewart BW et al：World cancer report, p.57, IARC Press, 2003 より引用，訳］

よる変異を誘導する物質としては，慢性炎症下で産生される活性酸素が候補としてあげられており，ヘリコバクター・ピロリ菌の場合には，<u>ニトロソアミン</u>が候補としてあげられているが，明確なメカニズムはいまだ明らかにはされていない．

ニトロソアミン
ニトロソアミン (nitrosoamine) とは．アミンの誘導体のうちアミン窒素上の水素がニトロソ基に置きかわった構造をもつ化合物．

F 重層的ながんの原因

図20は現段階の発がんメカニズムのモデルを示している．現在のところは，遺伝子に変異を起こさせる要因として，分裂に伴って自然発生する DNA 変異（DNA ポリメラーゼのミス）をベースに，放射線による DNA 損傷，化学物質による DNA 損傷，活性酸素による DNA 損傷，ウイルスによるがん抑制遺伝子の不活化，ウイルスによるがん遺伝子の活性化などの外的要因が遺伝子変異の発生を促進し，遺伝要因のない人の細胞の場合には頻度が低く，遺伝要因のある人の細胞の場合には頻度が高くがん化過程が進行するといったモデルが考えられている．がんの原因がこれらの要因のどのような組み合わせで起こっているのか，どの因子がどのくらいの貢献をしているのかは個人個人のがんによって異なっており，画一的に放射線が何％，化学物質が何％といったように関与率を計算できるようなものではない．また，胃がんや子宮頸がんのように感染が原因と考えられるものでも，感染者の100％ががん化するわけではなく，非常に少数の集団のみががんを発症することを考えれば，感染症は必要条件であっても十分ではなく，ほかにもリスク要因が重なっていると考えざるをえない．

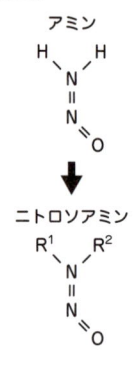

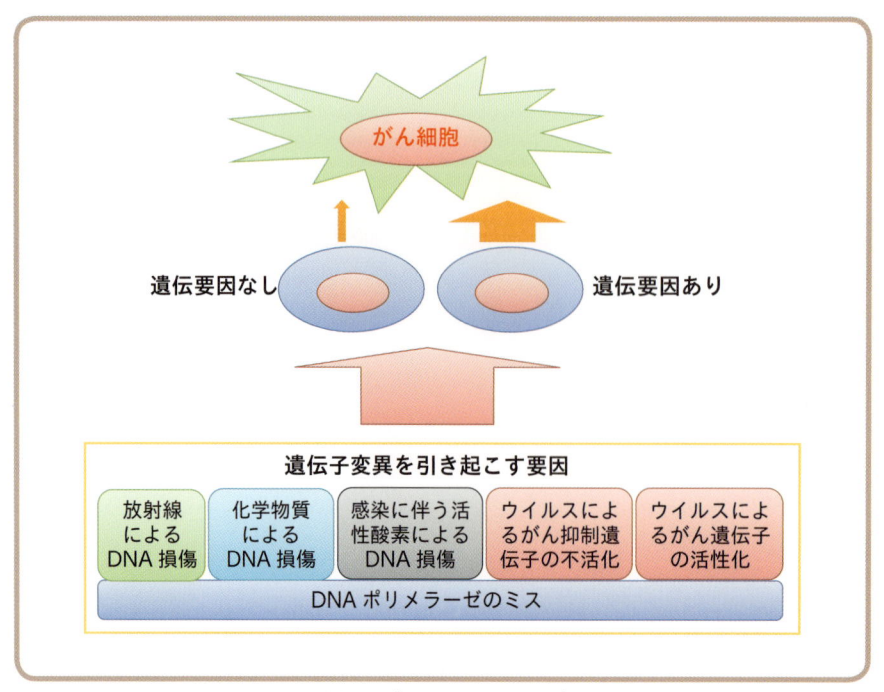

図20　がん化のメカニズム

5 がん化に必要な血管新生

A　がん細胞は豊富な栄養と酸素に恵まれているのか？

　ヒトの体には約10万kmにも及ぶ長い血管網が用意され，生体を構成している60兆個もの細胞のエネルギー産生に必要な酸素と栄養素を常時補充している．この長い血管網の原型は出生時にはすでに完成しており，体の成長に伴って血管網も成長する．つまり正常細胞でさえ，エネルギー産生のために常に一定量の動脈血の供給を必要としている．がん細胞は，正常細胞と同様にエネルギー産生を行う必要があり，動脈血の供給を要求する．がん細胞が誕生して，増殖を繰り返して直径1mmを超える大きさになると，既存の正常血管網から距離が遠くなる細胞が出現するため，がん組織内に血管が形成されない限り酸素と栄養の供給量が不足するようになる．がん組織においては，図21に示したように多くの新生血管（腫瘍血管とよばれる）が作られており，血管造影をするとがん組織に一致する部位に腫瘍血管が造影される．酸素不足状態に陥ったがん組織では，血管新生因子が多量に産生されて血管新生が盛んになっている結果と考えられる．

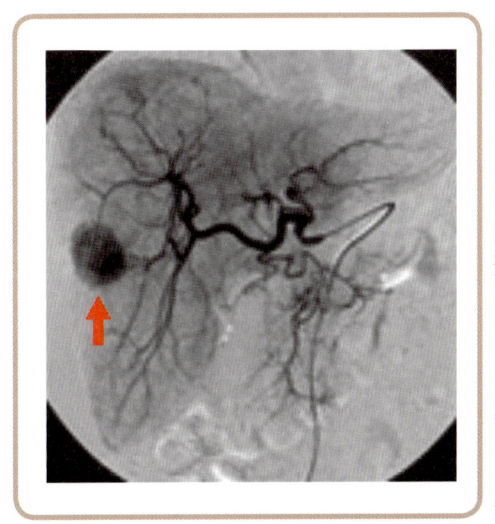

図21　がん組織の腫瘍血管
造影剤を動脈内に注入してX線写真をとると，左のように腫瘍全体に造影剤が染まって見える．これらが腫瘍血管とよばれている．
これだけ血管があるのだから，十分量の酸素と栄養が供給されていると思うかもしれないが，血流が遅いから染色されているため，時間あたりの動脈血供給量は少ない．

従来は，これらの血管網ががん細胞の増殖に必要な栄養と酸素を供給していると考えられており，がん組織においては十分量の酸素と栄養が供給されていると考えられていた．しかしながらよく考えてみると，正常組織が血管造影で造影されないということは，正常組織では造影剤が速い速度で毛細血管網を通過して静脈側に流れ去ってしまうことを意味している．逆にがん組織のみが造影されることは，がん組織における血液の流れが遅いことを意味している．血液の流れが遅いということは，時間あたりに供給される動脈血量が少ないことを意味しており，動脈血に含まれている酸素と栄養の単位時間あたりの供給量もがん組織では少ないことを意味している．つまり，がん組織は酸素不足・栄養不足の状態にある．がん組織では，酸素不足を補うために血管新生因子を大量に産生して血管を大量に作ったが，正常組織での血管新生のように計画的血管ネットワークの構築とはならず，無秩序な奇形血管網の構築しかできず，流れのわるい非効率な血管網しか形成されないのである．

B がん組織における酸素濃度

新生血管網が豊富ながん組織のがん細胞は，本当に血流不足，酸素不足になっているのだろうか？

がん組織と正常組織の酸素分圧を実際に測定した例を図22に示す．エッペンドルフ型酸素分圧測定器を用いて頭頸部がん組織と正常皮下組織の酸素分圧を直接測定した結果が示されているが，正常組織では10 mmHg以下の酸素分圧の低い部位はなかったが，がん組織では約半分の部位が10 mmHg以下の低酸素分圧を示している[17]．この結果は，図21に示されたような新生血管網が形成された後の大きながん組織での酸素濃度を測定しており，がん組織が血管網の形成前でも後でも酸素不足状態下にあることを明確に示している．

▶ p.110「がんの転移に必要なステップは何か？」参照．

C 血管新生のメカニズム

血管新生は，成人においてはがん，糖尿病性網膜症，心筋梗塞後の側副血行路の形成，胎盤などで起こる．血管新生が起こるメカニズムは，病気や部位の種類にかかわらず低酸素領域の出現が引き金になっている．通常状態では血管新生を促す因子と阻害する因子の量のバランスが取れており，血管新生は起こらないが，低酸素領域が生み出されると血管新生因子の産生が促進されてバランスが血管新生に傾くことになる．血管新生因子が産生されるメカニズムは，図23に示したように低酸素環境下で低酸素誘導転写因子が核内に移動してVEGF遺伝子のプロモーター（転写促進領域）に結合してVEGF mRNAが作られ，細胞質内でVEGFタンパクが合成されて放出される．その結果，その組織においては血

低酸素誘導転写因子
hypoxia inducible factor-1：HIF-1.

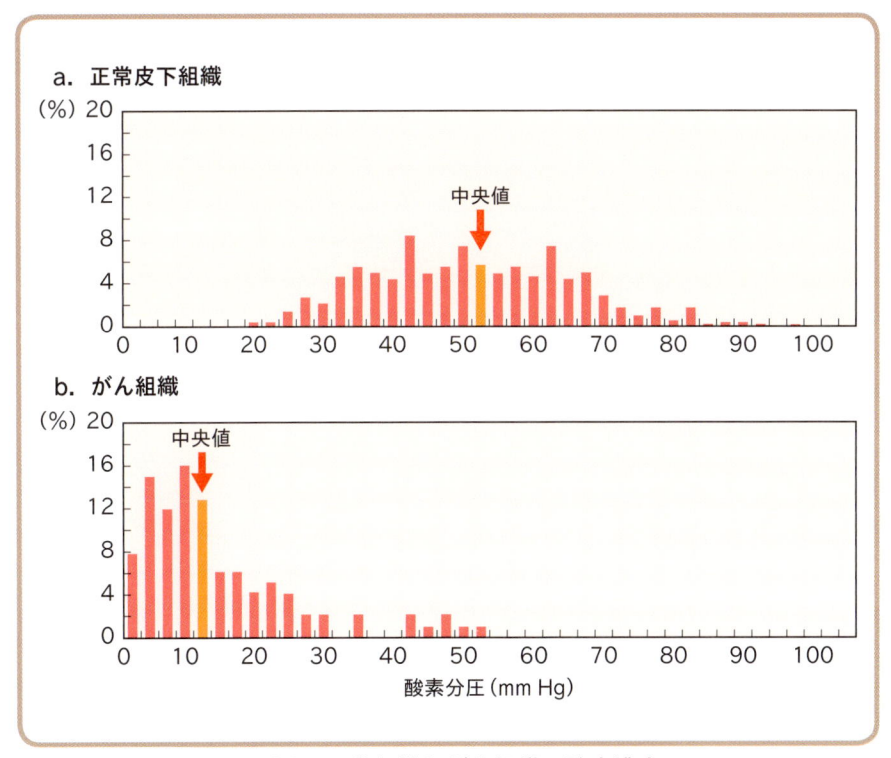

図22　正常組織とがん組織の酸素濃度

a. 正常皮下組織の酸素分圧を測定し，分圧ごとの頻度を棒の高さで示した．オレンジは中央値（median）を示す．大部分が 30 mmHg 以上である．
b. がん組織の酸素分圧．ほとんどが 30 mmHg 以下である．

［Adam MF et al：Tissue oxygen distribution in head and neck cancer patients. Head Neck, p.146-153, 1999 より引用，訳］

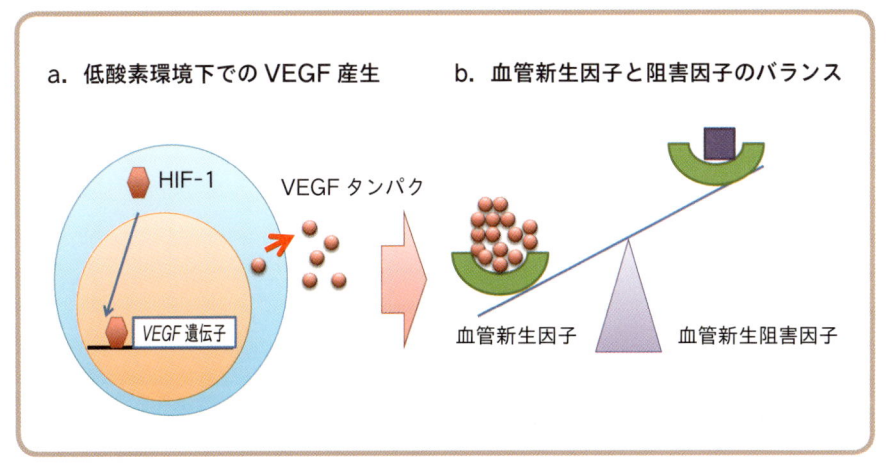

図23　血管新生のメカニズム

a. 低酸素になると低酸素誘導転写因子（HIF-1）が核内に移動し，VEGF 遺伝子の転写亢進，タンパク産生が亢進する．
b. 低酸素下で血管新生因子（VEGF タンパク）が産生されると，血管新生因子が阻害因子を凌駕するようになって，血管新生へ向かう．

管新生因子量が阻害因子量を凌駕するようになって，血管新生がスタートする．

　正常の血管網の構造の特徴は，動脈-毛細血管-静脈とつながる循環経路であり，最近になってエフリン（ephrin）とよばれるいくつかの増殖因子群とその受容体の発現が動脈，毛細血管，静脈の形成機構に働いていることが見出されている．正常組織で認められる血管網の形成には動脈と毛細血管と静脈を別々に作る必要があり，さらに血管内皮細胞以外に平滑筋細胞などの多種類の細胞の増殖と移動が行われる必要がある．それらは時間・空間的にオーケストラのように調和して行われなければならないが，腫瘍組織ではVEGFをはじめとした血管新生因子が無秩序に産生されるために，動脈-毛細血管-静脈とつながる循環経路がきちんとできあがるわけではなく，動脈の先が盲端になっていたり，動脈と静脈がつながっていたりと，奇妙な血管網が作られる結果となる．その結果，血管造影をすると腫瘍血管のみが造影されることになる．がん組織においては，まさに「働けど働けどその暮らし楽にならず」状態にある．

▶ p.14「正常細胞はどのように生きているのか？」参照．

6 がん幹細胞

1 がん幹細胞の証明――白血病幹細胞

　がん組織中のがん細胞が，表現型や機能的に多様な細胞群から構成されていることはよく知られた事実である．正常組織においては，多彩な細胞集団を構成する元になる幹細胞が存在して，幹細胞の自己再生能と多分化能によって臓器の多彩な細胞群の構成が保たれている．がん細胞の多様性も正常組織と同様に幹細胞の存在によって説明できるとする階層性モデルが提案されてきたが，1997年にディック（Dick）らのグループによって白血病幹細胞の純化・同定が行われ，白血病幹細胞仮説が証明された[18]．

　彼らは，NOD-scidマウスモデルを用いてヒト白血病細胞による白血病再構築モデルを確立し，急性骨髄性白血病細胞を$CD34^+$，$CD38^+$細胞分画と$CD34^+$，$CD38^-$細胞分画に分けて移植することによって，$CD34^+$，$CD38^+$細胞分画を移植しても白血病が発症しないこと，$CD34^+$，$CD38^-$細胞分画を100個以下でも移植すると白血病が発症することを確認した．これらの結果から，白血病細胞のごく一部の細胞集団である，$CD34^+$，$CD38^-$細胞分画に白血病幹細胞が存在し，自己複製と限定的な分化を繰り返しながら白血病細胞集団を供給していると考えられた．

　その後，より免疫能の低下したNOD-NSGマウスを用いた白血病再構築モデルによって，白血病幹細胞の表面マーカーが症例によっては$CD34^-$細胞分画にも存在すること等も明らかにされた．

　これらの白血病幹細胞の由来については結論が出ているわけではなく，いくつかの仮説が提案されている．慢性骨髄性白血病の白血病幹細胞は造血幹細胞由来とされているが，急性転化した際の白血病幹細胞は骨髄系への分化の方向性が決定された前駆細胞由来との報告がある．急性骨髄性白血病の白血病幹細胞については，造血幹細胞由来とする説と骨髄系に分化の方向性が決められた造血前駆細胞ががん化して自己複製能を獲得したとする説などがある．

階層性モデル
hierarchy model.

NOD-scidマウス
SCID（severe combined immunodeficiency）マウスはT, Bリンパ球が欠損している．NODマウスは，糖尿病を発症するマウスでNK細胞が欠損している．両方をかけあわせたNOD-scidマウスはヒト細胞の移植を排除できない．

NOD-NSGマウス
NOD-scidマウスより免疫能が低く，拒絶反応がより少ないマウス．

2 正常幹細胞とがん幹細胞の関係

図24に幹細胞，前駆細胞，最終分化細胞とがん化の可能性について説明した．組織の大元は長期間組織を維持できる幹細胞（<u>長期維持幹細胞</u>）であり，これによってすべての細胞が供給される．しかし，この細胞は<u>ニッチ</u>で細胞周期を停止しており，がん化に必要な多数の遺伝子異常が入るチャンスは少ない．一方，増殖が盛んな短期間組織を維持できる幹細胞（<u>短期維持幹細胞</u>）や<u>前駆細胞</u>では多数の遺伝子異常の入るチャンスが多くあり，がん化の標的としてはもっともふさわしい．これら3段階の細胞ががん化してがん幹細胞となっている可能性が高い．短期維持幹細胞や前駆細胞ががん化する際には，脱分化して自己複製能を獲得するものと考えられる．したがって，がん幹細胞は長期維持幹細胞と同等の自己複製能を保持している．

長期維持幹細胞
より未熟な幹細胞で，ほとんどは細胞周期に入らずに，ニッチで静止している．この細胞が，骨髄移植後の長期間の造血を可能にしていると考えられている．

ニッチ
トンネルや橋などの脇に設けられた退避用の場所を意味する言葉である．ここでは幹細胞が多分化能と自己再生能を維持しながら生存するための特別の環境の意味で使われている．

短期維持幹細胞
長期維持幹細胞は2つに分裂する際，長期維持幹細胞と少し分化した短期維持幹細胞をつくる．長期維持幹細胞は静止期にもどるが，短期維持幹細胞は活発に増殖する．

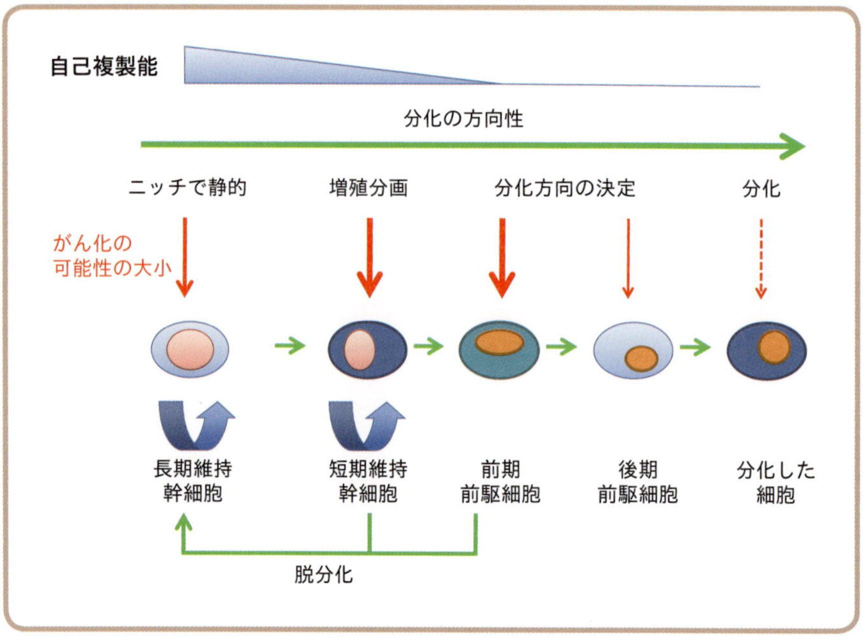

図24　幹細胞，前駆細胞とがん化

赤の矢印（→）の太さでがん化の可能性の大小を示してある．ニッチで静的に分裂しない長期維持幹細胞はがん化の可能性は低く，増殖している短期維持幹細胞や前期前駆細胞のがん化の可能性が高い．
青の三角形の高さで自己複製能の大小を示しているが，長期維持幹細胞の自己再生能力がもっとも高く，分化に伴って低下していく．がん化の際には，脱分化して長期維持幹細胞なみの自己再生能力を獲得する．
したがって，がん幹細胞は正常組織の長期維持幹細胞と同様に自己再生能力を保持している．

3 がん幹細胞の意義

　固形がんでは，2003年に乳がんの**がん幹細胞**がはじめて同定されている．その後，各種の固形がんでもがん幹細胞が同定されており，100個以下の少数の細胞移植にてNOD-scidマウスに腫瘍形成できる増殖能力の高さから，がん組織内の多様ながん細胞を供給し続ける幹細胞の特性をもっていると考えられている．このがん幹細胞の臨床的重要性は，組織幹細胞と同様に大部分が，細胞周期停止の状態にあり，抗がん薬耐性となっていること，がん幹細胞以外のがん細胞をすべてたたいたとしても，がん幹細胞が1個でも残存すれば再発してしまうこと等にあり，がん幹細胞をたたかなければ治療の成功はないと考えられる点にある．

　しかしながら，がん幹細胞とがん幹細胞以外のがん細胞との関係がある条件下では相互移行しうる等，がん幹細胞の存在意義については疑問の点もある．たとえば，がん細胞を低酸素環境下で培養すると，がん幹細胞関連遺伝子の発現が亢進して，がん幹細胞の割合が増加することが報告されている．また，上皮間葉転移や炎症に関与するIL-6やTGF-bなどは，がん細胞の幹細胞に特徴的な表現型の発現を亢進させる．これらの移行を考慮すると，従来考えられてきたほど「がん幹細胞」が安定した特有の細胞集団として固定しているわけではなく，未分化で増殖能力の高い細胞集団（がん幹細胞）と分化して増殖能力の低い細胞集団に分けられ，未分化な細胞が分化した細胞を供給し，分化した細胞集団の細胞の一部は脱分化してがん幹細胞集団に移行しうる状態にあると考えると，説明がしやすいのかもしれない．

上皮間葉転移
epithelial-mesenchymal transition：EMT．上皮細胞は本来管腔側と基底側という極性をもっている．極性を失って間葉系細胞のように形態が変化することをさす．

第Ⅱ章　引用文献

1) Gartler SM：Patterns of cellular proliferation in normal and tumor cell populations. Am J Pathol **86**：685-692, 1977
2) 放射線影響研究所：原爆放射線による人体への影響．＜http://www.rist.or.jp/atomica/data/dat_detail.php?Title_Key＝09-02-03-10＞より，2014年6月4日検索
3) Yachida S et al：Distant metastasis occurs late during the genetic evolution of pancreatic cancer. Nature **467**：1114, 2010
4) Christopher A：Tumour-viruses and Virus-tumours. Br Med J **1**（5384）：653-658, 1964
5) Stehelin D et al：DNA related to the transforming gene (s) of avian sarcoma viruses is present in normal avian DNA. Nature **260**：170-173, 1976
6) Der CJ：Cellular oncogenes and human carcinogenesis. Clin Chem **33**：641-646, 1987
7) Lipman DJ et al：Rapid and sensitive protein similarity searches. Science **227**：1435-1441, 1985
8) Harris H：The analysis of malignancy by cell fusion：the position in 1988. Cancer Res **48**：3302-3306, 1988
9) Knudson AG：Hereditary cancer, oncogenes, and antioncogenes. Cancer Res **45**：1437-1443, 1985
10) Friend SH et al：A human DNA segment with properties of the gene that predisposes to retinoblastoma and osteosarcoma. Nature **323**：643-646, 1986
11) Weinberg RA：Oncogenes, antioncogenes, and the molecular bases of multistep carcinogenesis. Cancer Res **49**：3713-3721, 1989
12) Igney FH et al：Death and anti-death：tumour resistance to apoptosis. Nat Rev Cancer **2**：277-288, 2002
13) Bosch FX et al：The causal relation between human papillomavirus and cervical cancer. J Clin Patol **55**：244-265, 2002
14) Hemmniki K et al：Familial risk of cancer：data for clinical counseling and cancer genetics. Int J Cancer **108**：109-114, 2004
15) Preston DL et al：Solid cancer incidence in atomic bomb survivors：1958-1998. Radiat Res **168**：1-64, 2007
16) Yamagiwa K et al：Experimental study of the pathogenesis of carcinoma. Cancer Res **3**：1-29, 1918
17) Adam MF et al：Tissue oxygen distribution in head and neck cancer patients. Head Neck **21**：146-153,1999
18) Bonnet D et al：Human acute myeloid leukemia is organized as a hierarchy that originates from a primitive hematopoietic cell. Nat Med **3**：730-737, 1997

第Ⅱ章　参考文献

1) ロバート A ワインバーグ：がんの生物学（武藤 誠ほか 訳），南江堂，2008
2) 日本臨床腫瘍学会（編）：新臨床腫瘍学，第3版，南江堂，2012

第Ⅲ章

どのように人は
がんで死亡するのか？
──転移

1 転移こそがん死亡の原因か？

A　がんの進展過程（原発巣の増大と転移）

　ある臓器の細胞，たとえば胃の粘膜上皮細胞が別の臓器（たとえば肝臓や肺）に移動することは正常状態では決してありえない．胃の粘膜細胞が隣の粘膜細胞と離れ，血管の中を移動して肝臓に移動後，胃液を分泌するような事態にいたったら，肝臓内の周りの細胞は胃酸で破壊されてしまう．ヒトの体が常に正常に働くためには，臓器特有な細胞は**臓器に限局して移動しない**ことが必須条件なのである．

　正常状態でさまざまな臓器間を移動できる唯一の細胞は，血液細胞しかない．肺に病原菌が侵入すると，局所のマクロファージが反応して，次に病原菌の侵入局所には白血球のうち好中球が移動してくる．好中球は病原菌を貪食して破壊するが，好中球自身も病原菌の処理後に死亡する．細菌感染後の化膿巣に認められる膿(うみ)はそうした好中球の屍(しかばね)からできている．好中球のほかにも単球やリンパ球も移動してきて，抗体産生などの免疫応答が活性化する．これらの白血球が血管内から感染局所に移動してくるメカニズムについてはすでに明らかになっており，がん細胞が肝臓や肺に移動する転移のメカニズムの解明に役立っている．

　がん細胞が誕生して10年以上たつと1 cm^{3}のがん細胞の塊となり，その中には10^9個（10億個）のがん細胞が含まれている．しだいに大きくなって原発巣が形成されると，体内のどの部位にあっても（腹腔内や胸腔内にできたがんでは症状を呈することは少ないが），遅かれ早かれがんの発生した臓器の機能を障害して症状を呈するようになる．がんが正常な組織の機能に与える影響は，多くの場合には細胞塊によってもたらされる物理的圧力による．**図1**に大腸がんを例としてがんの増殖・進展の過程を模式図として示した．原発巣が形成されて大腸内を占拠するように大きくなるがん組織は，消化・吸収された食物残渣が大腸を通過するのを阻害することがありうるが，これらのがん組織は生体にとっては危険であるものの，手術で切除してしまえば閉塞に伴う症状は解除されてしまう（**図1a**）．こうした原発巣のがんは命を落とす原因とはなりにくく，がんによる死亡の約10％の原因になっているにすぎない．残りの90％の患者は，最初に増殖をはじめた**原発腫瘍**から遠く離れた肝臓や肺などへ移動したがん細胞の増殖によっ

て亡くなっていく．

　これら原発腫瘍と離れた臓器へ移動することを**転移**とよんでおり，以下の3種類がある．
- リンパ液の流れに沿って移動する**リンパ節転移**
- 血液の流れに沿って移動する**血行性転移**
- 腹腔内や胸腔内にがん細胞が散らばる**播種性転移**

　図1bには血行性転移の過程を示してある．血管新生が起こってがん組織内に血管が走るようになると，血管内にがん細胞が侵入する．侵入したがん細胞は，血流に乗って肝臓や肺に移動する．肝臓や肺にいたると，血管外にがん細胞が脱出して転移巣を形成する．

　肝臓や肺にがんが転移するとなぜ死にいたるのか？　肝臓や肺に転移すると，転移のほとんどは1個で済むことはなく，**多数の転移巣**が出現する場合が多く，転移巣を切除することは不可能となってしまう．化学療法か放射線療法に頼るしかなくなるが，多数の転移巣を治療できるような化学療法や放射線療法は今のところ存在しない．最終的には肝機能や肺機能が廃絶して肝不全や呼吸不全をきたして死にいたることになる．

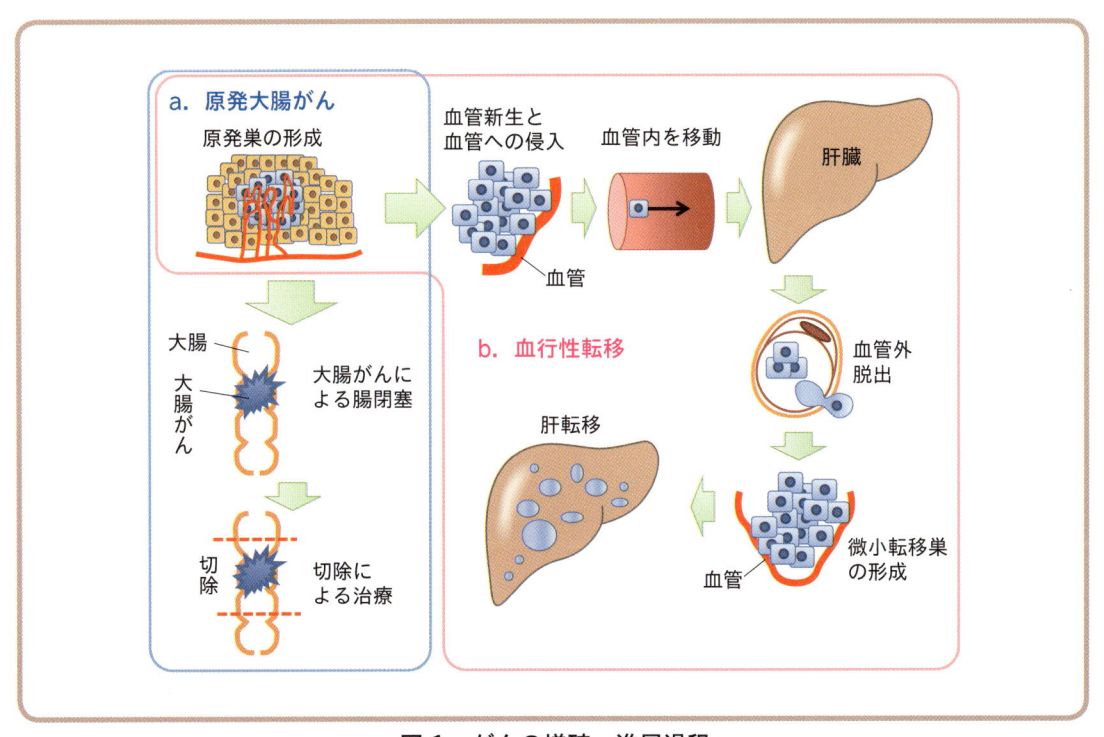

図1　がんの増殖・進展過程

B がんの進行に伴う転移の増加

1 病期の進行に伴う転移の増加が生存率低下をもたらす

　がんで死亡する原因が転移であることは，たとえば図2に示した胃がんの病期別生存率を見るとさらに明確になる．胃がんのステージIでは，リンパ節転移のあるものはリンパ節郭清を行っているが，5年生存率が90％以上である．一方，ステージIVになると，拡大リンパ節郭清を行っているものの，5年生存率は10％程度と極端に低下している．胃がん患者の予後を分けるものは，まさに転移の有無であることが理解できるだろう．一方，早期胃がんであっても，すべてが治癒するわけではなく10％程度が死亡することに注意する必要があり，これら早期胃がんの症例でも見逃されてしまうようなごく微小の転移があったために亡くなっている．早期がんでも転移がありうるという事実は非常に重要で，早い段階で転移に必要な能力を獲得してしまうがん細胞が低い頻度ながら出現しうることを意味している．

　ステージが進むにつれて転移する確率が高くなるのは，別に胃がんに限られたことではなく，ほとんどすべてのがん種において同様の傾向がみられる．なぜがんが大きくなってくるにつれて転移する確率が上がるのだろうか？

　図1のように，転移はワンステップで完成する現象ではなく，多段階の複雑な過程を経ている．つまり転移するためにはがん細胞が数多くの能力を獲得している必要がある．多くの能力を獲得するためには，数多くの遺伝子異常が積み重なる必要があり時間がかかるからである．では，転移するがん細胞は，どのよう

胃がんのステージI
リンパ節転移のない，もしくは胃に接したリンパ節までのリンパ節転移があるが，がん細胞が粘膜下層までに限局している早期胃がんと粘膜下層以下にまで浸潤があるもののリンパ節転移のない進行胃がん．

胃がんのステージIV
遠隔のリンパ節転移もしくは遠隔臓器転移のあるもの．

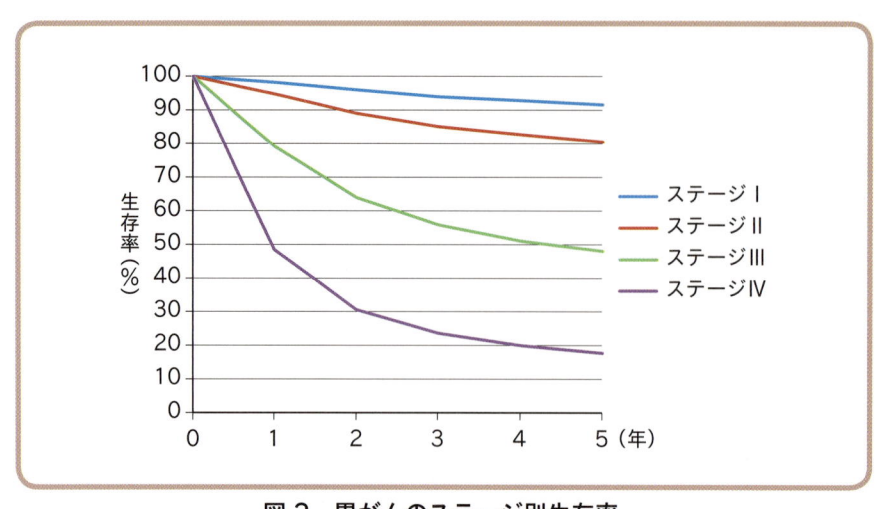

図2　胃がんのステージ別生存率
［全国がんセンター協議会：全がん協加盟施設の生存率共同調査（1997～2005年）．登録症例数31,299件，<https://kapweb.chiba-cancer-registry.org/notice>，2014年10月27日検索より引用］

にしてこうした数多くの能力を獲得するのだろうか？

2 進展に伴う不均一な細胞集団の形成
──転移能力の獲得

　正常細胞に遺伝子変異が入るとがん抑制遺伝子の $p53$ が活性化して，細胞周期が停止し，遺伝子変異を修復する．修復が不可能な場合にはアポトーシスでの細胞死を誘導する．最終的に遺伝子異常が蓄積しないような防御機構が働いている．がん細胞ではがん抑制遺伝子 $p53$ に異常が入っている場合が多く，遺伝子変異が入るたびに，修復されずに遺伝子異常が蓄積する．その結果，がん組織内には異なる遺伝子異常をもつ多彩ながん細胞集団が存在すると考えられている．

　図3に多彩ながん細胞集団が誕生するメカニズムを示したが，新たな遺伝子異常をもったがん細胞が生まれ，増殖に都合のよい変化である場合には，細胞集団として増加してくることになる．その結果，過酷な生存競争に打ち勝つような悪性度の高いがん細胞が生み出されると考えられている．図3では3回の遺伝子異常が積み重なり，その結果3種類のがん細胞集団ががん組織に存在している．

　がん組織の中には，遺伝子異常の数も種類も異なる多彩ながん細胞集団が存在しているが，その中には転移のさまざまなステップを乗り越えることが可能な細胞が生まれる可能性がある．この可能性は分裂回数が増えれば増えるほど多くなり，病期の進行に伴ってがん組織が大きくなるほど転移する細胞の数が増加すると考えられる．

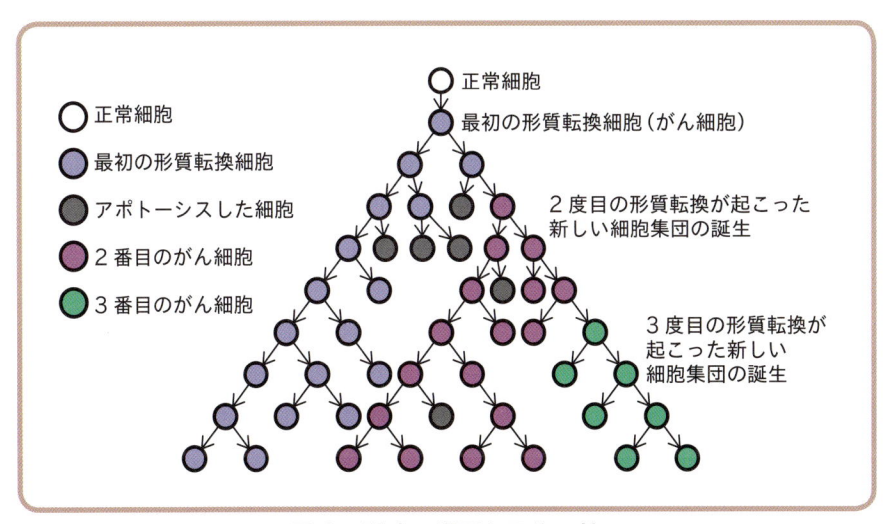

図3　腫瘍の進展と不均一性
3回の変異が入ると，少なくとも3種類の細胞からなる細胞集団でがん組織が構成されることになる．実際のがんでは，より多くの遺伝子異常が入っていると考えられ，より多くの細胞からなる不均一な細胞集団から構成されている．
転移能をもつ細胞集団も，がん組織を構成する細胞のほんの一部分である．

2 転移先臓器の特異性

A 転移先として多い臓器とその理由
──血液循環の役割

　がん細胞の転移は無差別にどこにでも起こるわけではない．がんの転移先としては，肺，肝臓，骨の3つが多く，いずれも大量に血液が流れ込む臓器である．なぜ肺，肝臓，骨への転移が多いのか？　血液を介して転移していることを考えると，血液の流れと転移先になんらかの関連があるのだろうか？　図4に血液循環の特徴とがん細胞の転移臓器との関連を示した．

　まずがん細胞が原発巣に形成された血管網の中に侵入すると，がん細胞が静脈から原発巣を脱出し，血流によって転移標的臓器へ運ばれる．血管の中に入ったがん細胞は標的臓器の毛細血管網に入ったときにはじめて血管外へ脱出する（太い動静脈の中を速いスピードで流れている最中に血管壁に接着したり，血管壁をすり抜けて血管外に出たりするとは考えられない）．

　図4aに示したように，がん組織の毛細血管内に侵入したがん細胞は，静脈の流れによって心臓に運ばれ，次いでがん細胞を含む血液は酸素を取り込むために肺に送られる．肺こそが血管内に侵入したがん細胞の最初に出会う毛細血管網であり，その意味では肺が最初の転移の標的となる．

　一方，胃がんや大腸がんのような消化器系のがんの場合，消化管の血液循環には特有の流れ（吸収した栄養素を肝臓に運ぶ門脈という特殊な流れ）があるため，毛細血管内に侵入したがん細胞は必ず肝臓に運ばれて，そこで最初の毛細血管網にぶつかる（図4b）．したがって胃がん，大腸がん，膵がんなどの消化器系のがんのもっとも多い転移臓器は肝臓である．

　肺と肝臓が転移の標的になることは，こうした血液循環の流れの特性によって少なくとも部分的には説明できる．

▶ p.18「図 消化管と肝臓の血流」参照．

B がんの違いによる転移先の好み（!?）の違い

1 肺転移，肝転移

表1に主ながん種が好んで転移する臓器を示した．前に説明した血液循環で転移先が決まるとする仮説に矛盾なく，消化器系以外の腎がんや乳がんでは肺転移がもっとも多く，胃がんや大腸がんや膵がんの転移先としては肝臓が多い．

これらのがんの転移先の好みは血液の流れで説明できそうだが，前立腺がんの転移先として骨転移がもっとも多いことはどう説明できるのだろうか？　前立腺がん以外にも乳がん，悪性黒色腫，甲状腺がん，腎がん，肺がんなどが骨転移しやすいがんとして知られている（表2）．どうして骨転移なのだろうか？

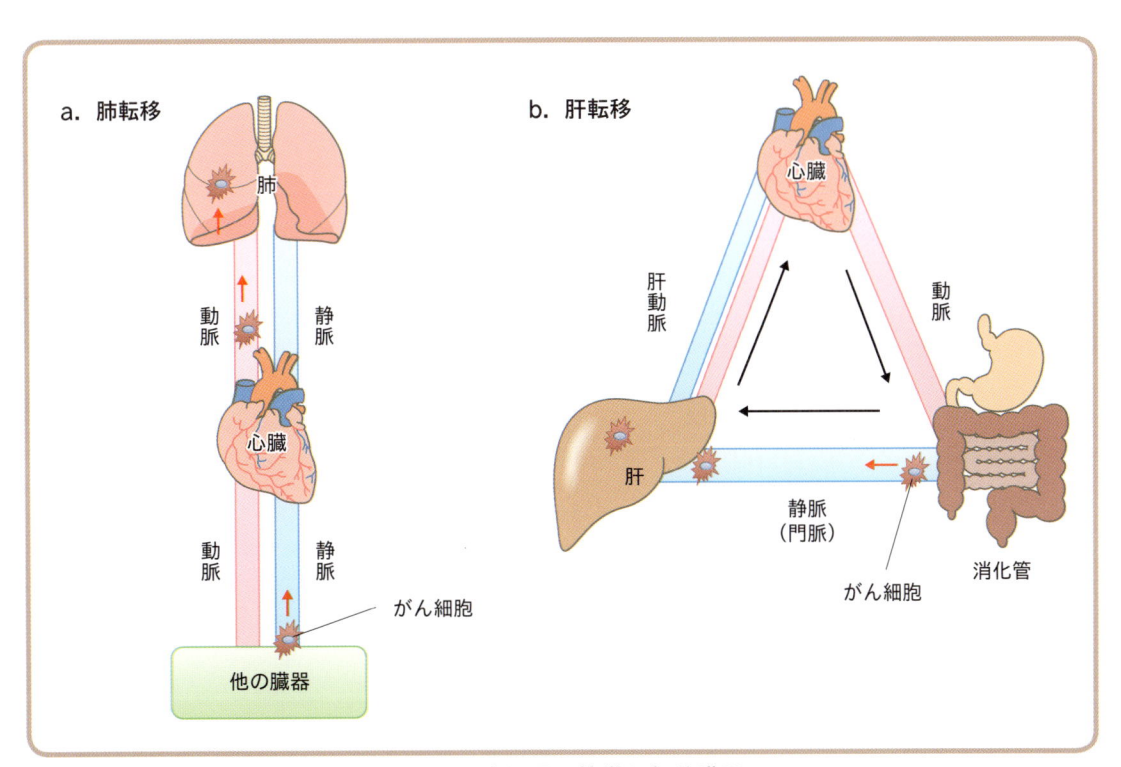

図4　血液循環の特徴と転移臓器
a. 通常の臓器においては，がん組織の毛細血管内に侵入したがん細胞は心臓に戻って，次に肺に送られる．ここで毛細血管網に入る．
b. 消化管においては，がん組織の毛細血管内に侵入したがん細胞は門脈を通って肝臓に送られる．ここで毛細血管網に入る．

表1 転移の臓器嗜好性

原発がん	よく転移する臓器
胃がん	肝, 腹膜
大腸がん	肝, 肺, 骨, 脳
膵がん	肝, 肺, 骨
腎がん	肺, 骨, 副腎
前立腺がん	骨
小細胞肺がん	脳, 肝, 骨
乳がん	肺, 骨, 脳, 副腎, 肝
甲状腺濾胞がん	骨, 肺

表2 各種がんにおける骨転移の頻度

がんの種類	骨転移の頻度（％）
前立腺がん	57〜84
乳がん	57〜73
悪性黒色腫	44〜57
甲状腺がん	19〜50
腎がん	23〜45
肺がん	19〜32
膀胱がん	13〜26
大腸がん	9〜11
胃がん	2〜17
食道がん	3〜5
膵がん	1〜3

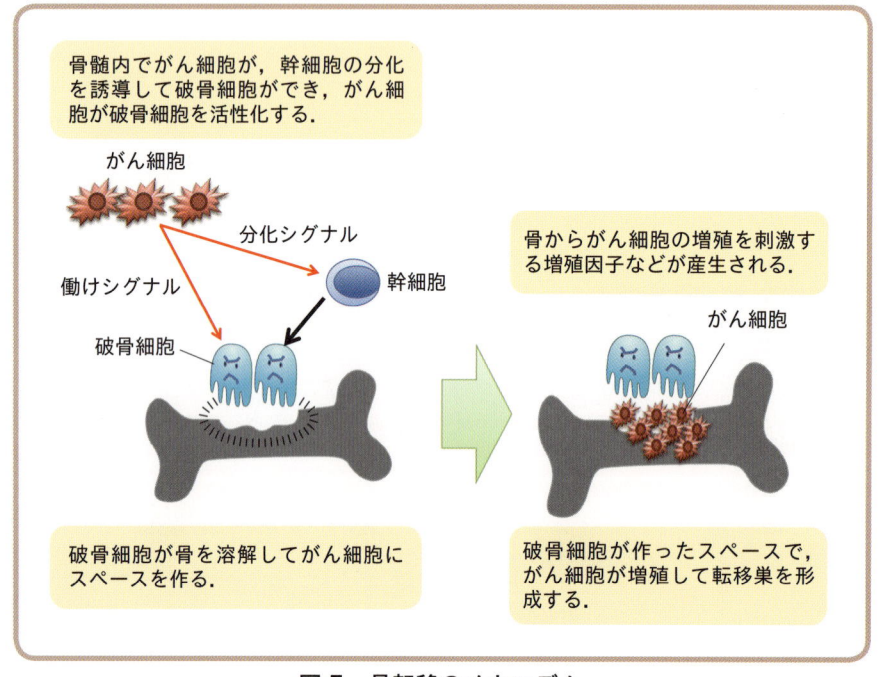

図5　骨転移のメカニズム

2 骨転移

骨転移とは骨髄への転移としてはじまり，骨髄へ転移したがん細胞から骨の新陳代謝に働く増殖因子やサイトカインが産生されて，骨の溶解や骨の新生が誘導されながら進行する．溶解が優勢の場合には，溶骨型骨転移となり，骨新生が優位の場合には造骨型骨転移となる．骨髄では赤血球をはじめとした多くの血球細胞を日々産生するため，栄養と酸素不足にならないように大量の血液が供給されており，肺や肝臓と同様にがん細胞の生存には都合のよい場所といえる．その結果として骨転移が多くなるのだろう．

図5には溶骨型骨転移のメカニズムを図示したが，骨髄内に転移したがん細胞から分泌される増殖因子やサイトカインが幹細胞の破骨細胞への分化，破骨細胞の活性化をもたらして，骨を溶解する．その結果，骨にスペースが生まれて，がん細胞がより増殖できるようになり，骨転移巣が形成される．

しかし，どのようにして骨髄という特殊な場所に定着するのだろうか？　その詳細なメカニズムは次の節で説明するが，ここでは骨髄という特殊な場所が選ばれる理由を簡潔に説明する．

がん細胞が骨髄に定着する機構を説明しようとするとき，造血幹細胞移植時の造血幹細胞の骨髄への特異的定着機構が参考になる．造血幹細胞移植時に造血幹細胞を静脈内に注入すると，間違いなく骨髄に定着して造血を開始する．造血幹細胞が骨髄へ特異的に定着するメカニズムとして，骨髄で産生されるケモカインであるCXCL12（SDF-1）と造血幹細胞表面上に発現されているCXCR4というCXCL12の受容体の相互作用が関係していると考えられている[1]．実は骨転移の頻度が高い前立腺がん細胞や乳がん細胞表面上にもCXCR4が発現しており，これが造血幹細胞同様に骨髄への前立腺がんや乳がん細胞の定着を誘導していると考えられている[2,3]．

骨の新陳代謝
破骨細胞による古い骨の溶解と造骨細胞による新しい骨の生成．

サイトカイン
本来は免疫に関与する細胞が産生するタンパクで，細胞の増殖や分化を刺激する因子として同定されたが，がん細胞も数多くのサイトカインを分泌する．

ケモカイン
免疫に関与する細胞が産生する細胞の増殖を刺激するタンパク．

3 がん細胞の転移機構

A 正常に起こる細胞の移動とその機構

　生体の正常状態で臓器から臓器へと移動できる細胞は唯一，血球細胞のみである．血球細胞は，もともと血管の中を1個1個バラバラの状態で移動している．赤血球は全身の細胞に酸素を運搬しなければならず，血小板は出血が起こったときに止血するために全身をくまなくパトロールしている．白血球は，血管内ばかりかリンパ管内や血管外にまで移動して微生物などの異物（敵）の侵入を監視している．血球細胞以外の臓器固有の細胞，たとえば大腸粘膜細胞は，血管の外に存在して周囲の細胞とそれぞれ強固に接着しており，血管内に入って別の臓器に移るといったことはできないようになっている．

1 白血球の移動

　白血球が血管内やリンパ管内を移動する際には血流やリンパ流にのって受動的に動いているが，血管内から血管外への移動などの際には，アメーバのように足を延ばして能動的に動いている．皮膚に傷がついた後に時に化膿する場合があるが，この化膿巣は皮下組織などに細菌が増殖した際に，血管内から白血球が遊走してきて細菌を貪食し，その後，死亡した白血球が蓄積してできあがる．つまり白血球は炎症がある部位の血管においては血管外に出ていくようになっている．
　では白血球はどのようにして血管外に炎症があることを察知するのだろうか？図6に白血球が炎症部位において血管内から血管外へと移動するメカニズムを示したように，白血球は，少なくとも4つの段階を経て血管内から炎症局所の血管外組織へ脱出するとされている[4]．
　① 細菌などの異物が侵入すると，局所のマクロファージが細菌を認識してサイトカインやケモカインなどを産生する．その結果，炎症局所の血管内皮細胞上に炎症部位特有の接着分子が発現し，白血球表面上の接着分子と結合して好中球が血管内皮細胞上につきだした突起に引っかかるようになり，あたかもブレーキがかかったように血管内皮細胞上をゆっくりと移動するようになる．この過程を，白血球が回転してブレーキがかかる時期ということで，回

マクロファージ
白血球の一種の単球が分化した．細菌などを貪食する貪食細胞．

転（ブレーキ）段階とよんでいる．

② ゆっくりと移動する白血球は，血管内皮細胞上の糖鎖に結合した<u>炎症性ケモカインや炎症性サイトカイン</u>を受け取り，白血球表面上に新たな接着分子を発現する．この過程を，白血球表面上の接着分子が活性化される時期ということで，接着因子の活性化段階とよんでいる．

③ 新たな接着分子が発現した白血球は，血管内皮細胞上の接着因子と強固に結合し，血管内皮細胞上にとどまることになる．この過程を，白血球が血管内皮細胞上に強固に結合する時期ということで，強固な接着段階とよんでいる．つまり白血球は炎症がある部位の血管内皮細胞に特異的に結合する．

④ 次いで，白血球は血管外で産生されているケモカインによって引っぱられて血管外へと遊走していく．この過程を，白血球が血管内皮細胞の間をすり抜けていく時期ということで，血管内非細胞間隙のすり抜け段階とよんでいる．

こうした炎症によって産生される**サイトカイン**や**ケモカイン**などが，血管内皮細胞上に，炎症に特有な接着分子を「バスが停車すべきバス停」の看板のように発現させることによって，血管内を流れている白血球に炎症部位を知らせているのである．最終的には，白血球が炎症によって産生されたケモカインによって血

炎症性ケモカイン，炎症性サイトカイン
炎症部位で産生された増殖・分化を刺激する因子．

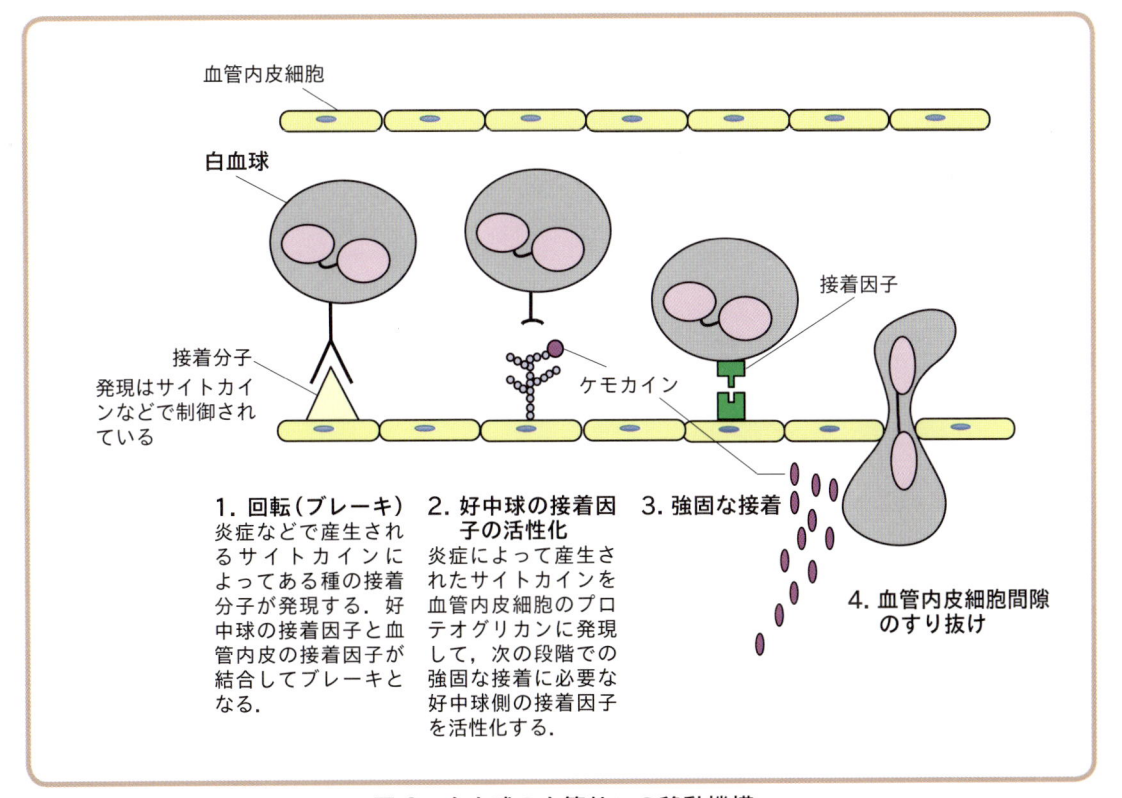

図6　白血球の血管外への移動機構

1. 回転（ブレーキ）
炎症などで産生されるサイトカインによってある種の接着分子が発現する．好中球の接着因子と血管内皮の接着因子が結合してブレーキとなる．

2. 好中球の接着因子の活性化
炎症によって産生されたサイトカインを血管内皮細胞のプロテオグリカンに発現して，次の段階での強固な接着に必要な好中球側の接着因子を活性化する．

3. 強固な接着

4. 血管内皮細胞間隙のすり抜け

管外に引っぱられることになる．こうした白血球の移動メカニズムの解明は，がん細胞が原発臓器から転移臓器に移動するメカニズムを解析するうえでおおいに役立つことになる．

B がんの転移に必要なステップは何か？

　がん細胞が原発臓器から遠隔部位の転移標的臓器に移動するためには，白血球と同様に血管内を移動して，標的臓器で白血球と同様にサイトカインやケモカインの働きによって血管外へ脱出するものと想像される．しかし，がん細胞の場合には，標的臓器への定着機構を考えるよりも前に，白血球のようにバラバラに血管内に入ることがまず必要なことに気付く．

　原発臓器にあるがん細胞は，決して1個1個がバラバラになって存在しているわけではなく，腺がんの場合には隣どうしが結合して腺管構造を呈している．図7に胃がん組織の組織像を示したが，多くのがん細胞が列をなして並んでおり，バラバラにならずに腺管構造を構成している．次項で述べるが，各臓器の正常細胞は，隣どうしがカドヘリンという接着因子によって強固に結合している．がん細胞でも同様に，カドヘリンを介した隣どうしの結合は維持されている場合が多い．がん組織内には，赤く染まった赤血球が充満した血管がいくつか認められるが，がん細胞が血管内にバラバラになって入る様子は簡単には観察されない．ていねいに組織像を観察すると，血管内に1～数個のがん細胞が入り込むかのように見える像や血管内に入っているがん細胞を観察できることもある．

　また，スキルス胃がんのように，粘膜下を浸潤していくタイプのがんの場合には，がん細胞が腺管構造を構成していなかったり，崩れた腺管構造を呈していたりする．このようながんでは，がん細胞自身が隣の細胞と強固な結合構造をもつ

スキルス胃がん
スキルスとは「硬い」を意味し，結合織が多いために硬くなる胃がんで，浸潤転移しやすい．

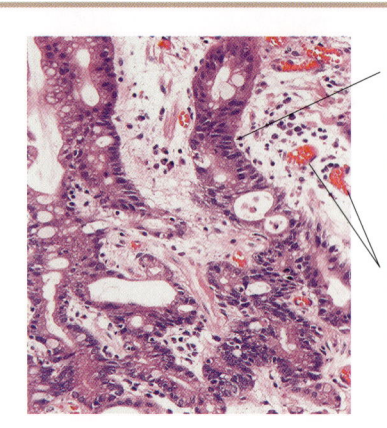

腺管状構造をとる高分化型胃がん
がん細胞は1個1個がバラバラになっているわけではなく，隣同士が結合して腺管構造を形成している．

血管
赤く染まる赤血球が血管内皮細胞でできた血管内に充満している．

図7　がん組織内のがん細胞と血管

ていない場合が多く，バラバラになりやすいために血管内に多くのがん細胞を観察できる場合がある．

以上のことから，原発がん組織から転移臓器までがん細胞が移動するためには，ワンステップではなく，以下にあげる少なくとも3つのステップを経ていると考えられる（図1b）．

① 腫瘍血管が形成された後で，隣どうしの細胞が強固に結合している状態から，1～数個のがん細胞に分離して血管内に侵入する必要があり，「血管新生とがん細胞の血管内への侵入」というステップを乗り越える必要がある．
② 次いで，血管内に侵入したがん細胞が標的臓器の血管内から臓器へ脱出する必要があり，「転移臓器での血管外脱出」というステップを乗り越える必要がある．
③ 最後に血管外へ脱出したがん細胞が標的臓器という新しい環境下で増殖する必要があり，「転移臓器内での増殖」というステップを乗り越える必要がある．

1 血管新生とがん細胞の血管内への侵入

a 血管の形成

血管新生については第Ⅱ章でも説明したが，がん組織が大きくなっていくにつれて，組織中の酸素不足のために低酸素誘導転写因子が活性化されて，その結果血管新生因子が大量に産生されて，血管ががん組織内に形成されてくる（リンパ管も同様に形成されてくる）．

▶ p.91「がん化に必要な血管新生」参照．

b がん細胞がバラバラに離れる

数多くの血管ががん組織内に形成されたとしても，がん細胞が血管内に入るためには，まずがん細胞が隣接するがん細胞とバラバラに離れる必要がある．

正常細胞もがん細胞も，隣どうしが結合する機序は同じで，図8aに示したようにカドヘリンという接着分子を介している．正常細胞では，カドヘリンを介した細胞どうしの結合が強固でバラバラになることがないため，もとの組織から離れて別の臓器に移動するということはない．このカドヘリンによる隣どうしの細胞の強固な結合こそ，正常臓器の安定性・恒常性を保持するための基本的な機構として働いている．一方，がん細胞では，カドヘリンを介した隣どうしの細胞の強固な結合が破壊されてしまうようなさまざまな遺伝子変異が起こっている場合が多く認められている．

ヒトのがん細胞の中には，カドヘリンの発現が低下もしくはなくなっている場合があり，バラバラになりやすくなっている[5]．またあるがん組織では，HGFやTGFなどの増殖因子が産生されており，これらの因子がカドヘリンの機能低下や発現低下を誘導することが知られている[5]．また，カドヘリンの機能を維持するために必要な裏打ちタンパクを失っているがん細胞もあり，カドヘリンが機

▶ バラバラに離れる必要があるとはいっても，1個1個にまでならなければならないという意味ではない．全身に転移しているがん患者の血液中のがん細胞を遠心分離して集めてみると，数個程度の塊を形成しているがん細胞を認めることが多く，すべてが1個1個にまでバラバラになっているわけではない．とにかく1～数個にがん細胞はバラバラになる必要がある．

HGF
hepatocyte growth factor. 肝細胞増殖因子．

TGF
transforming growth factor. トランスフォーミング増殖因子．

能喪失している場合があることも知られている[6]．

c 血管内へ侵入

次いで以上のような機序でバラバラになったがん細胞は，血管内皮細胞を越えて血管内に遊走していかなければならない．細胞が動くためには，白血球が血管外に出ていくためにケモカインが必要であったように，細胞の動きを刺激する遊走刺激因子が必要となる．これらの遊走刺激因子によって，細胞が活性化して，コラーゲン等の細胞外マトリックスタンパクによって埋められた細胞と細胞の間をすり抜けるように動いて血管に近づき，血管内皮細胞の間隙をすり抜けて血管内に入り込む．

細胞の運動を刺激する因子には2種類ある．方向性を決めずにランダムに運動させる因子と，遊走因子の濃度勾配に従って一方向に細胞を呼び寄せるケモカインがある．がん組織では，方向性なくランダムに運動させる因子であるAMFが大量に産生されていることが知られている[7]．図8b に示したように，AMFを産生していないがん細胞を金コロイドでコートしたスライドグラス（金粒子でスライドグラスの表面が灰色に染まって見える）の上に置き，AMFを添加するとがん細胞がランダムに動き回るようになり，動いた後が金コロイドのはがされた長い跡として白くなって見える．AMFなしの場合には白くはがされた面積が少なく，AMFを添加すると，ヘビの動いた後のように白い線が見えるようになる．こうした因子が大量に産生されているがん組織では，がん細胞の運動が刺激

ランダムに運動させる因子
random motility factor．

AMF
autocrine motility factor．がん細胞自身が産生して自分の運動を刺激する因子．

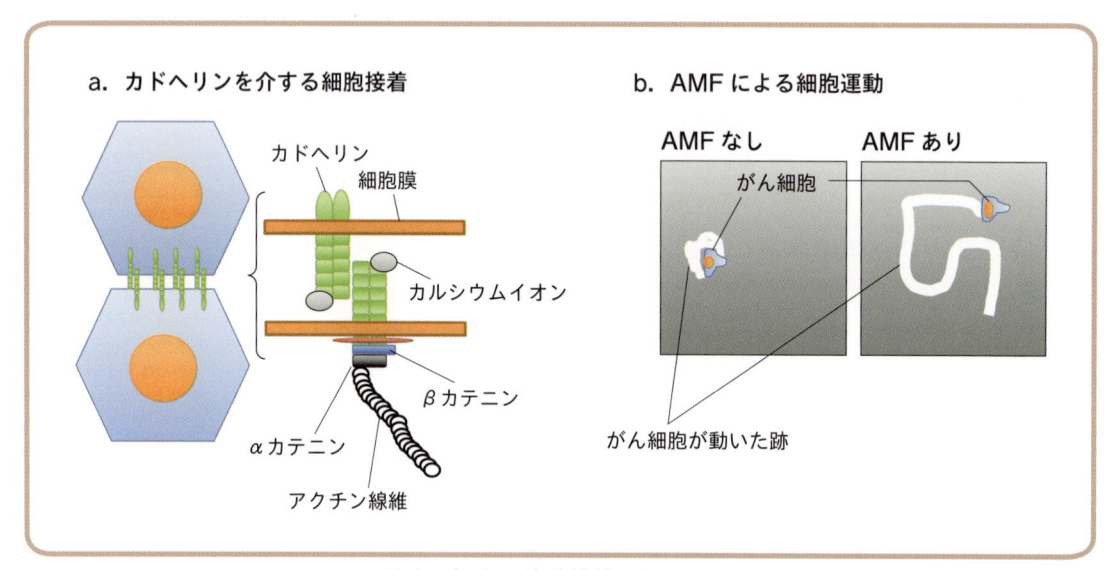

図8 細胞の接着機構と細胞運動
a. 仲間同士の細胞は，カドヘリンを介して強固に接着しており，カルシウムイオンが機能発現に関与しているため，カルシウムと接着（adhere，アドヒア）からカドヘリンと命名された．
b. がん細胞を金コロイドを塗ったスライドグラス上で，AMFの存在下と非存在下で培養すると，AMFなしではほとんど動いた跡がないが，AMF存在下では長い金コロイドのはげ落ちた跡が認められる．

されて，激しく動き回るようになった結果として血管内へ侵入する細胞も出現することになる．こうした遊走刺激因子には，AMF以外に先に触れたHGFやTGFが含まれることも知られている[5,8]．それらの産生量はがん組織によって異なっており，こうした因子の産生量の相違が転移しやすいがんと転移しにくいがんに分けられる1つの要因となっている．

血管内に侵入したがん細胞は，血流の流れに従って標的臓器まで受動的に運ばれていく．

2 転移臓器での血管外脱出

肝臓や肺は，血流の影響でがん細胞が血管内に侵入後に最初に出会う毛細血管網であることから頻繁に転移の標的となる．しかしながら，肝臓や肺でなぜがん細胞が血管外に脱出して転移巣を形成するのかの詳細な機序は明らかになっていない．一方，がん細胞が骨転移の際に骨髄で血管外に脱出する機構については一部が明らかになりつつある．

a 造血幹細胞の骨髄定着機構

骨髄移植をする際に骨髄液を末梢血管から点滴するのを不思議に思ったことはないだろうか？　骨髄液中の造血幹細胞は，たとえ末梢血管から注入された場合でも骨髄に定着して増殖を開始する．

そのメカニズムとして，図9に示したように骨髄血管内皮細胞にのみ特異的に接着因子VCAM1が発現している可能性が提案されている[9]．その結果，VCAM1と結合するVLA4を発現している造血幹細胞が，骨髄の中の血管内皮細胞に特異的に接着することになる．つまり，VCAM1という看板のようなものが骨髄内の血管内皮細胞に発現しているため，造血幹細胞は骨髄という場所を特定できるのである．

また骨髄中の線維芽細胞から産生されるケモカインCXCL12が，造血幹細胞の血管外への遊走を刺激して骨髄への定着に関与している可能性が提案されている[1]．その結果，骨髄内の血管内皮細胞に接着した造血幹細胞は，血管内から骨髄組織中へ脱出する．

つまりこの2つのメカニズムによって，造血幹細胞は骨髄への定着を効率的に行えるのである．

b がん細胞の骨髄への定着機構

図9に示したように，前立腺がん細胞や乳がん細胞の中にCXCL12に対する受容体CXCR4を発現している細胞があり，造血幹細胞と同様の機構でCXCL12によって骨髄内の血管内から血管外へ誘引されていると考えられている[2,3]．つまり，CXCR4を発現している前立腺がん細胞や乳がん細胞は，骨髄組織で産生されるCXCL12ががん細胞のCXCR4に結合してがん細胞が骨髄内の

血管内皮細胞に強固に結合し，その後，骨髄内で産生されたCXCL12によって血管外の骨髄組織へ引っぱり出されると考えられている．

c　がん細胞の肺，肝定着機構（仮説）

　最近になって，肺転移や肝転移のメカニズムについても造血細胞が関与する新しい機序が提案されるようになった．その仮説によると肺や肝臓の転移部位には骨髄由来の間質細胞が定着しており，がん細胞の肺や肝臓への定着も，造血幹細胞の骨髄への定着と同様の機序（VCAM1 & VLA4，CXCL12 & CXCR4）で行われている可能性が指摘されている[10,11]．

　つまり，がん細胞が転移する前に，骨髄の間質細胞が肝臓や肺に移動しており，その局所でCXCL12が産生されるようになっている．CXCR4を発現しているがん細胞が肺や肝臓の血管内に侵入すると，CXCL12によってがん細胞のVLA4を活性化し，血管内皮細胞上のVCAM1と強固に結合する．その後，肝組織や肺組織中で産生されているCXCL12によって肝組織や肺組織中へ引っぱられる可能性が考えられているのである．これらの骨髄間質細胞は，肝組織や肺組織への定着においては，その後の増殖や生存の支持細胞として働く可能性も提案されている．

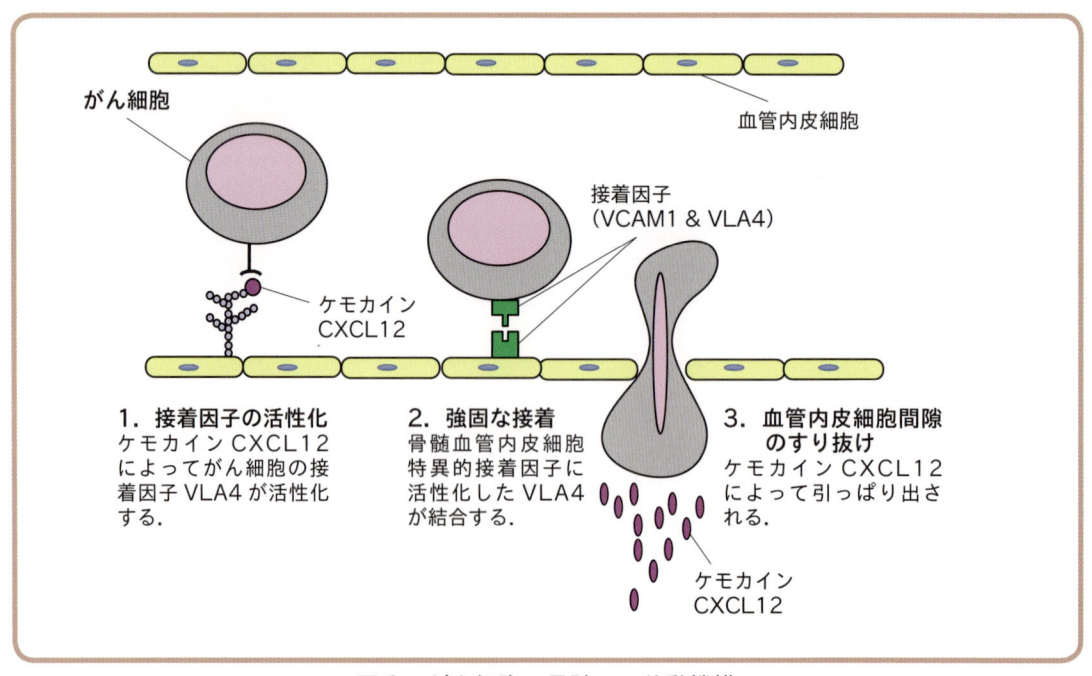

図9　がん細胞の骨髄への移動機構

3 転移臓器内での増殖

　転移成立の最後の段階が転移臓器でのがん細胞の増殖である．がん細胞が誕生した臓器とは異なる環境下で増殖するためには，その場所の微小環境に適応して増殖することを容易にするための増殖刺激因子の増殖促進作用が必要であろうし，増殖しやすい環境を整えるために血管新生など微小環境の整備も必要になってくる．臨床的に経験する転移再発のほとんどが，原発がんの外科的手術等の治療を行った時点ではすでに微小転移として存在していると考えられ，この部分の理解は，転移抑制のためには重要なことと思われる．

　がん細胞の転移組織での増殖促進に関与する因子として，EGF，トランスフェリン，インスリン，IGF-1，PDGFなど，原発巣においても産生されており，原発巣での増殖促進因子として働いている可能性のある因子が，転移巣においても増殖促進因子として働いている可能性がある[12]．また，がん細胞の増殖のためには，酸素と栄養の供給が必須であり，そのためには血管新生が必須と考えられている[12]．

EGF
epidermal growth factor．上皮細胞増殖因子．

IGF-1
insulin-like growth factor-1．インスリン様増殖因子．

PDGF
platelet-derived growth factor．血小板由来増殖因子．

4 がん細胞はなぜ転移するのか？

では，なぜがん細胞は転移するのか？　その理由はいまだ解明されてはいないが，いくつかの仮説が提起されている．

A　ケモカイン仮説

1つは，「ケモカイン仮説」とよばれるもので，がん細胞が血管内に入った後，肝臓や肺が産生するケモカインに引っぱられて肝臓や肺内に入っていくという考え方である（図10a）．肝や肺からがん細胞に対して「こっちの水は甘いよ！おいで，おいで」と誘うような因子が分泌されているという考え方に立つ概念で，白血球が炎症性ケモカインに引っぱられて炎症局所に移動するのと同じとする考え方の仮説である．現在でも転移臓器から分泌されているケモカインを探索する

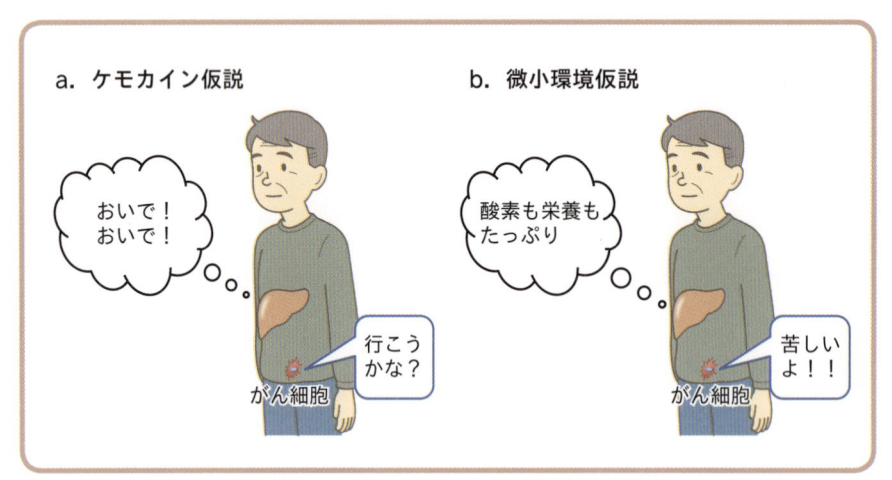

図10　がん細胞はなぜ転移するのか？
a. 転移標的となる臓器からケモカインが放出され，濃度勾配に従ってケモカインに引きつけられるように転移が起こるとする仮説．臓器の局所での血管内皮をまたぐ際に働いている．
b. 原発巣の微小環境が低酸素・低栄養状態にあり，その結果，血管内に入ったがん細胞が，増殖に好都合な場所に転移巣を作るという仮説．原発巣からの脱出を説明するのに都合がよい．

研究は続いているものの，確からしい分子はまだ同定されてはいない．この仮説は，ケモカインレセプターを発現しているがん細胞を，骨髄で産生されるケモカインが骨髄局所の血管内から血管外に引っぱるといったメカニズムとして標的臓器の局所において働いている．しかしながら，ケモカインが当初提起されたときのように全身いたる所に存在する可能性のあるがん細胞をある局所に引っぱるように働くことはありえない．肝転移の場合を例として説明する．

　肝臓で産生されたケモカインは，肝静脈側に流れていく．一方転移してくるがん細胞は門脈もしくは肝動脈側から来る．したがって，がん細胞にとってみれば，濃度勾配が低い濃度の方に向かうことになってしまうのである．つまり，ケモカインが遠隔地にあるがん細胞を転移臓器に引っぱるような因子として働くことはありえず，血管内皮細胞をすり抜ける局所でのみケモカイン仮説は働いている．

　この局所で働くケモカイン仮説は，骨髄由来の間質細胞ががん細胞の転移前に肝臓や肺に移動し，がん細胞を呼び込むようなケモカインを産生しているとする，最新の転移仮説とも合致する．

B　Seed & Soil Theory（種と畑仮説）

　別の仮説として，「がん細胞が植物の種のように原発巣からばらまかれ，成長するのに適した培地で育ったものが転移巣になる」という考え方が提唱されている．この仮説は，タンポポの種が風でばらまかれるように，原発巣で血管内に侵入したがん細胞が血流にのって全身に運ばれて，ランダムに血管外に脱出することを前提としている．脱出した場所が，がん細胞の増殖に都合のよい場所であれば，がん細胞が増殖して転移巣を形成するということで，「Seed & Soil Theory（種と畑仮説）」とよばれている．進行期のがん患者の末梢血を採取して遠心分離してみると，意外に多くのがん細胞が見つかり，原発巣からがん細胞が種のようにばらまかれている可能性は高い．

C　微小環境仮説

　また最近では，Seed & Soil Theory の発展形のような仮説が提起されるようになった．「がん組織ががん細胞自身にとって生きにくい環境になると，がん細胞が血管内に脱出して増殖に都合のよい場所に転移する」という仮説（微小環境仮説）である（図10b）．血管新生の項で説明したことだが，がん組織では血管が大量に新しく作られる．がん細胞が増殖するためには栄養と酸素が必要だが，がん組織では常に酸素不足や栄養不足の状態にあるため，血管新生因子を産生（分泌）し続けている．しかし，血管が新しく作られても十分には機能しない血管網であるため，がん細胞はそのような劣悪な環境から逃れて，もっと栄養や酸

▶ p.91「がん化に必要な血管新生」参照．

素が豊富な組織に移動しようとし，その結果が転移となって現れる，という考え方である．

　この仮説は，がん細胞がなぜ原発巣を離れるのかを説明するには好適な仮説で，低酸素・低栄養といった劣悪な環境ががん細胞の運動性等を亢進させて，原発巣からの脱出を促進している可能性が高い．転移先の臓器としては肝臓，肺，骨髄が多いが，栄養と酸素が豊富な組織という共通の特徴がある．結果的にこれらの臓器は，ばらまかれたがん細胞が成長するために好都合な「培地」となっており，酸素不足，栄養不足の状態にある原発巣に比べると成長しやすい好適地となっている．

　これらの仮説を合わせて転移を説明すると，原発巣において運動能，浸潤能を獲得したがん細胞が低酸素/低栄養環境下で運動能，浸潤能を刺激されて血管内に侵入し，先に転移臓器に移動していた骨髄由来の間質細胞の分泌するケモカインによって，がん細胞が血管外に脱出して，転移巣を形成するというのが，「なぜがん細胞は転移するのか？」という問いに対する現段階での解答になる．

第Ⅲ章　引用文献

1) Retting MP et al：Mobilization of hematopoietic stem and progenitor cells using inhibitors of CXCR4 and VLA-4. Leukemia **26**：34-53, 2012
2) Furusato B et al：CXCR4 and cancer. Pathol Int **60**：497-505, 2010
3) Wang J et al：The pivotal role of CXCL12 (SDF-1)/CXCR4 axis in bone metastasis. Cancer Metastasis Rev **25**：573-587, 2006
4) Carman CV et al：Trans-cellular migration：cell-cell contacts get intimate. Curr Opin Cell Biol **20**：533-540, 2008
5) Behrens J et al：Cell adhesion in invasion and metastasis. Semin Cell Biol **3**：169-178, 1992
6) Shiozaki H et al：E-cadherin mediated adhesion system in cancer cells. Cancer **77**：1605-1613, 1996
7) Navi I et al：Autocrine motility factor and its receptor：role in cell locomotion and metastasis. Cancer Metastasis Rev **11**：5-20, 1992
8) Matsumoto K et al：Growth factor regulation of integrin-mediated cell motility. Cancer Metastasis Rev **14**：205-217, 1995
9) Imai K et al：Selective transendothelial migration of hematopoietic progenitor cells：a role in homing of progenitor cells. Blood **93**：149-156, 1999
10) Sleeman JP et al：The metastatic niche and stromal progression. Cancer Metastasis Rev **31**：429-440, 2012
11) Roorda BD et al：Bone marrow-derived cells and tumor growth：Contribution of bone marrow-derived cells to tumor micro-environments with special focus on mesenchymal stem cells. Crit Rev Oncol Hematol **69**：187-198, 2009
12) Semenza GL：Cancer-stromal cell interactions mediated by hypoxia-inducible factors promote angiogenesis, lymphangiogenesis, and metastasis. Oncogene **32**：4057-4063, 2013

第Ⅲ章　参考文献

1) Tannock IF et al：がんのベーシックサイエンス，日本語版第3版（谷口直之ほか監訳），メディカル・サイエンス・インターナショナル，2006

第Ⅳ章

がんの診断

1 がんはどのように診断するのか？

　がんの診断は，なんらかの症状を訴えて病院を受診する患者に対する診察や各種の検査によって行われる．また，症状のない段階でさまざまなスクリーニング検査を受け，「がんの疑い」を指摘された患者に対して各種の検査や診察によってがんの診断が行われる．

A　がんの診断の実際の流れ

　肺がんを例に診断の実際の流れを説明する（図1）．

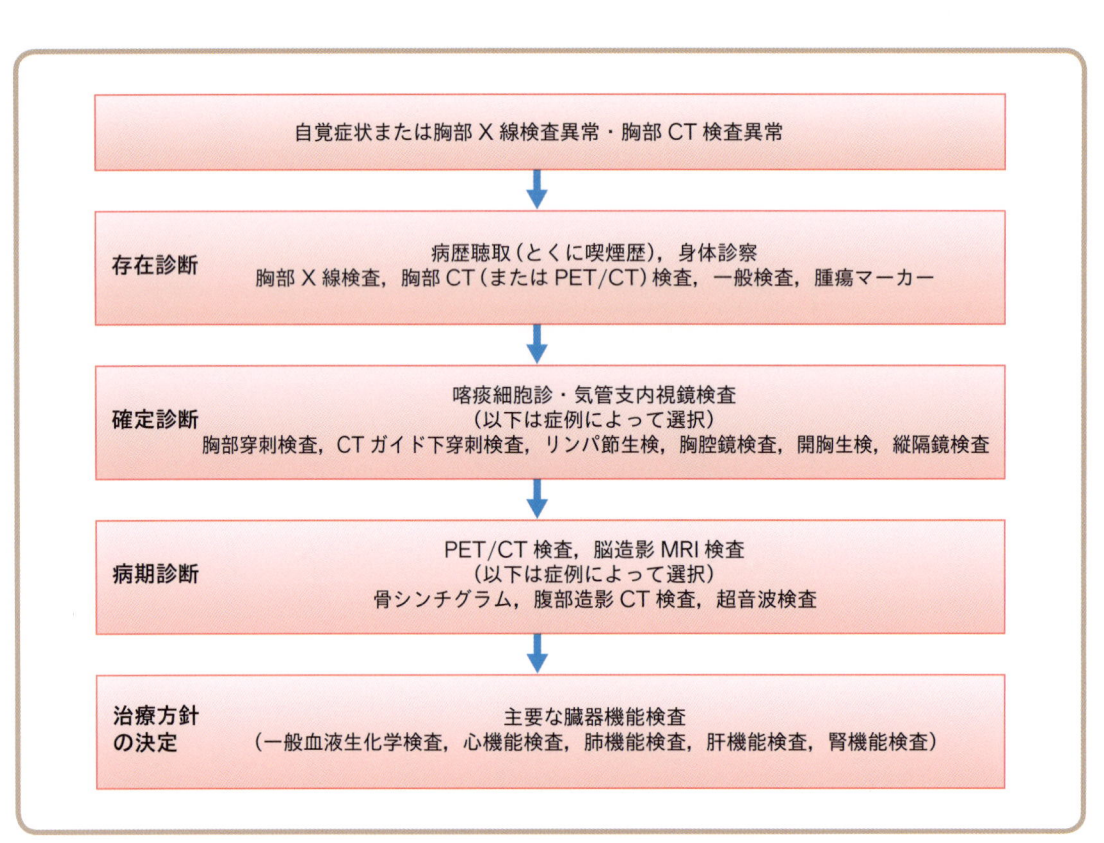

```
         自覚症状または胸部 X 線検査異常・胸部 CT 検査異常
                              ↓
存在診断    病歴聴取（とくに喫煙歴），身体診察
           胸部 X 線検査，胸部 CT（または PET/CT）検査，一般検査，腫瘍マーカー
                              ↓
確定診断    喀痰細胞診・気管支内視鏡検査
                （以下は症例によって選択）
           胸部穿刺検査，CT ガイド下穿刺検査，リンパ節生検，胸腔鏡検査，開胸生検，縦隔鏡検査
                              ↓
病期診断    PET/CT 検査，脳造影 MRI 検査
                （以下は症例によって選択）
           骨シンチグラム，腹部造影 CT 検査，超音波検査
                              ↓
治療方針    主要な臓器機能検査
の決定     （一般血液生化学検査，心機能検査，肺機能検査，肝機能検査，腎機能検査）
```

図1　肺がんの診断の実際の流れ

まず患者が病院を受診するところからはじまるが，咳や血痰などの自覚症状があって来院する場合もあり，検診で胸部異常陰影を指摘されて来院する場合もある．初診時には病歴の聴取，身体診察に続いて，胸部X線検査，CT検査などを行う．ここでは，症例をもとに肺がんの検査がどのように進むのかを解説する．

1 肺がん診断の例

症例は国立がんセンター「がん診療画像レファレンスデータベース」に掲載されている例を引用した．症例は74歳男性で，検診にて胸部の異常陰影を指摘されて受診．生活歴では34年間の喫煙歴あり（20本/日）．臨床検査所見では，CEA 463.3 mg/mLであった．

<u>存在診断</u>のために胸部X線検査と胸部CT検査を行った．胸部X線検査，胸部CT検査ともに右肺下葉に赤矢印で示した結節を認める（図2）．本症例では，胸部X線像，胸部CT像にて右肺下葉の充実性の結節影を認め，腫瘍マーカーであるCEAが高値であったことから肺腺がんが疑われた．

<u>確定診断</u>には，気管支鏡，胸腔鏡等による組織診が必要になる．つまり肺がんの確定診断のために<u>病理診断</u>を行うことになるが，患者に侵襲が少なく，経済的かつ検出率の高い方法から順に選択する．患者の状態しだいで，喀痰細胞診，気管支胸下での細胞診，CTガイド下穿刺検査などの細胞や組織の採取法を順番に選択する．

存在診断
がんが疑われる病変の有無を調べる検査によって行う．

確定診断
細胞診，組織診によってがん細胞の存在を確認することをさす．

病理診断
人より採取された細胞や組織を顕微鏡で観察して診断することをさす．

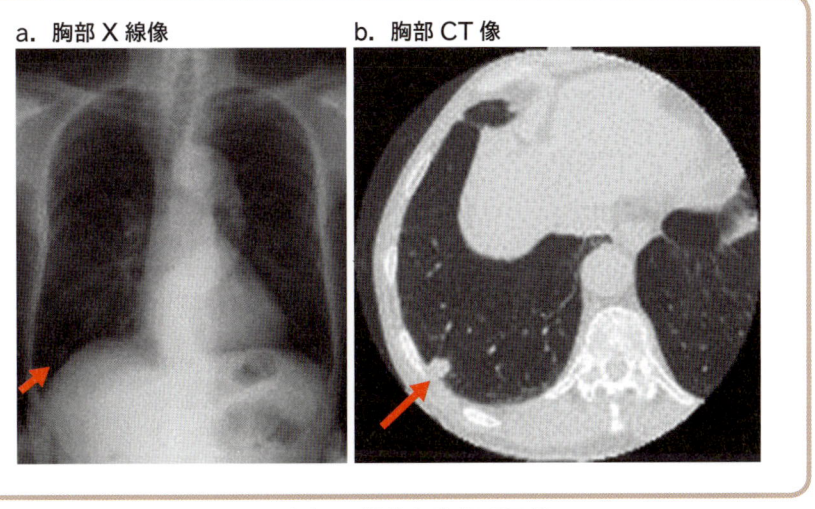

図2 胸部X線像と胸部CT像
a. 右下肺野．第7前肋骨と第10後肋骨の重なる位置．横隔膜の近くに淡い結節影を認める．
b. 右肺下葉S9b領域に1.3 cm大のほぼ充実性の結節影を認める．
［国立がん研究センターがん対策情報センター：がん診療画像レファレンスデータベース，<http://cir.ncc.go.jp/jp/index.html>，2014年10月23日検索より引用］

病理診断で肺がんであることが確定したら，次いで<u>病期診断</u>のためにPET/CT検査や骨シンチグラム，腹部造影CT検査などを行う．

主要な臓器の機能検査を行った後に，最良の効果をもたらし，体に負担の少ない<u>治療法</u>を選択することになる．

> **病期診断**
> 治療法の選択のためにがんの進行・拡散の度合を確認することをさす．

B スクリーニング検査

1 スクリーニング検査とは

スクリーニング検査とは，症状がまだ現れていない段階でがんがあるかどうかの可能性を調べるもので，日本では健康増進法に基づく健康増進事業として「がん検診」が行われている．日本の「がん検診」としては，表1に示したように，胃がん検診，子宮がん検診，肺がん検診，乳がん検診，大腸がん検診が行われている．

2 スクリーニング検査のデメリット

スクリーニング検査は，がんによる死を予防する一助にはなるものの，実施するためには費用もかかり，時には心や体の負担になることもある．たとえば，スクリーニング検査では「偽陽性」といって実際にはがんがないのに疑わしい結果が出てしまう場合がある．これによって本来は心配無用な人がストレスを感じたり，費用が高く侵襲性の高い検査を受けることになってしまう場合もある．逆に「偽陰性」といって，実際にはがんがあるのに見つけられない場合も少なからずありうる．この場合には，がんのある人が安心してしまって，早期治療のチャンスを失うことになる．その意味では，スクリーニング検査の実施には必要性，費用対効果，メリット・デメリットなどを総合的に判断する必要がある．

表1 日本におけるがん検診

種類	検査項目	対象者	受診間隔
胃がん検診	問診，X線検査	40歳以上	1年に1回
子宮がん検診	問診，視診，子宮頸部細胞診，内診	20歳以上	2年に1回
肺がん検診	問診，胸部X線，喀痰細胞診	40歳以上	1年に1回
乳がん検診	問診，視診，触診，マンモグラフィー	40歳以上	2年に1回
大腸がん検診	問診，便潜血検査	40歳以上	1年に1回

③ スクリーニング検査の有用性と実際

　米国では，肺がん検診に関して早期発見の有用性を認めておらず，胃がん検診も行ってはいない．日本では，非高危険群に対する胸部X線検査，および高危険群に対する胸部X線検査と喀痰細胞診併用法を用いた肺がん検診は死亡率減少効果を示す相応の証拠があるとして推奨されている（ただし，二重読影，比較読影などを含む標準的な方法で行われる場合に限定される）．胃がん検診についても死亡率減少効果を示す相応の証拠があるとして胃X線検査が推奨されている（ただし日本において，胃がん検診の有用性に関する無作為化比較対照試験は行われていない）．子宮がん検診，乳がん検診，大腸がん検診については日本も米国も共通して実施することの意義を認めている．

　女性に広く行われているスクリーニング検査として，子宮頸部の細胞診（パップスメア検査）と乳がんのマンモグラフィがあり，いずれもがんによる死亡率を下げるのに役立っている．

　40歳以上の男女に広く行われる大腸がんのスクリーニング検査として，便の中の肉眼では見えない出血（潜血）を調べる便潜血検査がある．便潜血が陽性の場合には消化管のどこかが悪い可能性がある．便に少量の血液が混じる原因には，がんだけではなくさまざまな病気がありうる．たとえば鎮痛解熱薬の服用後の急性胃粘膜障害などでも出血する場合があるし，憩室炎や内痔核などでも出血する場合がある．このスクリーニング検査による大腸がん検診の意義については，日米ともに大腸がんによる死亡率を下げると認定されている．

二重読影
胸部X線検査で撮影されたフィルムに肺がんがあるか否かを判定する際に，2人の医師が別々に読影することをさす．

比較読影
胸部X線検査で何らかの異常が見つかった場合，過去と現在のフィルムを比較することをさす．

2 腫瘍マーカーとは何か？

A 腫瘍マーカーの定義

1 腫瘍マーカーの探求

　がんの診断には，胃がんであれば胃内視鏡検査を行って胃がんを肉眼で確認して，次いでがん組織の一部を採取して顕微鏡下で病理学的に胃がんであることを確認する必要がある．胃がんであればカメラで観察することができるが，膵がんともなると超音波検査，CT検査，血管造影検査などを行っても確定診断にはいたらず，開腹手術をしてはじめて確定診断がつくといったこともある．

　「それほど患者の肉体的，経済的負担をかけずにがんの診断ができないだろうか？」「血液を数mL採取するだけでがんの確定診断ができないだろうか？」といった夢のような方法は以前から求められてきた．実際に「がん細胞は正常細胞とは異なっているのだから，何か特殊な目印があるに違いない」と，がんに特有な物質が探索されてきた．分子生物学の進歩によって，がんの発生過程ががん遺伝子やがん抑制遺伝子の変異の積み重ねであることが明らかになるにつれて，そうした変異遺伝子の作るタンパクが血液や尿中から見つかるのではないかと期待され，がん患者と健常者の血液や尿が比較検討されてきた．

　初期のころに見つかったのは，1964年に原発性肝がん患者の血清中に出現することが報告された α-fetoprotein と，1965年に大腸がん患者のがん組織から同定された がん胎児性抗原 であった．これらは本来胎児期に作られるタンパクであるが，がん細胞が異常に作り出しているのだ[1]．これらは肝がんや消化器系のがんで血液中濃度が増加するタンパクとして検討されてきた．その後，検出方法の発達につれて，酵素タンパク，ホルモン，糖鎖抗原などがんに特有な関連物質として見つかってきた．つまり，正常細胞とは異なる細胞であるがゆえに正常細胞とは異なる異常な目印となるような物質が存在し，それらの目印となるような物質が 腫瘍マーカー とよばれるようになった．それらの腫瘍マーカーを生検組織や血液，尿，便から検出することで，がんの存在はもとより，がんの種類や病気の広がり，治療の効果予測，治療の効果判定，再発の発見などに役立つので

α-fetoprotein
AFP．胎児肝細胞で産生されるタンパク．

がん胎児性抗原
carcino-enbryonic antigen：CEA.

はないかと考えられてきた．表 2 に主な腫瘍マーカーを示した．

2 腫瘍マーカーの意義

　がん遺伝子産物の中で腫瘍マーカーとして使用可能なものは，<u>erbB2 (Her2)</u>のみで，乳がんなどで乳汁中や血液中に増加してくることが知られている．erbB2 はがん特異的であるが，それ以外のものはある条件下の正常状態でも血中に認められ，決してがん特異的というわけではない．そのために腫瘍マーカーの多くは，多くの人（健常者や対象となるがん患者）の測定値をもとに，95％の健常者がそれ以下になる値を正常上限としている．腫瘍マーカーとして診断に使うためには，血液中や尿中に一定濃度の量が存在しなければならない．すでに第 II 章で説明したように，原がん遺伝子産物は細胞増殖を調節するタンパクであり，増殖因子受容体や細胞内シグナル伝達分子として働いている．がん遺伝子産物は，増殖因子受容体やシグナル伝達分子に点突然変異などの異常が入ったタンパクだが，ほとんどの場合には細胞外に分泌されることはない．したがって，血液中や尿中に増加して腫瘍マーカーとして診断に使われるようながん遺伝子産物は，ほとんどないとされている．

　表 2 に示したがん胎児性タンパクのように，胎児期に作られていたタンパクが成人になっても測定値が高い場合には，がん化した細胞の胎児性タンパクの遺伝子発現制御領域が活性化して胎児性タンパクが量産されていると考えられる．AFP は血液中に分泌されるタンパクで，CEA は細胞膜表面に存在する接着分子で細胞外へ切り出されやすいタンパクである．ホルモンや PSA なども分泌されるタンパクであり，がん細胞での産生亢進は当然血中濃度の増加に結び付く．CA19-9 や CA125 などの糖鎖抗原は，糖タンパクや糖脂質として細胞膜表面に

erbB2 (Her2)
上皮成長因子受容体（epidermal growth factor receptor：EGFR）と似た構造をもち，細胞膜表面に存在する受容体型チロシンキナーゼ．erbB2 に結合する内因性因子は不明だが，乳がん，胃がんなどで異常発現する．

表 2　主な腫瘍マーカー

腫瘍マーカー		主な陽性がん種
種類	名称	
がん胎児性タンパク	CEA	大腸がん，胃がん，膵がん，胆道がん，など
	AFP	肝細胞がん，卵黄嚢腫瘍
糖鎖	CA19-9	膵がん，胆道がん，大腸がん，胃がん，など
	CA125	卵巣がん，子宮がん，膵がん，など
ホルモン	hCG	絨毛性疾患，卵巣腫瘍，精巣腫瘍
	カルシトニン	甲状腺髄様がん
酵素	PAP	前立腺がん
	NSE	肺小細胞がん，甲状腺髄様がん，など
組織産生抗原	PSA	前立腺がん
がん関連抗原	SCC	各種扁平上皮がん（肺がん，子宮頸がん，など）
がん遺伝子産物	erbB2	乳がん

顔を出しており，細胞外へ切り出されやすい性質をもち，血中濃度が増加しやすい物質である．つまり，腫瘍マーカーとしてがんの診断に使われている物質はいずれもがん細胞の外へ分泌/排出されやすいという共通の特徴を有している．

　これらの腫瘍マーカーは，がん特異的ながん遺伝子産物ではなく，正常細胞でも少量ながら産生されている物質であるため，がん患者でなくとも陽性となる場合がある（これを偽陽性とよぶ）．表3に偽陽性となる場合を示したが，CEAでは糖尿病，喫煙者，慢性肺気腫などで偽陽性となる．AFPでは肝炎，肝硬変，糖尿病，妊娠などで偽陽性となる．CA19-9では膵炎，胆管炎，閉塞性黄疸，糖尿病などで偽陽性となる．がん患者以外で偽陽性となる理由としては，正常細胞でも産生されている物質が炎症などで血液中に分泌される量が増加することがあげられる．もう1つの理由として，本来は尿中に排泄されるこれらの物質が腎機能の低下によって尿中排泄が妨げられて高値となる場合もある．

　一方，腫瘍マーカーといっても100%のがんで高くなるわけではなく，がんの進行度によって変わってくる．かなり進んだがんであっても，せいぜい70〜80%が陽性になるにすぎない．また，がん種によって異常値をとる確率の高い腫瘍マーカーも異なっている．たとえばCA19-9は膵がんの80〜90%で陽性となるが，大腸がんや胃がんでは30〜40%が陽性となるにすぎない．CEAは胃がん，大腸がん，膵がん，乳がん，卵巣がん，肺がん，腎細胞がんなど種々のがんで異常高値をとる．一方AFPは肝がん，卵黄嚢腫瘍などで異常高値をとるが，ほかのがんで高くなることは少ない．がんの発生臓器ごとに，高くなる代表的な腫瘍マーカーを表4に示す．

　AFPやPSAのように肝がんや前立腺がんにある程度特異的と考えられるものもあるが，CEAのように消化器系がんや腺がんであれば非特異的に高くなるものもあり，腫瘍マーカーによってがんの種類を特定することは不可能である（表2）．

表3　腫瘍マーカーが偽陽性となる疾患

腫瘍マーカー	陽性となる主な良性疾患
CEA	糖尿病，喫煙者，慢性肺気腫など
AFP	肝炎，肝硬変，糖尿病，妊娠など
CA19-9	膵炎，胆管炎，閉塞性黄疸，糖尿病など
CA125	妊娠，子宮内膜症，子宮筋腫，肝硬変など
hCG	妊娠
PAP	前立腺肥大，前立腺炎など
NSE	溶血
PSA	前立腺肥大
SCC	アトピー性皮膚炎，気管支炎，結核など

B 腫瘍マーカーの臨床的意義

1 がんのスクリーニング検査としての意義

　腫瘍マーカーは，健康診断などがんの早期発見を目的とした場でのスクリーニングに用いるのが理想的だが，実際にはがんの早期から異常値を示す腫瘍マーカーはなく，現時点でのスクリーニング検査として有用なものはない．早期がんにおいては腫瘍マーカーの検出感度の問題もあって，陽性率は低く診断的意義は少ない．腫瘍マーカー陰性といってもがんがないとはいえないし，がん以外の病気でも腫瘍マーカーが高値となることがあるため，腫瘍マーカーが高値となったからといってがんともいえない．現段階では，がんの有無を画像診断などで精査し，細胞診や病理診断にて確定診断することが重要であり，腫瘍マーカーは画像診断などで見つかったがんの補助診断などに用いられるのみである．

2 がんの進展度診断における意義

　一般に腫瘍が大きくなれば，産生する腫瘍マーカーの量も増加する．つまり，腫瘍マーカーの量は臨床病期の進行とともに増加する傾向にある．
　表5にCA19-9の各種がんの病期別陽性率（％）を示したが，膵がんを除いた胆道がん，胃がん，大腸がんにおいては病期の進行とともに陽性率が増加している．CA19-9の膵がんにおける陽性率は約80％と高いが，病期の進行に伴って陽性率が増加することはない．胆道系がんでは40〜80％，胃がん・大腸がん

表4　各種がんで陽性となる腫瘍マーカー

がん種	陽性となる主な腫瘍マーカー
胃がん・大腸がん	CEA, CA19-9
食道がん	CEA, SCC
膵がん	CEA, CA19-9, CA125, span-1, elastase-1
胆道がん	CEA, CA19-9
肝がん	AFP, PIVKA-II
乳がん	CEA, CA125, CA15-3
肺がん（腺がん）	CEA, CA125
肺がん（扁平上皮がん）	SCC
肺がん（小細胞がん）	NSE
卵巣がん	CEA, CA125
子宮がん	CA125, SCC
前立腺がん	PSA, PAP

の全体の平均で約30%が陽性となり，病期の進行に伴って陽性率が高くなっている．このような傾向はほかの腫瘍マーカーでも同様で，病期の進行に伴って腫瘍マーカーの値が上昇する傾向にある．したがって，腫瘍マーカーが異常高値であれば，がんが進行している場合が多い．しかしながら，腫瘍マーカーの数値をもって病期を診断することはできないのが現状であり，あくまでも補助的に病期診断に使われるだけと考えたほうがよい．

③ 治療効果のモニタリング

一般にがんが大きくなれば，産生される腫瘍マーカーの量も増大すると考えてよい．つまり，治療前の腫瘍マーカー値は腫瘍量を反映していると考えられ，外科療法などの治療によってがん組織が摘出されて縮小すれば，腫瘍マーカー値も激減する．一般的に外科治療の場合には，外科手術後2週間もすると腫瘍マーカーが低下することが多い．薬物療法の場合でも治療後に奏功していれば低下傾向をとるのが一般的である．

図3に大腸がんの根治手術を行った症例と姑息手術を行った症例の手術前後のCEA値を示した．根治手術を行ったほぼすべての症例で，術後CEA値が正常化していた．根治手術を行った一例で，手術後CEA値が上昇しているが，原発巣は取り切れたものの肝転移があったためと思われる．姑息手術を行った症例では，腫瘍量の一時的減量効果がみられたものがあるものの，ほぼ術後しばらくすると元の値以上に増加していた．このように腫瘍マーカーのモニタリングは治療効果の判定には有効で，画像診断などの補助的診断として使用可能と判断される．

また，腹膜播種のような再発進行がんの治療モニタリングにも役立つ．腹膜播種で再発した場合には，腹膜に多数の小結節を形成し，腹水中にもがん細胞が増加してくるため，画像診断にて腫瘍量を判断することができず，腫瘍量とパラレルに動く指標としては唯一腫瘍マーカーだけの場合がある．このような例では，腫瘍マーカーを減少させないような治療は効果がないと判断して，次の治療に移行することが重要となる．

根治手術
完全治癒を目指す手術法．

姑息手術
完全治癒を目指すことが困難な症例で，通過障害を解消するといった緊急避難的な手術法．

表5 CA19-9の病期別陽性率（%）

臓器	I	II	III	IV	良性疾患
膵管がん	77	75	80	84	13
胆道がん	0	55	70	78	11
胃がん	3	11	37	67	3
大腸がん	7	9	30	74	3

［日本臨床検査医学会（編）：腫瘍マーカーの見方．臨床検査のガイドライン2005/2006，<http://www.jslm.org./books/guideline/05_06/298.pdf>，2014年4月24日検索より改変して転載］

４ 再発の監視

　治療後のがん患者にとってもっとも関心の高いことは，再発なく5年生存することであり，そのために重要なことは，「いかに再発を早期に診断して再発を抑え込むか」であろう．その意味では，いかに治療後の経過観察を行うべきなのかが重要な課題であり，とくに再発部位が骨，肺，肝など多彩であり，晩期再発がまれではなく，再発後も治療に対して反応することが多く長期生存が望めるな

晩期再発
5年生存するとほぼ治癒するが，5年以上経過してから再発する場合を晩期再発とよぶ．
乳がんでは10年以上経過してから再発する場合をさす．

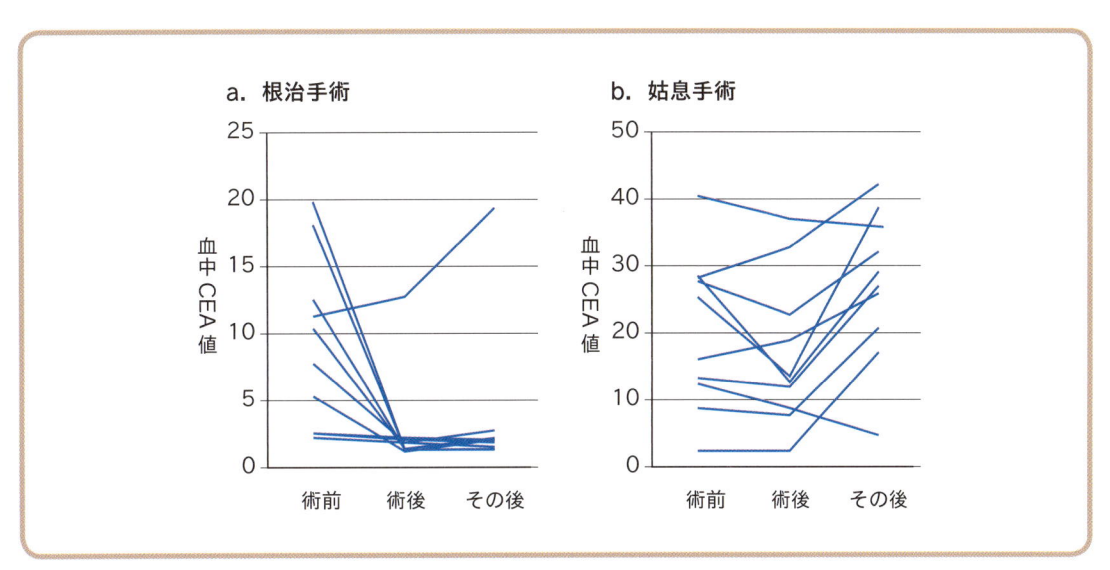

図3　CEA値の大腸がん手術前後の変化

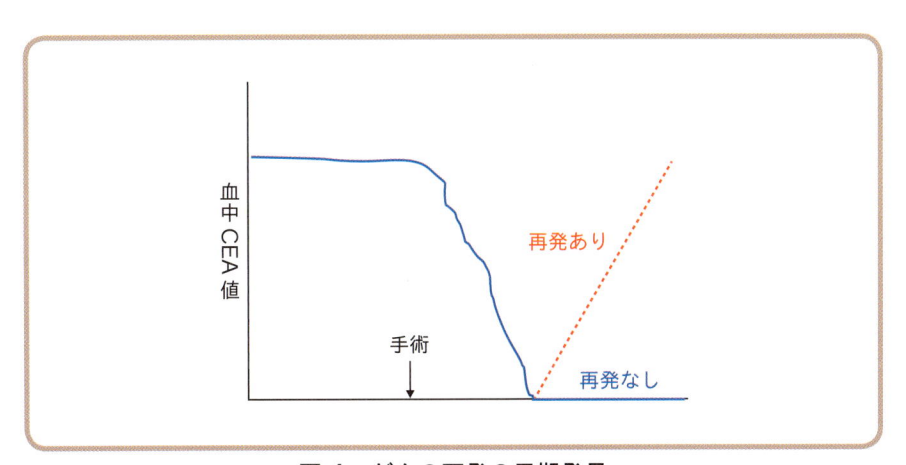

図4　がんの再発の早期発見

腫瘍マーカーの上昇のほうが画像診断上の再発より数ヵ月早いとされており，再発の早期診断に使用することができる．ただ，1回の測定値で判断するのではなく，持続的に高値を呈することが重要である．

どの特徴をもつ乳がんにおいては，治療後の経過観察が非常に重要となっている．乳がん診療ガイドラインによれば，乳がんの経過観察には5年目までは年に1回以上の問診・視触診，年に1回のマンモグラフィの2つが推奨されている．経過観察における定期的な腫瘍マーカー測定の有用性は明らかではないとされているが，実際の臨床現場では定期的に測定されている．

図4に再発したがん患者と再発のないがん患者における腫瘍マーカーの値の推移を模式的に示したが，術前に高値を示したCEAを定期的に測定していると，画像で診断できるよりも早く（数ヵ月早く）再発を診断できる可能性がある．

3 がんの確定診断には何が必要か？

がんの確定診断には，疑われる臓器の細胞や組織の中から，正常細胞とは異なる異常ながん細胞を直接顕微鏡下で確認する病理診断が必要になる．その方法には，臓器から細胞を含む材料を採取して，細胞を直接確認する「細胞診」と，組織から組織塊を採取して，組織を観察する「組織診」の2つの方法がある．

A 細胞診

文字どおり「細胞をみて」診断することをいう．ヒトの体は約60兆個の細胞から成り立っており，病気とはこれらの細胞の異常によって起こる．したがって細胞をくわしく調べれば，病気を診断することが可能となる．しかしながら細胞1個は透明な1 mmの1/50程度の小さなもので，観察するには染色をして顕微鏡でみる必要がある．

図5に喀痰をパパニコロウ染色後に顕微鏡で観察した像を示す．こうした技術を使って患者から取り出した細胞を正常の細胞の形態と比較することで，適切な診断を下すことになる．がん細胞の特徴は，正常細胞に比べて比較的大きめで大小不同が目立ち，核の辺縁は不整で，核小体が目立っている．しばしば，数個以上の細胞が集塊を形成している．

パパニコロウ染色
パパニコロウ（papanicolaou）によって発案された染色法で核をヘマトキシリンで染色し，細胞質を分化度合によってオレンジG，エオミンY，ライトグリーンで染め分ける．

1 細胞診で診断可能な疾患

細胞診の採取部位とそれによって発見されることの多い代表的ながんを表6に示す．細胞診は幅広い臓器のがんをカバーしており，がんの診断には欠かせない検査となっている．

○細胞診の利点
- 痛みなどの侵襲性がなく繰り返して検査することができる
- 良性か悪性かなどの質的診断ができる
- 1時間以内の早期の診断ができる，など

○細胞診の限界
- 良性病変においても時に悪性を思わせる細胞が出現したり，その反対もありうる

- 穿刺吸引細胞診では，病変部分が適切に採取されていないと正しい判断ができない
- 正しく判定できる能力をもった細胞検査士や細胞診指導医といった資格をもつ人が必要になる，など

B 病理組織診断

人体から採取された組織などの材料について顕微鏡で観察して，病理学の知識や手法を用いて病変の有無や病変の種類について診断することを病理組織診断と

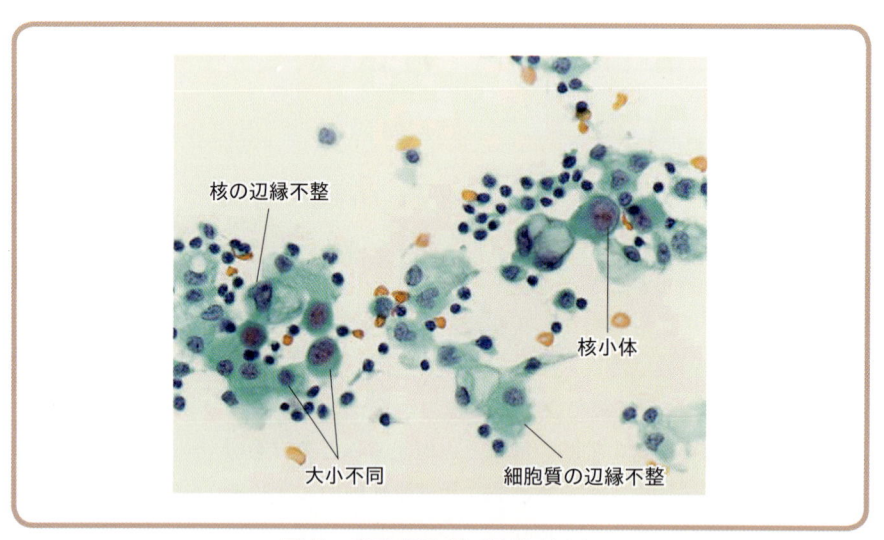

図5 喀痰細胞診（肺腺がん）

喀痰の塗抹像（パパニコロウ染色）．細胞質は大型不整円形で大小不同が目立つ．肺腺がん細胞は正常細胞に比較して大型の細胞が多い．図に示したように細胞や核の辺縁不整，大小不同，核小体が目立った特徴である．

［北海道大学大学院医学研究科病理学講座腫瘍病理学分野　田中伸哉教授のご厚意により提供］

表6 細胞診の守備範囲

採取部位	代表的ながん
子宮頸部，子宮体部	子宮頸がん，子宮体がん
喀痰	肺がん，咽頭がん，喉頭がん
尿	膀胱がん，腎盂がん
胸水	肺がん，転移性肺がん
腹水	胃がん，卵巣がん，肝細胞がん
胆汁	胆道がん，膵がん
穿刺吸引細胞診	乳がん，甲状腺がん，悪性リンパ腫

よぶ．材料の種類によって生検組織診断，手術材料病理診断，術中迅速診断などに分けられる．胃や大腸がんの場合には，がん組織を内視鏡検査で直接観察しながら病理組織標本を採取できる．図6に胃内視鏡と大腸内視鏡で観察した胃がんと大腸がんを示す．aには，胃角部前壁側に辺縁不整な白い潰瘍底が認められる．周辺は発赤しており，急性期の良性潰瘍との鑑別診断が必要になる．鑑別診断のためには，潰瘍辺縁部や周囲の組織を採取して組織診を行う必要がある．b

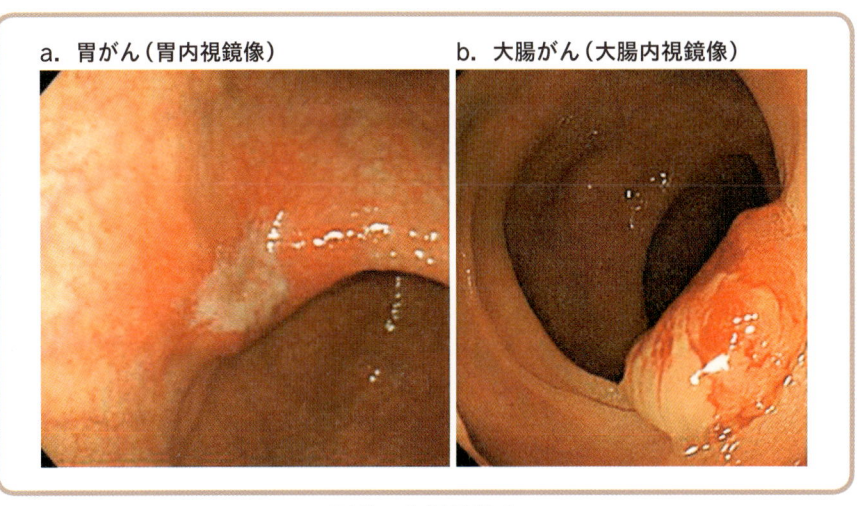

図6 内視鏡検査
a．胃角部前壁に認められた潰瘍性病変．潰瘍辺縁は不整で，周辺は発赤．
b．病変の大きさは13 mm．S状結腸に認められた腫瘤性病変．
［国立がん研究センターがん対策情報センター：がん診療画像レファレンスデータベース，<http://cir.ncc.go.jp/jp/index.html>，2014年10月23日検索より引用］

図7 病理組織診断（胃がんのHE染色像）
a．明瞭な腺管形成が認められる．
b．細胞質内に粘液を貯留した印環細胞（核が細胞の辺縁に押され，印環の指輪のように見える細胞．→）様のがん細胞が認められる．
［北海道大学大学院医学研究科病理学講座腫瘍病理学分野　田中伸哉教授のご厚意により提供］

には大きさ13 mmのポリープがS状結腸に認められる．良性か悪性かの鑑別には，組織診断が必要となる．

図7は胃の手術材料の病理組織をHE染色して顕微鏡にてがん組織を観察した像を示している．aは高分化型管状腺がん組織で明瞭な腺管を形成していることがわかる．ただし腺管を構成している細胞が1層になっておらず，大小不同の核をもつ細胞が重なっているのが観察される．bはボールマンⅣ型胃がんで，粘膜下に浸潤するタイプの印環細胞がんを示しているが，細胞質内に粘液が貯留して細胞核が細胞の端に寄っているのがわかる．

臨床医が病変部位について臨床診断を下す際には，病理診断が根拠となっている場合が多い．とくに腫瘍の良性/悪性の鑑別診断やがんの治療を行う際には病理診断が必須である．現在では，病理学の修練を積んだ病理専門医による病理診断となっている．

HE染色
ヘマトキシリン・エオジン（hematoxylin-eosin）染色．

---

column 欧米と日本における病理診断の不一致

日本における早期胃がんや早期大腸がんに対して欧米の病理学者から「がんとは違うのではないか」というクレームが頻繁につけられてきた．そこで，胃，大腸早期がんの生検と切除標本についての病理診断に関する東京会議において，日・欧米の病理学者8人が同一標本について診断を行った．その結果，胃35病変のうちがんと診断したのは，日本側80％，欧米側20％，大腸20病変ではそれぞれ60％と15％であった．その後，食道21病変でも日本側は85％，欧米側は30％をがんと診断し，同様の違いを認めた．

この相違は，日本では細胞異型や構造異型を基本としてがんと診断するのに対し，欧米では浸潤像がなければがんと診断しないことが主な原因と考えられた．つまり，浸潤していく証拠のない段階で「がん」と診断することができるかどうかの違いであった．本質的には，がん細胞の誕生から浸潤・転移する能力を獲得するまでに，一定の時間がかかることは共通の理解であり，どの異常をもって「がん」と診断するかという線をどこで引くかの問題であった．そこでウィーン会議（1998年）で診断が統一されるよう，ウィーン分類（右下の表）が提唱された．

本カテゴリー分類に基づいて病理医31人の76病変の診断結果を分析し直すと，診断の一致率は胃で71％，大腸65％，食道62％と向上した．本分類の重要な点は，それまで「がん」と認めてこなかった浸潤性のない上皮内がんを「がん」と認めたことであった．しかしながら，今でも欧米の病理医は日本でなら「がん」と診断されるような病変を異型度の高い病変として，「がん」とは診断しない場合が多い．同様の不一致は，日本の病理医の間でも認められ，完全に診断が一致するわけではないこともよく知られている．今後もコンセンサスを得る努力を続けることが必要と思われる．

表　消化管上皮性腫瘍のウィーン分類

カテゴリー1	非腫瘍
カテゴリー2	非腫瘍・腫瘍の鑑別困難な病変
カテゴリー3	非浸潤性低異型度腫瘍（低異型度腺腫・異形成）
カテゴリー4	非浸潤性高異型度腫瘍
4.1	高異型度腺腫・異形成
4.2	非浸潤性粘膜内がん（上皮内がん）
4.3	浸潤がんの疑い
カテゴリー5	浸潤性腫瘍
5.1	浸潤性粘膜内がん
5.2	粘膜下層以深の浸潤がん

4 病気の進行度（病期）はどのように診断するのか？

A 病期診断の意義

　病理診断によってがんであることが確定すると，その後治療法を選択するために，がんの広がりや進行の程度，症状などの患者の現状を考慮して，もっとも治療効果が高く，体への負担の少ない治療法を選択することになる．がんの広がりや進行の程度を知るための指標が「病期（ステージ）」である．病期を判断することで，以下に示すような治療に関する大まかな目安を予測することが可能となる．

◉今後の見通し
　同じ病期にある患者のこれまでの予後に関するデータをもとに，今後どのように進行していくのか，どのくらいの予後になるのかを予測できる．

◉治療実績，治療成績の予測
　同じ病期にある患者のこれまでの治療成績をもとに，治療効果がどのくらいあるのかを予測できる．

◉治療法の選択
　同じ病期にある患者のこれまでの治療実績をもとにして，複数の治療法の中からもっとも効果が高く，体への負担の少ない治療法を選択できる．

B 病期分類

　病期分類の基本は，国際対がん連合の「TNM分類」で，がんの種類によっては，「TNM分類」を基本にさらに細かく分類したり，患者の年齢や体調などほかの因子を追加して分類する場合もある．また，がん細胞の遺伝子異常や腫瘍マーカーによる分類を行うこともある．「TNM分類」は，以下の3要素を組み合わせて病期を分類する（表7）．

- がんがどのくらい大きくなっているか（T因子）
- 周辺のリンパ節に転移しているか（N因子）
- 別の臓器に転移しているか（M因子）

T
tumor，腫瘍．

N
lymph nodes，リンパ節．

M
metastasis，転移．

原発腫瘍の大きさによってT0〜T4の5段階に分ける．リンパ節転移の程度によってN0からN2（N3，N4）までの3〜5段階に分ける．遠隔転移については「なし」のM0もしくは「あり」のM1に分ける．原発腫瘍の大きさによるT因子の分け方とリンパ節転移の程度によるN因子の分け方は，各臓器のがんごとに「癌取扱い規約」で決められている．ここでは肺がんを例に説明する．表8と表9にT因子，N因子，M因子の分類方法を示した．

T因子の分類の基本的な考え方は，図8のようになっている．

N因子の分類は，以下のようになっている．同側の肺内リンパ節への転移は

表7　TNM分類

原発腫瘍 （T：tumor，腫瘍）	T0	腫瘍なし（塊を作っていない）
	T1〜T4	がんの大きさ，浸潤の程度により，各臓器別に分類
リンパ節転移 （N：lymph nodes，リンパ節）	N0	リンパ節転移なし
	N1〜N4	リンパ節転移の程度により，各臓器別に分類
遠隔転移 （M：metastasis，転移）	M0	遠隔転移なし
	M1	遠隔転移あり

表8　肺がんのT因子

- **T1**：腫瘍径が3 cm以下　腫瘍は肺組織または臓側胸膜に囲まれているが，葉気管支より中枢に浸潤しない
  - **T1a**：腫瘍径が2 cm以下
  - **T1b**：腫瘍径が2 cm〜3 cm
- **T2**：腫瘍径が3 cm〜7 cm，あるいは以下の特徴を有する
  - 主気管支に浸潤が及ぶが腫瘍中枢側が気管分岐部より2 cm以上離れている
  - 臓側胸膜浸潤がある
  - 腫瘍によって肺門に及ぶ無気肺あるいは閉塞性肺炎があるが，1側全体に及ばない
  - **T2a**：腫瘍径が3 cm〜5 cm
  - **T2b**：腫瘍径が5 cm〜7 cm
- **T3**：腫瘍径が7 cmを超えるもの，あるいは以下の特徴を有する
  - 胸壁浸潤
  - 横隔膜浸潤
  - 横隔神経浸潤
  - 縦隔胸膜浸潤
  - 心嚢浸潤
  - 腫瘍が気管分岐部2 cm未満に及ぶが，気管分岐部に浸潤のないもの
  - 腫瘍による無気肺および閉塞性肺炎が一側肺全体に及ぶもの
  - 同一肺葉内に複数の腫瘍結節
- **T4**：腫瘍のサイズは問わず，以下の特徴を有する
  - 縦隔浸潤
  - 心臓浸潤
  - 大血管浸潤
  - 気管浸潤
  - 反回神経浸潤
  - 食道浸潤
  - 椎体浸潤
  - 同側肺に存在する複数の腫瘍結節

［日本肺癌学会（編）：肺癌のT因子．肺癌取扱い規約，改訂第7版，抜粋（別冊），2010，<http://www.haigan.or.jp/uploads/photos/178.pdf.>2014年5月9日検索より改変して転載］

N1，同側の肺外リンパ節（縦隔，鎖骨下）への転移があればN2，対側のリンパ節への転移があればN3とする．

T因子とN因子，M因子を組み合わせると，**臨床病期分類（ステージ分類）**ができる．表10に肺がんの臨床病期分類を示す．

M0の場合にはT因子とN因子の組み合わせで臨床病期を決定するが，M1の場合には，T因子，N因子にかかわりなく臨床病期Ⅳとする．臨床病期Ⅲ期までは手術が可能な場合が多く，治癒する可能性がある（5年生存率が臨床病期Ⅰ期

表9　肺がんのN因子とM因子

N（lymph nodes：所属リンパ節転移）	M（metastasis：遠隔転移）
N0：所属リンパ節転移なし N1：同側の気管支周囲リンパ節，肺内リンパ節，および/または，同側の肺門リンパ節への転移あるいは直接進展 N2：同側の縦隔，および/あるいは，鎖骨下リンパ節への進展 N3：対側中隔，あるいは対側肺門リンパ節，あるいは同側・対側の斜角筋あるいは鎖骨下リンパ節への転移	M0：遠隔転移なし M1：遠隔転移あり 　M1a：対側肺葉内に存在する腫瘍結節，悪性胸水，悪性心嚢水 　M1b：遠隔転移あり

［日本肺癌学会（編）：肺がんのN因子とM因子．肺癌取扱い規約，改訂第7版，抜粋（別冊），2010，<http://www.haigan.or.jp/uploads/photos/178.pdf>，2014年5月9日検索より転載］

同側，異なる肺葉内の肺内転移，縦隔内の器官や臓器（心臓，食道，脊椎，大血管など）への直接浸潤，いずれかがあれば，「T4」に分類

↓

以上に該当せず，腫瘍径が7cmを超える，胸壁，横隔膜，壁側胸膜，心嚢などに直接浸潤，同一肺葉内の肺内転移，腫瘍が気管分岐部2cm未満に及ぶ，片肺全体の無気肺および閉塞性肺炎，いずれかがあれば，「T3」に分類

↓

以上に該当せず，臓側胸膜までの浸潤，腫瘍が気管分岐部から2cm以上離れている，片肺全体に及ばない無気肺および閉塞性肺炎，いずれかがあれば，「T2」に分類

↓

以上のすべてがなければ，腫瘍径3cm以上のときは「T2」，3cm以下のときは「T1」に分類

図8　肺がんにおけるT因子分類の実際の方法

表10 肺がんの臨床病期分類

臨床病期	T	N	M
ⅠA	1a〜1b	0	0
ⅠB	2a	0	0
ⅡA	1a〜1b	1	0
	2b	0	0
ⅡB	2b	1	0
	3	0	0
ⅢA	1a〜3	2	0
	3	1	0
	4	0〜1	0
ⅢB	4	2	0
	1a〜4	3	0
Ⅳ	1〜4	1〜3	1a or 1b

[日本肺癌学会（編）：肺がんの臨床病期分類．肺癌取扱い規約，改訂第7版，抜粋（別冊），2010，<http://www.haigan.or.jp/uploads/photos/178.pdf>，2014年5月9日検索より転載]

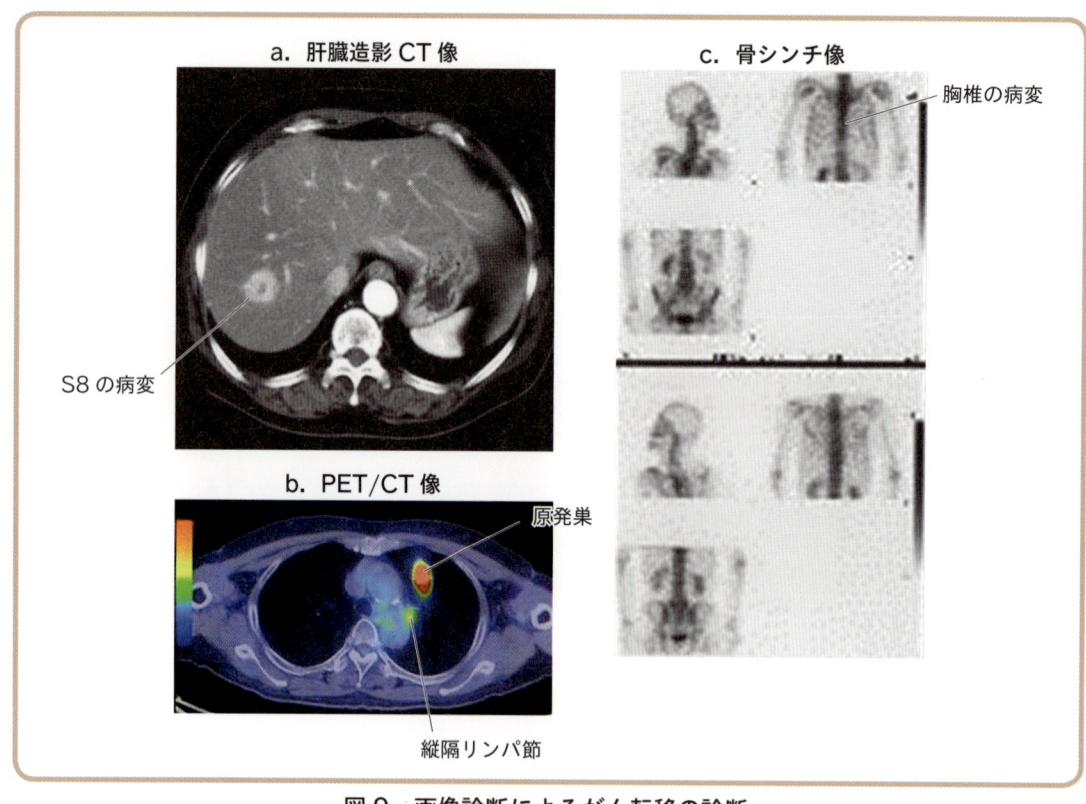

図9 画像診断によるがん転移の診断

a. 肝臓造影CT像 — S8の病変
b. PET/CT像 — 原発巣、縦隔リンパ節
c. 骨シンチ像 — 胸椎の病変

a. 造影によってS8の病変は高吸収を示し，周囲の正常組織とコントラストが明瞭となっている．
b. 左肺上葉S3の原発巣にはホットスポットが認められ，縦隔リンパ節にも取り込みが認められ，リンパ節転移が疑われた．
b. 肺腺がんの患者で，胸椎にホットスポットを認める．

[国立がん研究センターがん対策情報センター：がん診療画像レファレンスデータベース，<http://cir.ncc.go.jp/jp/index.html>，2014年10月23日検索より引用]

で70％，臨床病期Ⅱ期で50％，臨床病期Ⅲ期で20〜30％）．しかしながら，臨床病期Ⅳ期となると，手術はほとんど不可能となり，生存期間が中央値で8〜10ヵ月と圧倒的に予後が悪くなる．したがって遠隔転移の有無の診断は患者の予後を予測するうえではもっとも重要なこととなる．図9にCT，骨シンチ像，PETにて遠隔転移を確認できた例を示す．aの造影CT像では，肝のS8に認められる高吸収の転移像が観察され，cの骨シンチ像では，胸椎に放射性物質が取り込まれてホットスポットが認められた．これらはそれぞれ転移と判断された．bのPET/CT像では，左肺上葉のホットスポットと縦隔リンパ節への取り込み増加も認められ，リンパ節転移が疑われた．

高吸収
画像上の白い部分はX線の吸収度の高い部分であり，その部位を高吸収域とよぶ．

ホットスポット
周囲と比べて特別に温度の高い部位や放射活性の高い部位をさす．

C 病期ごとの治療法選択

　病期診断ができると，病期別に標準的な治療法を選択することができる（図10）．もちろん患者の年齢や臓器の機能など個人の差によって選択は変動する．
　非小細胞肺がんの場合には，臨床病期Ⅰ〜Ⅱ期までは手術を主体に術後化学療法を追加することである程度の治癒を目指すことが可能であるが，臨床病期Ⅲ期以上になると，治癒よりもむしろ延命を目指した治療法の選択になってしまう．それぞれの治療を受けた場合の病期別の5年生存率をまとめてみると，臨床病期Ⅰ期では約70％，臨床病期Ⅱ期では約50％と半分以上の治癒が望める．しかしながら，臨床病期Ⅲ期では約15〜20％と治癒する確率は1/5以下にまで下がり，臨床病期Ⅳ期ではほぼ0近くまで下がってしまう．
　このように病期によっては，そもそも治療の目的が異なってきてしまい，病期の進行に従って，単純に延命を目指すことしかできなくなってしまう．したがって病期分類を確実に行うことが重要であり，さまざまな画像診断方法を駆使して正確な病期診断が行われている．

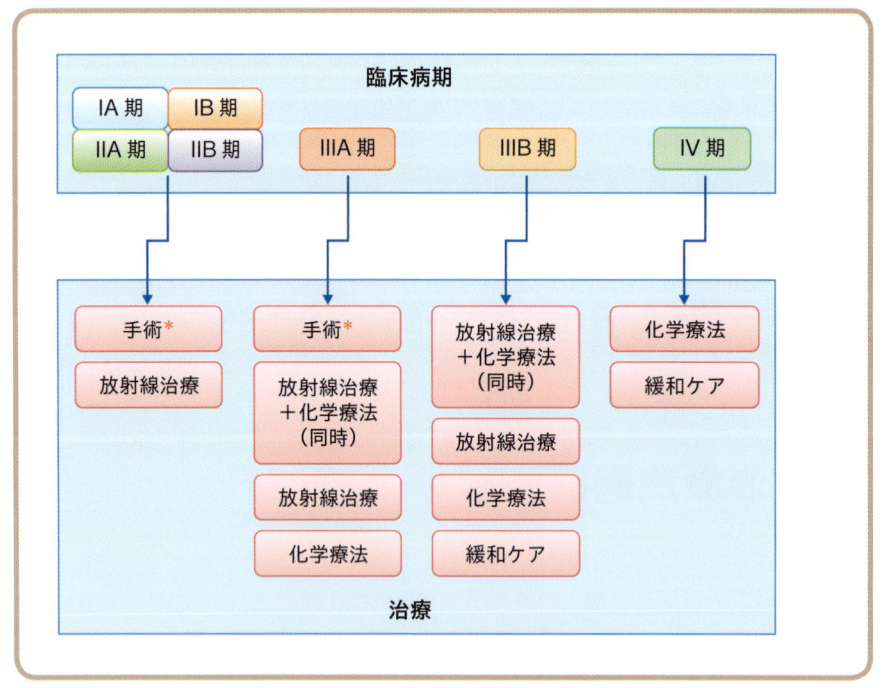

図 10　肺がんの病期別治療法選択

＊ⅠB 期，ⅡA 期，ⅡB 期，ⅢA 期では術後に化学療法が行われることがある．

［日本肺癌学会（編）：肺がんの病期別治療法選択．EBM の手法による肺癌診療ガイドライン 2005 年版，金原出版より作成した国立がん研究センターがん情報サービス：図　肺がんの臨床病期と治療．各種がんの解説——肺がん，2012，<http://ganjoho.jp/public/cancer/lung/treatment_option.html>，2014 年 8 月 17 日検索より一部改変し転載］

5 最新の診断法

　最後に最近開発された重要な診断方法について，その原理と今後のメリットについて触れておく．1つは，がん細胞の特徴を利用した画像診断法であるPET/CT検査で，もう1つは，がんに特異的に起こっている遺伝子の変異を調べる遺伝子検査である．

A PET/CT検査

　PETとは positron emission tomography の略語で，日本語では陽電子放射断層撮影と翻訳されている．陽電子は，電子の反粒子で，物質内に侵入すると，電子と対消滅してγ線を放出するという特徴がある．通常の放射性物質を使った核医学検査と大きく異なる点は，短時間でγ線を放出して消滅してしまう点で，放射線被曝が長い時間続かないということにある．また，感度や解像力が高く，定量性が安定しているという利点もある．

　現在もっとも使用されている放射性医薬品は，FDGであり，ブドウ糖の誘導体を ^{18}F で標識したものである．がん細胞は，低酸素環境下にあることなどの理由でブドウ糖の取り込みが盛んであり，ブドウ糖の誘導体であるFDGを細胞内に大量に取り込むという特徴をもっている．第Ⅰ章で説明したように，酸素があれば1個のブドウ糖からTCAサイクルで36個のATPを産生できる．しかし，酸素不足下では解糖によって2個のATPを産生するにすぎない．そのため，がん細胞は多くの糖を取り込んでエネルギーを産生しようとすることが知られている．がん細胞が解糖系によってエネルギー産生を行っていることは，1930年ごろから知られている事実で，ワールブルグ (Warburg) 効果とよばれている．PET/CTという検査法は，がん細胞がもっているこの特徴を利用して，がん細胞に特異的にFDGを取り込ませる検査法なのである．しかも，取り込まれたFDGは分解されないために蓄積して大量にγ線を放出することになるので，その放射線を検出すると，小さながん組織であっても描出されやすくなる．

γ線
放射性物質より出る放射線にはα線，β線，γ線の3種類が存在する．γ線は波長の短い電磁波で，透過性がもっとも高い．

FDG
^{18}F-fluorodeoxyglucose.

■ PET／CT 検査の利点
- 1 cm 程度の小さながんの検出においてはもっとも感度よく検出できる．
- 全身を一気に検査することが可能である．
- FDG を取り込んでいる陰影は，がんである可能性の高い病変と判断できる．

今後は検出する機器の解像度，感度の向上がはかられ，より小さながんの発見，ひいてはスクリーニング検査に用いることも可能になるかもしれない．

B　遺伝子検査

今後のがん診療を考えたとき，がんの原因となる遺伝子異常を明らかにする遺伝子検査の重要性がますます高まってくることが予想される．いくつかの重要な遺伝子検査を以下に列挙して説明する．従来は，遺伝子検査は大学などの特定の施設でしかできない検査であったが，遺伝子異常を容易にかつ迅速に検査する PCR 法（図 11）の開発によって，多くの病院で実施可能な検査となっている．今では，少量のがん細胞から多数の遺伝子異常を同時に短時間で検出できるようになり，遺伝子検査の適用を容易にしている．

> **PCR 法**
> polymerase chain reaction，ポリメラーゼ連鎖反応．PCR 法は，DNA を増幅するための方法で，30 億塩基対もあるゲノムの中から，自分の望む DNA 断片を選択的に増幅できる．しかも増幅するための時間が 2 時間ほどで済んでしまう．原理は図 11 に示したように，第一段階で 2 本鎖 DNA を 95℃に加熱して 1 本鎖にし，次にプライマーとよばれる標的 DNA 断片に相補的な短い核酸配列を DNA に結合させ，最後に DNA ポリメラーゼによって DNA 断片を 2 倍に増やす，という一連の操作を繰り返すことによって，2 倍，4 倍，8 倍と倍加させていく方法である．

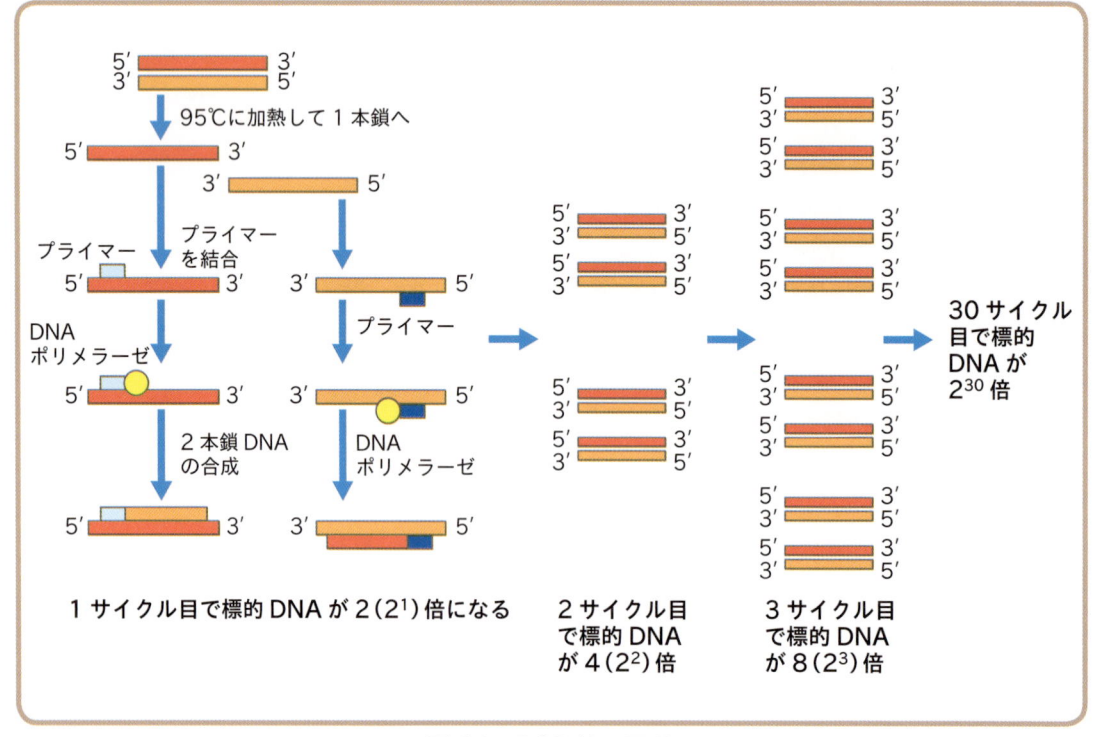

図 11　PCR 法の原理

1 がん特異的変異タンパクの検出

▶ p.57「がん細胞はどのように誕生するのか？」参照．

　第Ⅱ章で説明したように，発がんには複数の遺伝子に変異が入ることが必要だが，白血病のように 1 個の遺伝子異常で発がんするものも存在している．
　たとえば慢性骨髄性白血病では，9 番染色体の一部と 22 番染色体の一部が相互転座したことによって，*bcr/abl* 融合遺伝子が新たに誕生し，そのことが原因で慢性骨髄性白血病が発症することがわかっている．この遺伝子異常は阻害することが可能であり，BCR/ABL チロシンキナーゼ阻害薬によって治癒することが証明されてきた．しかもこの遺伝子異常は，慢性骨髄性白血病にのみ認められる遺伝子異常であり，BCR/ABL チロシンキナーゼ活性の阻害は，正常細胞になんらの副作用ももたらさない．まさにがん特異的遺伝子異常であり，がん特異的治療標的となる．
　こうした染色体転座による遺伝子異常は，白血病や骨肉腫のような肉腫に認められる異常と考えられてきたが，肺がんの一部にも染色体転座による新しい融合タンパクを認める症例がいることが証明された[2]．
　肺がんで発見されたのは，*EML4/ALK* 融合遺伝子であり，グリゾニチブという ALK 阻害薬によって抑制される．この発見の重要な点は，白血病以外のがんにおいても，がん特異的な治療標的をもったがんが存在している可能性があり，それらのがんは，特異的阻害薬の開発によって治癒も可能になるかもしれないということである．こうした治療標的に対する治療薬（分子標的治療薬）が変異したがん遺伝子産物ばかりか正常の原がん遺伝子産物まで抑制するという事実からいえば，まさに特異的分子標的治療薬といえるのだろう．
　がん患者の中から，こうした特異的遺伝子変異を見出すことで，効率的・効果的治療の選択が可能となる．

2 遺伝性/家族性がんの遺伝子異常の検出

　BRCA1 に先天的に異常のある家族性乳がんが，乳がんの 5% 以上存在するといわれており，米国では乳がんの予防的切除もすでに行われている．がんになっていない段階での予防的乳房切除をどう判断すべきかは，むずかしい問題であるが，近しい家系の中に若年発症の乳がん患者がいる場合などでは，家族性乳がんの家系である可能性もあり，*BRCA1* 遺伝子異常のチェックはいずれ必要と判断されるだろう．遺伝子異常のチェックが定期的検査を受けるきっかけにもなり，乳がん予防においては必要な検査となる可能性もある．

③ 予後の予測のための遺伝子検査

　現在白血病においては，どのような染色体異常があるかが予後を規定するもっとも重要な因子となっている．たとえば，(8;21) 転座や (15;17) 転座を有する白血病 (*RUNX-RUBX1T1* 融合遺伝子や *PML-RARA* 融合遺伝子が形成される) は予後良好な白血病と分類されている．今後固形がんにおいてもどのような遺伝子異常が認められる場合に予後良好となるのかが明らかにされれば，そうした遺伝子異常の有無を検査することで，予後を予測することも可能になる．

第Ⅳ章　引用文献

1) Bates SE et al：Tumor markers：value and limitations in the management of cancer patients．Cancer Treat Rev **12**：163-207, 1985
2) Soda M et al：Identification of the transforming EML4-ALK fusion gene in non-small-cell lung cancer. Nature **448**：561-566, 2007

第Ⅳ章　参考文献

1) 日本臨床腫瘍学会 (監)，『入門腫瘍内科学』編集委員会 (編)：入門腫瘍内科学，篠原出版新社，2009

第Ⅴ章
がんの治療

進歩するがん治療

1 個別化医療の進捗

がん治療の世界では，今新しい言葉が多くの人々の口に上るようになっている．それは，「個別化医療」とか「個体差医療」とよばれる，患者自身のもっているがんの特徴に合わせてオーダーメイドの治療を行うというものである．

がんの発症メカニズムの解析が進むにつれて，多くの遺伝子異常の積み重ねによって「がん化」が起こり，ある種のがん遺伝子タンパクやがん抑制遺伝子タンパクとよばれる細胞内で働いている機能分子に異常を起こしていることがわかってきた．こうした特異的な遺伝子異常をもっているがん細胞の異常タンパクの機能を個別的に阻害できれば，それぞれの患者のがんに対して特異的な治療が可能で，副作用がない理想的な治療法になると期待されたのである．こうした治療薬は，ある特定のタンパク分子を標的とした「分子標的治療薬」とよばれている．図1に従来のがん化学療法と個別化がん治療（分子標的治療）の違いを示した．

従来の化学療法は，診断されたがんの性質・部位によって，患者1人ひとりの遺伝子異常の違いには注目せずに同じ抗がん薬の組み合わせで治療を行っている．一方，個別化医療では，遺伝子異常の違いに着目して異なる遺伝子異常そのものを標的とした薬剤を創製して治療を行う．こういった「個別化医療」「分子標的治療薬」の扉を開いたのは，慢性骨髄性白血病の予後を劇的に変え，白血病治癒の可能性を明瞭に示したイマチニブであった．イマチニブの登場によって，診断から3〜5年でほとんどが死亡するとされていた慢性骨髄性白血病の予後が，90％近く治癒するところまで劇的に改善したのである．これを機に数多くの分子標的治療薬が承認され，臨床の現場に登場してきている．

イマチニブ
慢性骨髄性白血病に特異的なフィラデルフィア染色体の遺伝子産物 Bcr/Abl を標的とした分子標的治療薬．

2 手術方法の進捗

ここ十年ほどのがん治療におけるもう1つの目立った進歩として，手術方法の変化と放射線治療機器の開発があげられる．手術方法の進歩としては，内視鏡機器の進歩に伴う腹腔鏡手術や縦隔鏡手術など，大きく腹や胸を切開することなくがん組織を切除する手術法が取り入れられるようになったことがあげられる．

3 放射線療法の進捗

　一方，放射線治療の進歩では，正常組織への放射線照射を減らし，がん組織に放射線を集中させることが可能になった点があげられる．従来はがん組織のみに放射線を当てることが困難であったために，肺がんや食道がんに対する放射線治療後には間質性肺炎など数多くの合併症がもたらされてきた．最近，がん組織の放射線量のみを増強する機器が開発され，肝臓のような放射線によってダメージを受けやすい部位にできたがんに対しても，放射線治療を施すことが可能となってきた．

4 支持療法の進捗

　また最近の目立った動きとして，主に支持療法の進歩によって外来でのがん化学療法が可能となってきたことがあげられる．

支持療法
症状マネジメントのことでがんそのものに伴う症状や治療による副作用に対する予防策や，症状を軽減する治療をさす．

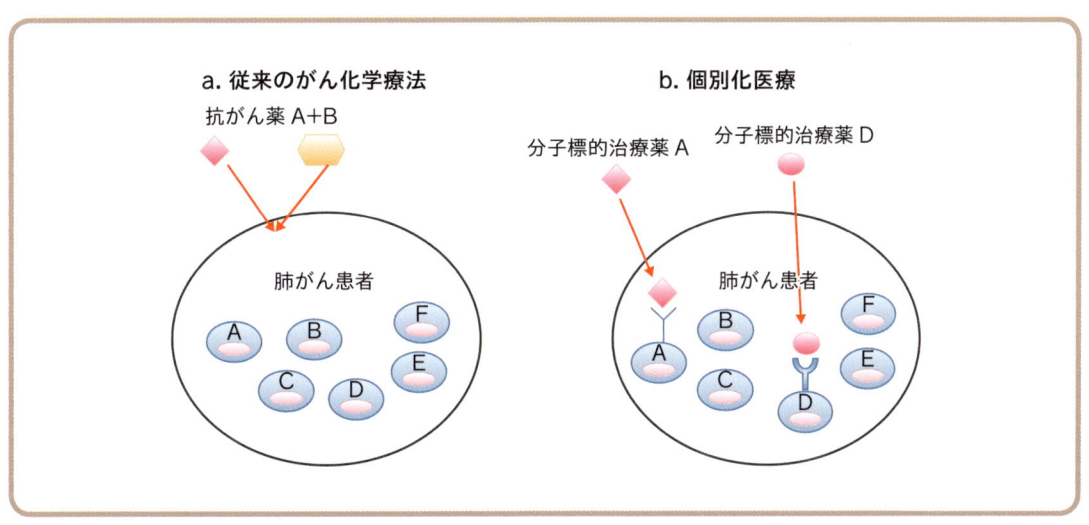

図1　従来の化学療法と個別化医療
a. 多彩な遺伝子異常をもつ肺がん患者に対して，同じような効果が出ると予測したうえで，同じ種類の抗がん薬の組み合わせで治療を行う．
b. 多彩な遺伝子異常をもつ肺がん患者に対して，特異的な遺伝子異常に合わせて標的を決めて抗がん薬を作って投与する．

2 がんの手術療法

　がんの手術療法は，がんの治療法としてはもっとも古くから用いられてきており，紀元前の古代エジプトではすでに乳がんの外科手術が行われていた．手術療法は，がん組織を用手的に取り除いて，がんによる症状（胃の通過障害による嘔吐や気道の閉塞による呼吸困難など）を取り除いて治癒を目指す治療法をさす．局所的なコントロールとしては有効な方法であるが，がん細胞の特徴である浸潤・転移によって広がっていくという性質のために，がん組織をとりまく正常組織まで切除するという拡大手術に傾きやすく，術後の合併症のために生活上の不利益をもたらす可能性が高い．また，転移がある場合には治癒に結び付かないという欠点もある．

A 拡大手術から縮小手術へ

　1980年代までは，がん細胞がどこまで浸潤しているのかを推定することが困難であり，手術中にがん細胞を体腔内へばらまいてしまうおそれなどを考慮して，がん病巣とその周囲の正常組織を安全域として大きく切除する拡大手術が主流であった．可能な限りがん細胞には触れることなく，正常細胞で包んだ状態でそっと取り出したいというのが，外科医の希望であった．こうした拡大手術に対する疑問は，拡大手術を受けた乳がん患者たちの苦しみが理解されるようになってはじめて表面に出てくるようになった．乳がんの摘出のために大胸筋の切除まで行ったため，肋骨が凸凹と浮き出てしまうような状態になってしまうこと，腋下リンパ節切除を行ったためにリンパ節切除を受けた腕が腫れてくる（リンパ浮腫）ことなど，乳がん拡大手術は女性たちに治癒率の向上という福音とともに多くの生活上の苦しみを与えてきた．しかし，しだいに乳房を温存した縮小手術でも予後に差のないことが明らかになり，最近では乳房温存手術が可能な限り試みられるようになってきている．

　図2に，日本における乳がんの手術術式の変遷を示したが，今では**ハルステッド（Halsted）手術**とよばれる大胸筋まで切除する術式はほとんど採用されなくなり，しだいに大胸筋を温存した乳房切除術に移行し，次いで乳房温存手術に移行してきたことがわかる[1]．こうした手術術式の縮小手術への変化にもかかわら

ず，乳がんの手術後5年生存率は徐々に改善してきており，2000年代になると90％を超える治癒率をあげる病院も多くなっている．ただごく最近では，**乳房再建手術**の進歩と再建手術の保険適用によって，乳房温存術を無理に選択することの危険性も理解されるようになり，一部では乳房切除術が再び増加している．要は，治癒をもたらす根治性（メリット）と合併症をもたらす危険性（デメリット）のバランスで，患者に最適な方法を選択することが重要なことになる．

B 手術療法の実際の方法

がんの手術療法では，たとえごく少数でも取り残したがん細胞があれば，それによって再発する可能性を排除することはできない．したがって，がん組織のみを局所的に取り除く手術とはならず，むしろ周囲組織や周囲リンパ節への浸潤・転移を疑って**拡大切除**するのが標準的となっている．図3に胃がんの実際の手術方法を示した．赤の線で示したような，がんの存在する胃の一部を局所的に切除する手術法が採用されることはほとんどなく，青色の線で示したように，胃全摘術に加えて周囲の脂肪組織，リンパ組織，脾動脈や脾臓まで合併切除する手術法が標準的に用いられている．がん細胞の浸潤がどこまで及んでいるのかを肉眼的に確認することはむずかしく，がん組織にメスを入れて腹腔内にがん細胞をばらまく危険を避けるためである．

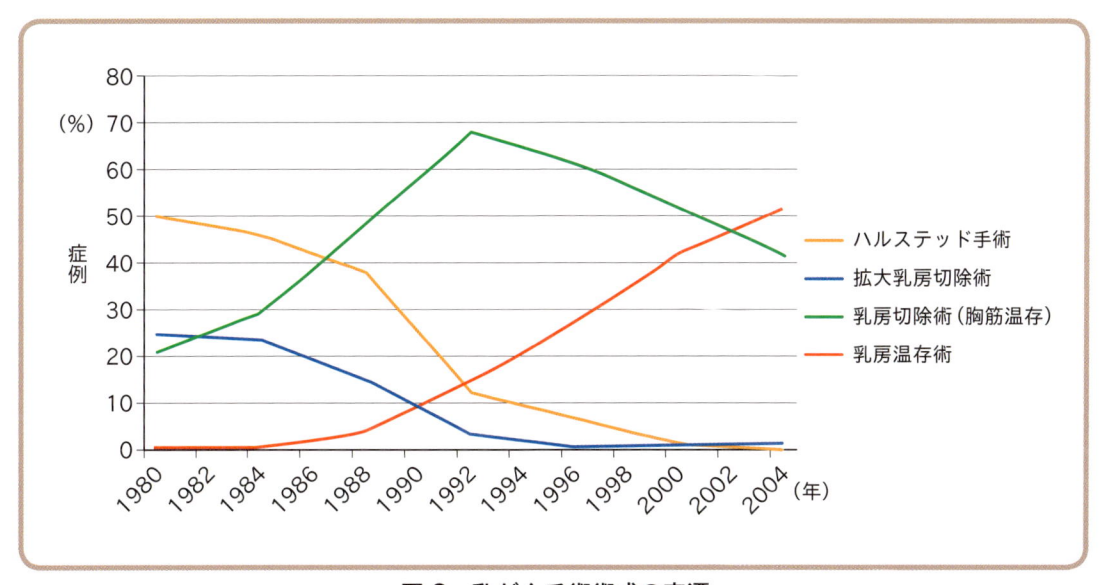

図2　乳がん手術術式の変遷

[Sonoo H et al, Academic Committee of the Japanese Breast Cancer Society：Results of questionnaire survey on breast cancer surgery in Japan 2004-2006（日本乳癌学会会員アンケート調査結果），Breast Cancer 15(1)：3-4, 2008 より引用]

C 手術療法の選択

　局所的な切除法に比べて，拡大切除のほうが生存期間の延長が得られる確率は高くなるが，切除範囲の拡大は手術を受ける患者の術後の生活にデメリットを与えることも間違いのない事実である．たとえば肺の右肺切除のほうが右上葉切除に比較して患者の呼吸機能を低下させて日常生活を困難にさせる．そのため，治療法の選択はメリット（根治性）とデメリット（合併症，後遺障害，QOL）のバランスを考慮して決定することになる（図4）．

　切除範囲を大きくすれば，根治性は高くはなるが，一方で治療後の合併症や後遺障害をもたらし，手術の安全性を損なうことになる．これらのメリットとデメリットを秤にかけて手術適応と術式を選択することになる．日常の臨床においては，それぞれのがんに対して「治療ガイドライン」が決められており，ステージ別に手術療法の術式も決定される．図5に日本胃癌学会が定めた「胃癌治療ガイドライン」の中の推奨されている治療アルゴリズムを示す．

　まず，遠隔転移の有無で治療法の選択が変わる．遠隔転移ありの場合（M1）には，手術療法が選択肢から外れ，患者の年齢や全身状態にしたがって，化学療法，放射線療法，緩和治療，対症療法から最適な方法が選ばれる．遠隔転移がない場合（M0），原発腫瘍の大きさ（T因子）によって治療法が選択される．隣接臓器への浸潤などを伴う進行期の胃がん（T4b）の場合には，合併切除＋胃切除＋D2リンパ節郭清という拡大手術を行う．進行胃がんの場合（T2/T3/T4a）には基

アルゴリズム
何か物事をやるときの「やり方」のことをさす．

D2リンパ節郭清
日本のがんの外科治療においては「癌取扱い規約」に則って，病気の進行度などによってどの領域リンパ節を郭清するかを決めており，リンパ節郭清度（D-number）と定義されている．
胃の場合は胃に近いほうのリンパ節からNo.1，2，3と番号がつけられており，No.1～12リンパ節を郭清することをD2リンパ節郭清とよぶ．

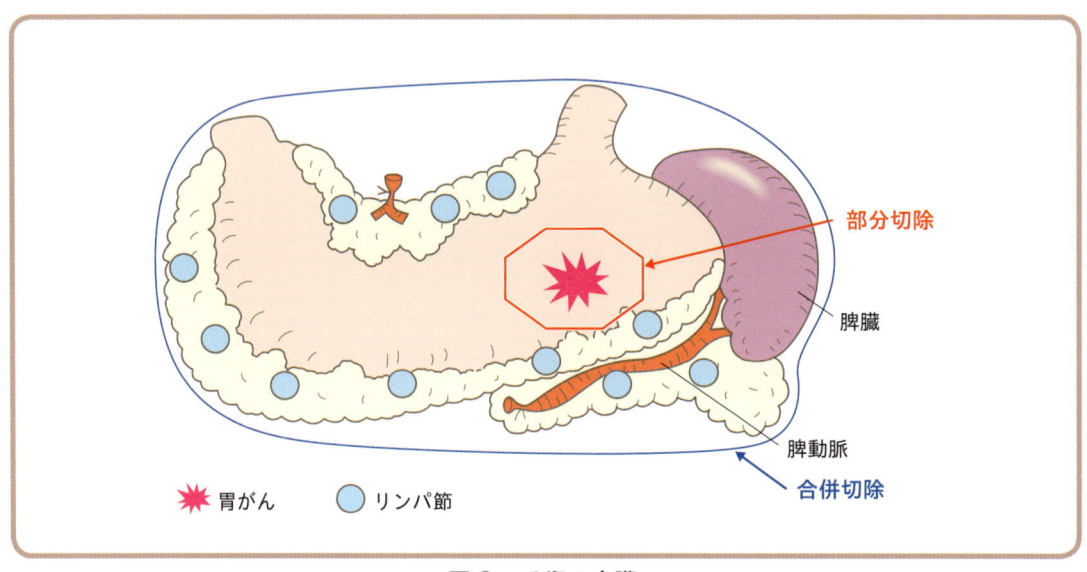

図3　手術の実際
胃がんの手術は，胃がんの周囲を赤い線で囲ったような局所的な切除ではすまない．青い線のように，がんの発生した胃とともに浸潤や転移しているかもしれない周囲の脂肪組織やリンパ節，さらには脾動脈や脾臓も切除することになる．

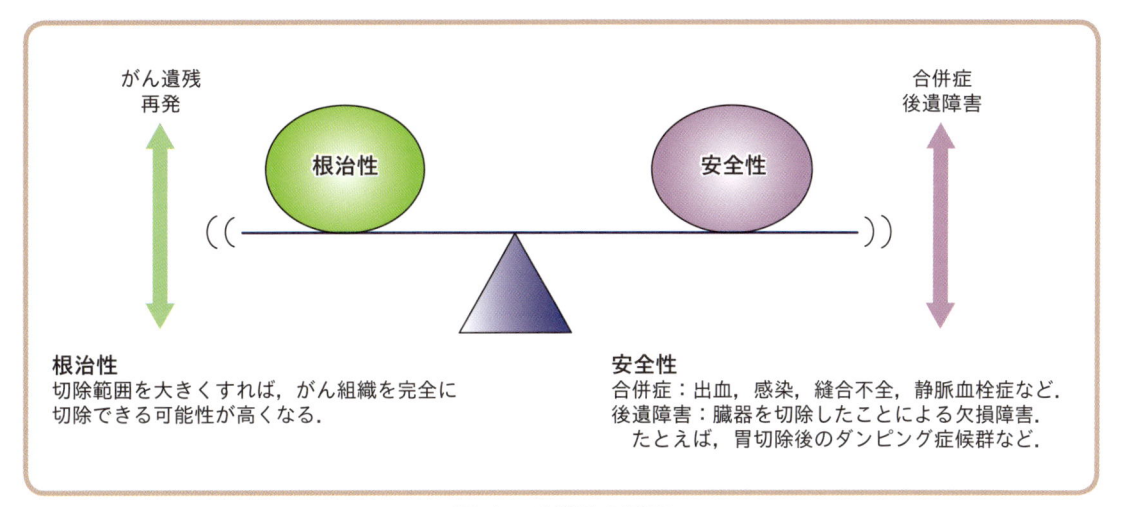

図4 手術法の選択

根治性
切除範囲を大きくすれば，がん組織を完全に切除できる可能性が高くなる．

安全性
合併症：出血，感染，縫合不全，静脈血栓症など．
後遺障害：臓器を切除したことによる欠損障害．
たとえば，胃切除後のダンピング症候群など．

メリットである根治性だけではなく，デメリットである合併症，後遺障害，QOL も含めたバランスシートを考慮して決定する．

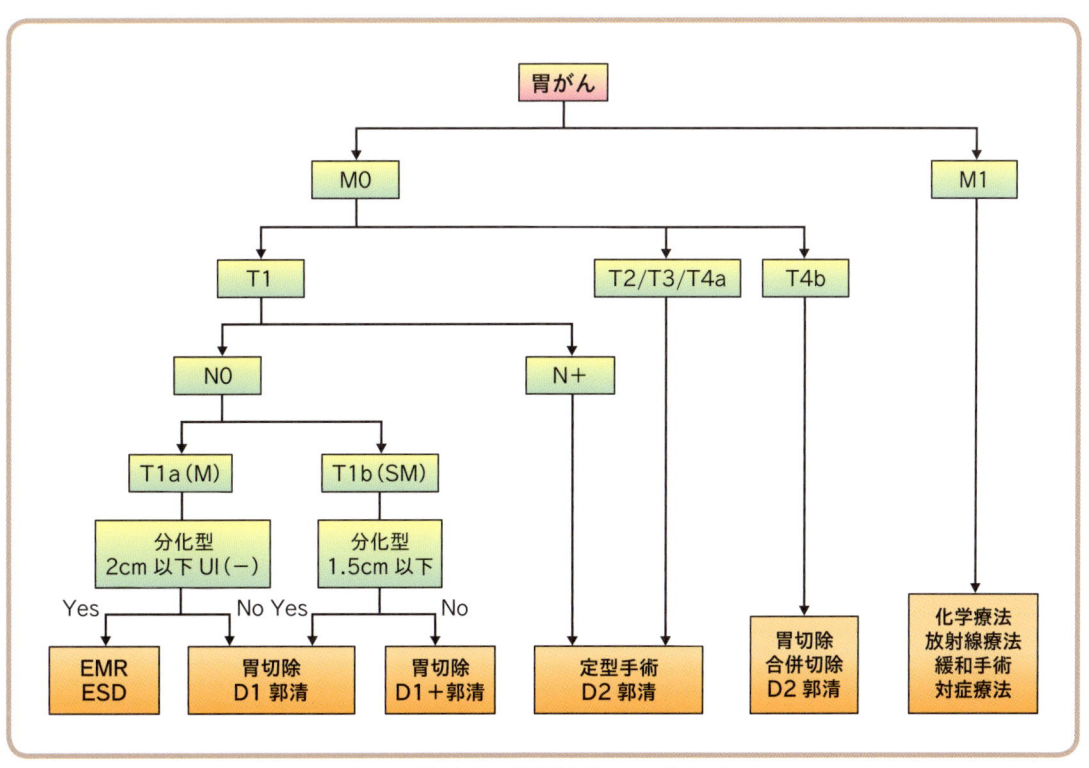

図5 胃がんの推奨治療アルゴリズム

[日本胃癌学会（編）：日常診療で推奨される治療法選択のアルゴリズム．胃癌治療ガイドライン，第3版，2010年10月，<http://www.jgca.jp/guideline/category2-a.html#H2-A_1>，2014年6月16日検索を参考に作成]

本的には胃の 2/3 以上切除と D2 リンパ節郭清という定型手術を受ける．早期胃がん (T1) の中でリンパ節転移のあるものでは，同様に定型手術を受ける．早期胃がんの中でも分化型で潰瘍がなく，大きさが 2 cm 以下のものについては内視鏡手術 (EMR, ESD) の適応とされており，それ以外の早期胃がんは D1 リンパ節郭清 (No.1〜7 リンパ節を郭清) と胃切除術，もしくは D1 ＋リンパ節郭清 (No.1〜9) と胃切除術を受ける．

　腹腔鏡手術は，手術器具の発達によって早期胃がんを対象に一般的になりつつあるものの，手術手技には熟練を要し，安全性や長期予後に関する確たるエビデンスはまだなく，研究的治療に位置付けられている．

D　内視鏡手術の進歩

　最近では，内視鏡 (胃カメラや大腸ファイバースコープ) 技術の進歩によって，食道・胃・大腸の小さな早期がんに対して内視鏡による切除が行われるようになっている．したがって，転移のない早期の胃がんや大腸がんならば，開腹手術を行わずに内視鏡で根治させることも可能となっている．内視鏡手術の代表的な 3 つの方法を図 6 に示した．

　ポリペクトミー (図 6a) はもっとも古くから行われていた方法で，有茎性 (首

分化型
胃がんは分化型と未分化型に分けられるが，分化型胃がんとは胃がん組織中の胃がん細胞の形や並び方が正常胃腸粘膜組織と似かよっているがんをさす．

EMR
endoscopic mucosal resection．内視鏡的粘膜切除術．

ESD
endoscopic submucosal dissection．内視鏡的粘膜下層剥離術．

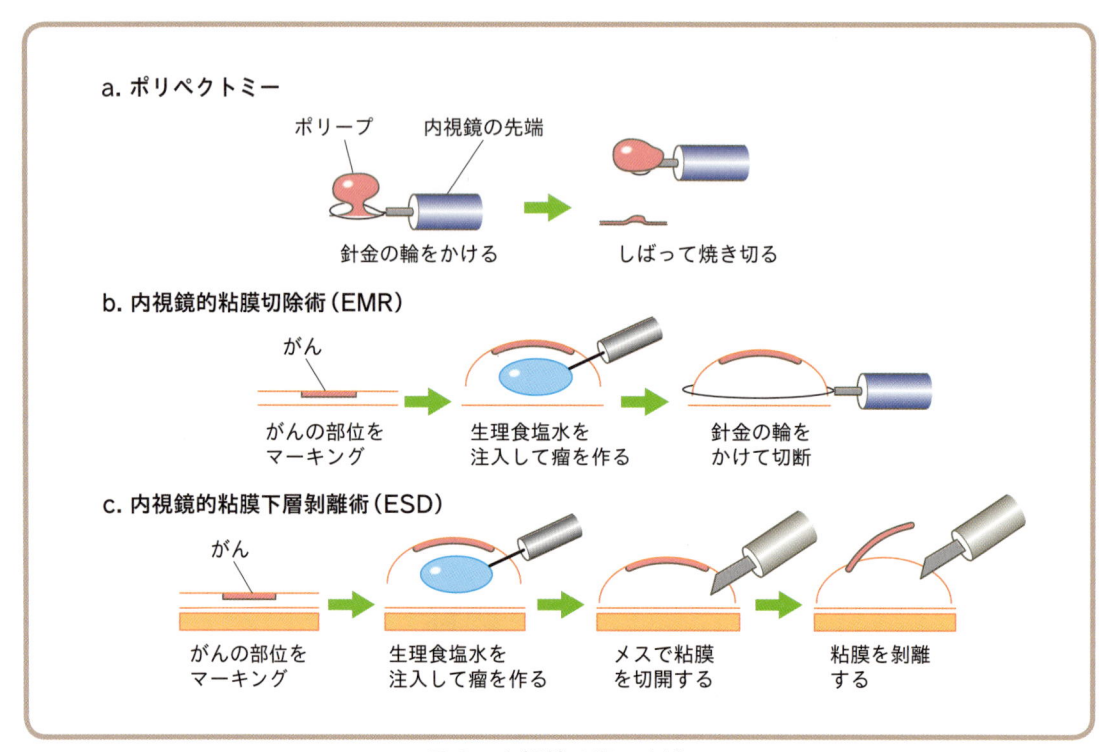

図 6　内視鏡手術の方法

をもっている）腫瘍をワイヤーでかけて焼き切るという方法である．bの**内視鏡的粘膜切除術（EMR）**とcの**内視鏡的粘膜下層剝離術（ESD）**は，こぶ状に飛び出ていない平坦な腫瘍を切除する方法として開発されたもので，粘膜下に生理食塩液やヒアルロン酸液などを注入して，病変部をこぶ状に盛り上げる方法である．最近では，内視鏡的粘膜下層剝離術（c）のようにメスを使っての粘膜剝離術も行われるようになってきて，辺縁部に凹凸があっても切り取ることができるようになっている．

外科的技術の進歩によって開腹手術の安全性が高くなってきたとはいえ，完全に<u>合併症</u>（術後肺炎や術後無気肺など）や<u>後遺症</u>（癒着による腸閉塞やケロイドなど）がなくなったわけではなく，また術後の回復にも時間がかかることに変わりはない．一方，内視鏡手術であれば，開腹に伴う合併症や後遺症を避けることができ，また手術の翌日には起き上がることができるなど回復も早い．こうした利点ゆえに，今後も内視鏡手術の適応範囲拡大がはかられると思われる．

早期胃がんにおける内視鏡手術の適応は，表1に示したように転移がほとんどないと考えられる早期胃がんのうちでも，分化型で粘膜内の2 cmまでの大きさのもので，潰瘍がないものを対象とするというように，対象を絞りに絞って限定している．その理由は，開腹手術であればリンパ節や肝臓などを直接観察して転移の有無を確認できるが，内視鏡手術では原発巣以外は見ることができないという限界を考慮したためである．

合併症
不具合が一過性で，治療が可能なものをさす．術後肺炎や術後無気肺など．

後遺症
不具合が半永久的に残るもので，癒着による腸閉塞やケロイドなど．

E 鏡視下手術の進歩

鏡視下手術には腹腔鏡手術，胸腔鏡手術，関節鏡手術がある．**腹腔鏡手術**は，腹壁に1〜4 cm程度の切開を加えて腹腔鏡で術野を観察しながら，メスなどの処置具で病変部位を切除する方法（図7）であり，出血や疼痛などの後遺症が少なく，術後早期の離床が可能となるため，合併症が少なく早期退院が可能となる利点がある．一方，手技がむずかしいために専門医の執刀に限られるなどの欠点もある．

腹腔鏡手術（図7）の適応疾患を示すと，消化器系疾患では，胆嚢胆石，鼠径

表1　内視鏡的粘膜切除術の適応

	高分化型			低分化型
	潰瘍なし	潰瘍あり		潰瘍なし
粘膜内	2 cm以下	2.1 cm以上	3 cm以下	2 cm以下
粘膜下	3 cm以下			

■ ガイドラインの内視鏡的粘膜切除術適応
■ リンパ節転移のほとんどないがん

［日本胃癌学会（編）：胃癌治療ガイドライン，第3版，医師用，2010，＜www.jgca.jp/guideline/index.html＞，2014年8月17日検索を参考に作成］

部ヘルニア，食道ヘルニア，胃粘膜下腫瘍，胃良性腫瘍，早期胃がん，小腸ポリープ，大腸良性腫瘍，結腸がんなどが含まれている．婦人科系疾患では，子宮内膜症での子宮全摘術，卵巣囊腫，子宮筋腫，異所性妊娠などが含まれる．**胸腔鏡手術**の適応としては，縦隔内腫瘍や肺の良性腫瘍以外にも転移性肺がんや肺がんの一部も含まれている．

最近，鏡視下手術支援ロボットの導入が進んでおり，従来の鏡視下手術では手術局所を立体的に観察することができなかったが，ロボットの導入によってその欠点が解消されている．さらにロボットの導入によって，手の震えといった人間の手では避けられない欠点が解消され，拡大して立体的に観察できるなどのメリットが得られるようになっている．

F 高齢者に対する手術療法の進歩

今やがんは老人の病気といってよいほど，高齢者に多く認められる疾患となっている．そのため，認知症をすでに発症しており，治療の選択などを自分で決定することがまったく不可能といえるような状態で見つかるケースが増加している．たとえば脳梗塞後遺症で2年以上寝たきりとなっていた高齢者が，しだいに食事を食べなくなり，胃カメラで噴門部にボールマン (Borrmann) Ⅲ型の進行がんを認めたというような症例である．年齢が86歳で，左片麻痺はあるものの，体格も栄養状態も良好．しかし，記憶障害，見当識障害があり，毎日のように「家に帰る」と訴えている．

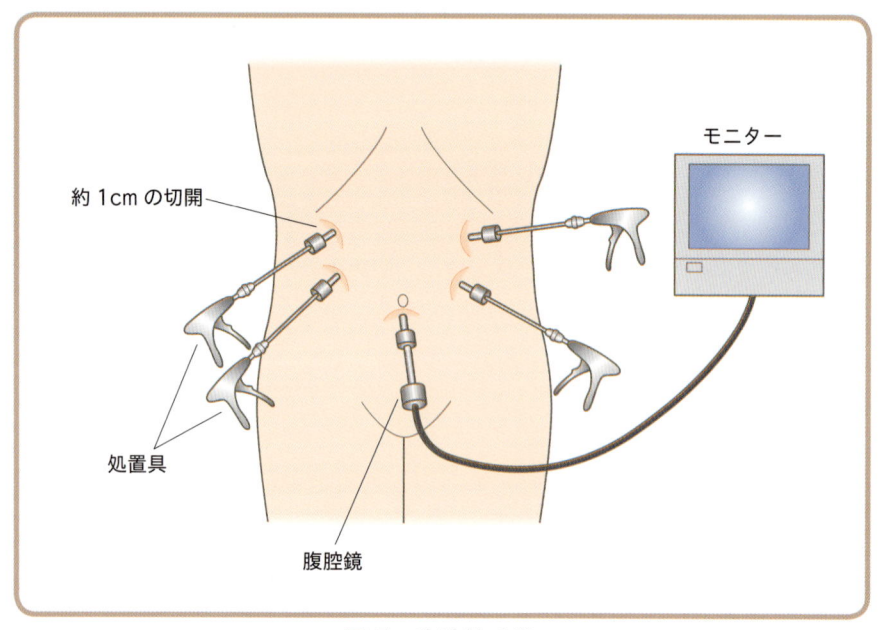

図7　腹腔鏡手術

このようなときにどのような治療選択肢があるのだろうか？「無理をしてでも手術や化学療法を行う」，「緩和ケアのみで様子をみる」のどちらを選ぶべきなのだろうか？

認知症が進んでいたり，意識がないような状態であれば，ほとんどの家族は「緩和ケアのみで様子をみる」を選択する可能性が高い．しかし，意識がはっきりしており認知症もない場合に，どのような治療の選択をすべきか判断がむずかしい．

図8に米国のNCCNが提案している高齢者のがん治療ガイダンスを示した[2]．考え方の基本は，「受診時の年齢と患者の状態から予測される平均余命とがんによる症状が出現する時期やがんの予後とを比較し，平均余命のほうが短いと予測されるときには積極的な治療は避ける」ということである．一方，平均余命内にがんによる症状が出現する可能性がある場合には，全身の機能や併存疾患の有無などを評価して重大な機能障害がなければ，治療に耐えられる人に限って積極的な治療を行うことにするというものである．

このガイドラインに従えば，重度の認知症で日常生活を送るにあたって重大な機能障害があるという範疇に入ると判断すれば，支持療法で様子をみることになる．しかし，肉体的に大きな障害がなければ，家族が「治療を受ける」という選択肢を選ぶ可能性はあるだろう．しかも，判断の根拠となる平均余命はあくまでも平均余命であり，個人個人で余命は変わってくるため，患者個人や家族の希望を優先することはいうまでもない．

手術を含めて治療に耐えられると判断されれば，年齢自体はリスク因子とはな

緩和ケア
がんに伴う体と心の痛みを和らげることで生活の質（QOL）を改善するアプローチをさす．

NCCN
National Comprehensive Cancer Network. 世界の25の主要ながんセンターのNPO団体でがん治療のガイドライン策定を行っている．

支持療法
がんに伴う合併症（貧血，感染症，肝障害など）に対して，輸血や抗菌薬投与などのサポートを行うことをさす．

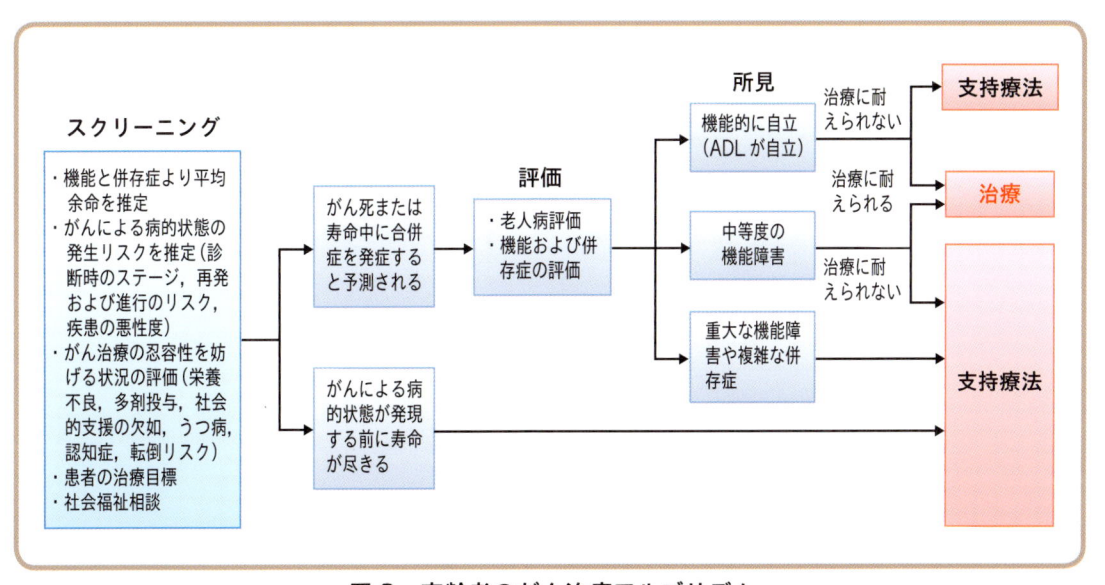

図8 高齢者のがん治療アルゴリズム

[NCCN (National Comprehensive Cancer Network)：NCCN 腫瘍学実践ガイドライン──高齢者のがん治療，第2版（NPO法人 日本乳がん情報ネットワーク訳），2007，＜http://www.jccnb.net/guideline/images/gl08_sior.pdf＞，2014年10月28日検索を参考に作成]

表2 高齢者に対する手術

	2004年 症例数	(%)	1994年 症例数	(%)
10歳代	4	0.0	2	0.0
20歳代	12	0.1	17	0.2
30歳代	85	0.7	84	1.1
40歳代	495	4.2	512	6.9
50歳代	2,065	17.7	1,334	18.0
60歳代	3,713	31.8	2,984	40.4
70歳代	4,584	39.3	2,222	30.1
80歳代	701	6.0	232	3.1
90歳代	4	0.0	1	0.0
欠損値	0	0.0	5	0.1
合計	11,663	100.0	7,393	100.0

1994年の全国集計では60歳代の切除例が2,984例ともっとも多かったが，2004年では総切除例が1.5倍に増加し，70歳代の切除例がもっとも多かった．術後30日以内死亡は0.9%．

[肺癌登録合同委員会：全国肺癌登録結果(2)年齢．2004年肺癌外科切除例の全国集計に関する報告，<https://haigan-touroku.jp/report/pdf/2004.pdf>，2014年6月19日検索より引用]

表3 80歳以上の高齢者肺がんに対する手術成績

報告者	報告年	症例数	合併症発生率	手術死亡率	5年生存率
Naunheim	1994	40	21	16.0	40.0
Aoki	2000	35	60	0	39.8
Port	2004	61	38	1.6	38.0
Dominguez	2006	379	48	6.3	—
BrokX	2007	124	—	4.0	47.0
Okami	2009	367	8.4	1.4	55.7
Yamato	2011	464	17.6	1.3	56.9

[Naunheim KS et al：Lung cancer surgery in the octogenarian. Eur J Cardiothorac Surg 8 (9)：453-456, 1994；Aoki T et al：Pulmonary complications after surgical treatment of lung cancer in octogenarians. Eur J Cardiothorac Surg 18：662-665, 2000；Port JL et al：Surgical resection for lung cancer in the octogenarian. Chest 126：733-738, 2004；Brokx HA et al：Surgical treatment for octogenarians with lung cancer：results from a population-based series of 124 patients. J Thorac Oncol 2：1013-1017, 2007；Okami J et al：Pulmonary resection in patients aged 80 years or over with clinical stage I non-small cell lung cancer：prognostic factors for overall survival and risk factors for postoperative complications. J Thorac Oncol 4：1247-1253, 2009；大和　靖：総説 80歳以上の高齢者肺癌に対する外科治療績．県立がんセンター新潟病院医誌 50 (2)：57-63, 2011 より作成]

らない．しかしがん化学療法の場合には，さまざまな臓器の機能を評価したうえで，合併症や副作用を避けるための抗がん薬用量の減量や支持療法を積極的に追加する必要がある．

表 2 に，2004 年度と 1994 年度の高齢者の肺がんに対する切除術を行った症例数の全国集計を示した．1994 年では 60 歳代の手術例がもっとも多く，次いで 70 歳代の手術例が多かった．2004 年になると 70 歳代の手術例がもっとも多くなっている．2004 年度の集計以降新しい集計がとられていないため，最新の状況は明確ではないが，高齢化の進行に伴って 70 歳代の手術症例がより増加していると予想される．

要は年齢ではなく，元気であるかどうかが重要であり，元気に自立してさえいれば，70 歳代でも 80 歳代でも年齢を理由に手術適応の判断を変える必要はないということである．

表 3 に 80 歳以上の高齢者肺がんの手術成績を示したが，術後合併症が非高齢者に比較して多かったものの，手術関連死亡率は非高齢者と比べて多くはなく，5 年生存率も新しい 2 つの報告では 55％以上と非高齢者と比べても遜色のない成績であった．80 歳以上の超高齢者であっても手術そのものによる合併症もなく，非高齢者と遜色のない治療成績を得られることがわかる．

こうした集計から得られる結論は，高齢者であること自体で治療法の選択が制限されるべきではなく，自立した日常生活が送れるような健康状態であれば，手術を含めて幅広い選択肢の中から最適な方法を考慮すべき，ということになる．

3 がんの放射線療法

X線，α線，β線，γ線などの放射線は，細胞のDNAに損傷を与えて**細胞死**を誘導する．**放射線療法**とは，周囲の正常組織より高い線量の放射線をがん組織に当てることによって，がん細胞の細胞死を誘導してがん細胞を取り除こうとする治療法である．放射線療法においては，放射線の線量を上げさえすれば，がん細胞の細胞死を必ず誘導できるが，正常細胞を避ける方法がなかったために，従来は放射線量を十分量にまで上げることができなかった．しかしながら最近，放射線機器の開発によってがん細胞にのみ特異的に高い放射線量を照射することが可能になり，放射線療法によって局所のがんの制御が手術と遜色なくできるようになってきている．

A 姑息的治療法から根治療法へ

がんの放射線療法というと，手術ができないから姑息的に行う治療法と思っている医療従事者も多いのではないだろうか．しかしこうした評価は一昔前のものであり，今では，機器の進歩や放射線療法の進歩によって，手術療法と遜色のない治療成績をあげることができるようになっている．欧米ではすでに根治療法の第一選択肢として選ばれるようになっており，日本での評価とは大きな違いがある．また根治療法以外にも，がんの末期になってからの骨転移に由来する痛みの緩和など，**緩和医療**においてもなくてはならない治療法として使われている．欧米各国では，がん患者の約半分がなんらかの形で放射線治療を受けているとされている．

残念ながら日本においては，放射線治療を受けるがん患者は多くはなく，10年前の2倍以上に増えたといっても，せいぜい25％，4人に1人程度にすぎない．ここにはがん治療の主体を担ってきたのが外科系であったという日本におけるがん治療の発達の歴史が関与している．1970年代までは，内科医ががんを診断して，外科に送って切り取ってもらう．取り切れなかったら，放射線科に送って放射線治療をしてもらうか，内科で化学療法を行う，というのが治療の流れであった．当時のがん治療，とくに固形がんの治療は，胃がんが主なものであり，切り取っても後遺症がそれほど問題にならないという特性のために，外科手術が圧倒

的に主流を占めていた．当時の放射線科医や内科医は外科医の補助的な役割を担っていたという歴史的事実が，今でも「切り取れるものなら切り取るべし」という考え方につながっている．

しかしながら，切り取れば治る胃がんが増加していない中，切り取っても治らない肺がん，肝臓がん，膵がんなどが増加してきており，そのため手術の補助療法や代替療法としてさまざまな治療法が研究され，その過程で，手術をしてもしなくても生存期間に差の認められないがんがあること，放射線療法や抗がん薬を用いた治療法が生存期間を延ばす場合があることなどがわかってきた．中には放射線療法と化学療法によって手術療法以上か同等の治療成績が得られることがわかってきたがん種もある．これらに加えて，切り取っても大きな問題はないと考えられてきた外科手術において，臓器を除去することがいかに生活の質を落とすのかもわかってきた．こうした事実の見直しによって，放射線療法が手術療法と並んでがん治療の第一選択肢となる時代となってきている．

B 放射線療法の進歩

最近の放射線療法の進歩には目を見張るものがある．「放射線量を上げれば確実にがんを消し去ることが可能だが，患者も死ぬかもしれない」と，昔自嘲的に語られていたことがあるが，確かに放射線量さえ上げることが可能ならば，理論的にはどのようながん細胞でも殺すことが可能である．従来は，がん細胞にのみ放射線を当てることができなかったために，正常細胞に与える副作用をおそれて放射線量を上げることができなかったのである．

しかし最近では表4に示したように，がんの部位にピンポイントで放射線を集中させる空間的線量分布の改善，放射線増感法の改善などが図られるようになっている．その結果，ピンポイントでがん細胞のみに放射線を当てることが可

表4　放射線療法の進歩

- **空間的線量分布の改善**
  - CTシミュレーション，PET/CTシミュレーション
  - 術中照射
  - 192-Ir高線量率小線源治療
  - 125-I前立腺がん永久挿入術（密封小線源治療）
  - 強度変調放射線治療
  - 脳および体幹部定位放射線治療
- **放射線増感法の進歩**
  - 温熱療法
  - 放射線増感法
- **時間的線量分布の改善**
  - 分割照射
  - 加速過分割照射
- **粒子線治療**

空間的線量分布の改善
放射線をがん病巣に集中させて，正常組織へ照射しない方法へと改善させたこと．

放射線増感法
抗酸化酵素阻害剤の投与などで放射線の細胞毒性を増強させるような治療法をさす．

分割照射
1回照射量を1.8～2Gyに減らして1日1回5日間照射するという方法である．

加速過分割照射
分割照射に加えて，さらに1回照射量を1.2Gyまで減量して1日2回照射する方法を過分割照射とよぶ．再発を抑えるために1回照射量を1.5～1.6Gy程度にまでしか減量せずに1日2回照射する方法を加速過分割照射とよぶ．

能になり，放射線量を上げることができるようになった．

　もう1つの進歩は，放射線治療の特性を生かした照射方法の改善である．放射線治療の特徴の1つは，放射線被曝の毒性は蓄積するため，1回に大量照射する方法と分割して少量ずつ照射する方法で，がん細胞に対する毒性には差がないと考えられる．もう1つの特徴も重要な点である．放射線は細胞のDNAに損傷を与えて細胞傷害を与えるといわれているが，決してすべてのがん細胞のDNAに均一に傷害を与えているわけではない．細胞周期の分裂期（M期）とG1期からS期への移行期の2つの時期に感受性が高いとされている．こうした放射線の細胞周期による感受性の差異と，蓄積毒性という特徴を合わせて考慮すると，1回に大量の放射線を照射するよりも，少量ずつ分割して照射するほうが，多くのM期やG1/S移行期の細胞に照射できる結果となることから，分割照射法が選択されるようになってきた．

　具体的な方法を以下に紹介する．

1　定位放射線治療

　たとえば乳がんでは60〜65 Gyの総線量を2 Gyごとに分割して，約30日間照射し続けることになる．ちなみにこの2 Gyという線量は，広島・長崎の原子爆弾の被爆者が浴びた放射線量4 Svの半分に相当する量であるから，2日も全身に浴びると死んでしまう量に相当する．総量60〜65 Gyも当てるとすると，患者はすべて死亡してしまうことになる．ではなぜそんな量の放射線を当てることが可能かというと，ピンポイントにがんの部位にのみ当てることが可能になったからに他ならない．全身にくまなく60 Gyの放射線を当てれば死んでしまうが，がんの部位のみに照射すれば，がん細胞だけが死んでいくのである．

　図9に定位放射線照射によって肺がんの「がん」の部位にのみ特異的に放射線を集中させている様子を示した．このように，「定位放射線治療」とは，体を動かさないように固定し，放射線の方向を変えて狙った標的に集中して線量の大きな放射線を照射する方法をさす．

2　強度変調放射線治療

　さらに「定位放射線治療」を基礎にして，放射線の方向だけでなく，1本1本の放射線の線量まで変えることを可能にしたのが，「強度変調放射線治療」という米国で開発された技術で，病巣部の形にぴったりと合った放射線照射域を作り出すことが可能になった．この方法を用いると，前立腺がんのような凹型の形状をもつがんの治療にも照射が可能となっている．前立腺がんの根治を目指す場合には，72 Gy以上という高い線量が必要になるが，前立腺が直腸に近い位置にあるために，直腸の粘膜にダメージを与える可能性が高かった．「強度変調放射線治療」はこの悩みを解決してくれ，直腸への放射線照射量を極端に減らすことを

Gy
gray．グレイ．1 Gyが1 Svとほぼ同じ線量であり，mSvの千倍に相当する．

強度変調放射線治療
intensity modulated radiation therapy (IMRT) は，がんの形に凹凸があっても照射域の放射線の強度を変えて，形に合った線量分布を作る方法をいう．

可能にし，強度変調放射線治療以前の放射線治療では約10％の直腸出血を認めたのに比べ，「強度変調放射線治療」では2％と発生率が驚異的に抑えられている．「強度変調放射線治療」は，脳腫瘍や頭頸部がんなど幅広いがん種に対して使われるようになっている．

こうした最先端の機器を用いることによって，病巣に当たる線量を可能な限り最大にしつつ，正常組織への放射線照射をできるだけ減らすことが可能になっているのである．

こうした定位放射線照射装置や強度変調放射線照射装置の開発のおかげで，従来は放射線治療など考えられなかった肝臓がんでさえ放射線照射が可能となっている．こうした放射線装置の進歩は，若年者ばかりでなく高齢者に対する放射線照射をも可能としており，65歳以上の高齢者においても放射線治療の完遂率は若い人と比較しても遜色のない成績（全体で89％，65～74歳で94％，75歳以上で92％）が得られている．

3 密封小線源治療

密封小線源治療とは，放射性物質を生体の腫瘍内に埋め込んで治療する方法をさしている．しかしながら，密封小線源治療という方法は，がんの部位に埋め込むことで放射線治療の効果をがんにのみ限定しようとする方法であって，決して危険なものではない．むしろ，放射線は距離が2倍になると線量が1/4になる

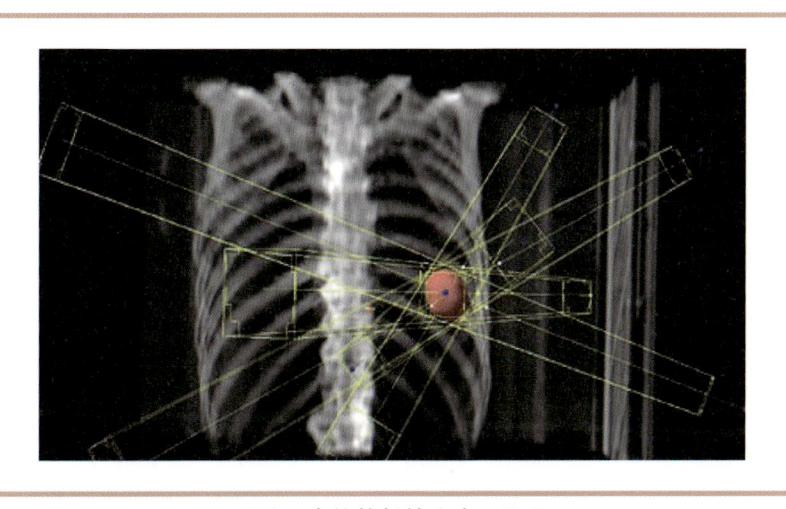

図9 定位放射線治療の原理
肺がんに対して5方向から照射する方法で，肺がんの部位のみに高線量の放射線を照射できる．
［日本放射線腫瘍学会：04 胸部．放射線治療計画ガイドライン2012, p.135, 2012, <http://www.jastro.or.jp/guideline/child.php?eid = 00007>, 2014年6月16日検索より転載］

という原則からすると，体外から放射線をがんの部位にまで到達させようとするよりも，がんの内部から放射線を照射するほうが効率的であることが理解できるだろう．放射性物質から放出される放射線は，主にα線，β線，γ線の3種類であるが，密封小線源治療に使われているヨードなどからは主にβ線が放出され，β線が到達する1〜3 mmの距離内にあるがん細胞のみを破壊する．図10に前立腺がんに対する密封小線源治療の実際の方法を示した．

直腸内に挿入した超音波プローブにて前立腺の位置を確認しながら，前立腺内に50〜100個の小線源を挿入する．図10は挿入された小線源のX線像を示した．造影剤で白く造影された膀胱の下に小線源が多数挿入された前立腺が認められる．小線源療法のメリットとしては治療期間が短い，尿失禁の発生がほとんどない，性機能を高率で温存できる，体への負担が少ないことなどがあげられている．一方，デメリットとして，日本においては2003年度から導入された方法であるため長期間観察したケースがなく，長期間経過した後の合併症の有無が不確かであることがあげられる．

4 粒子線治療

最新の放射線治療として注目を集めているのが粒子線治療であるが，水素原子核である陽子や炭素の原子核などの粒子をサイクロトロン，シンクロトロンとよばれる加速器で加速し，がんの病巣にぶつけて破壊する治療法のことをさしている．陽子や原子核を磁場の中で加速させることを繰り返し行い，運動エネルギー

小線源
放射性ヨード125を含む長さ約4.5 mmの細長い針状のもの．

粒子線治療
陽子線や炭素イオン線等をまとめて粒子線という．

陽子
原子核を構成する粒子の1つで，陽子の流れを陽子線という．

原子核
原子は原子核と電子で構成されている．炭素原子核の流れを炭素イオン線という．

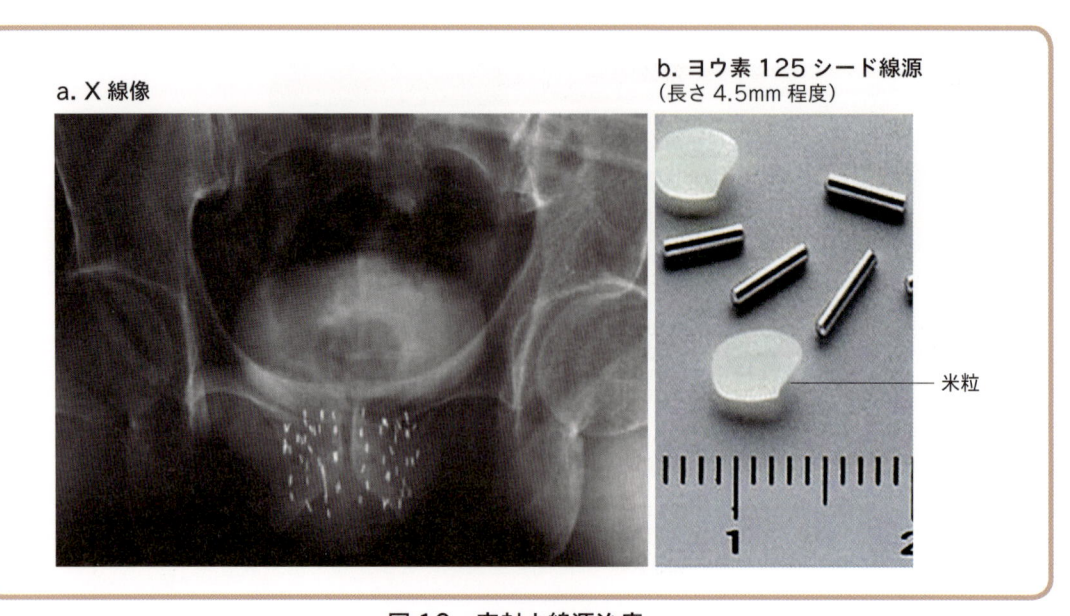

a. X線像　　　b. ヨウ素125 シード線源（長さ4.5mm程度）

米粒

図10　密封小線源治療
a．白く造影された膀胱の下部の前立腺に多くのシードが認められる．

を大きくさせてからサイクロトロンから放出させてがん組織に当てるというのが原理である．サイクロトロンといった機械は発電所並みの大きさの設備であり，価格もおよそ100億円といった破格の値段であり，治療費も300万円を超える高額なものである．しかしながら，粒子線の特徴が従来のX線や電子線などと違うことから，がんの治療法として大きな期待がかけられている．

　粒子線の特徴とは，図11に示したように，粒子線が加速されたスピードに応じて体の中をある距離進んだ地点で，大きなエネルギーを放出して崩壊・消滅するという性質にある．つまり，体外から粒子線を当てても，深部にあるがんに到達してはじめてエネルギーを放出させるように調節することが可能になっている．そのおかげで粒子線治療では，正常細胞に対する副作用を抑制した状態で，最大限の線量をがん組織に照射することができる．2014年10月現在で，放射線医学総合研究所の重粒子医科学センター病院や国立がんセンター東病院など全国15施設（建設中1施設を含む）で受けることが可能となっている．

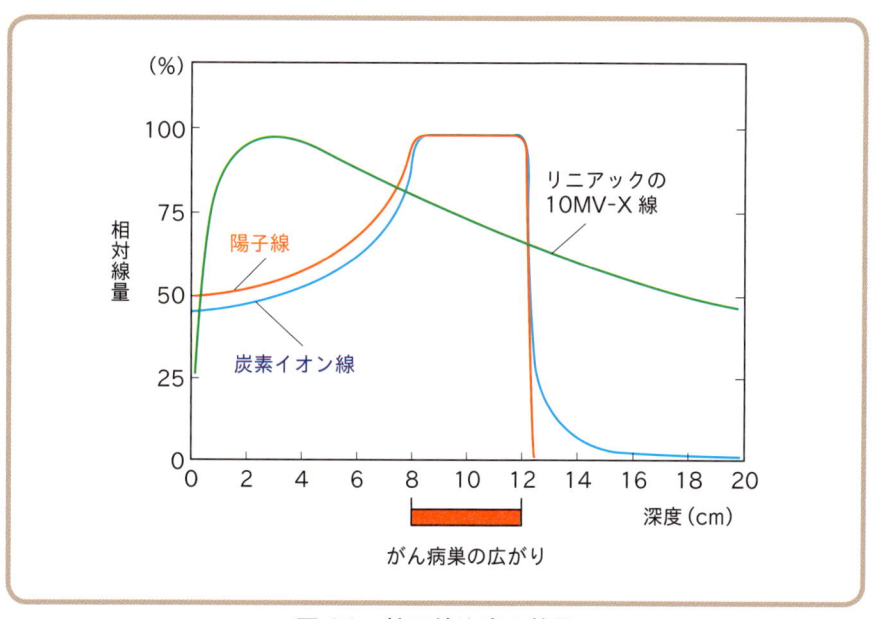

図11　粒子線治療の効果

X線は，身体表面に近いところで放射線が強く，がん病巣に届くころには減弱してしまう．一方，粒子線（水素原子核である陽子線や炭素原子核）は，任意の深さで線量をピークにすることができる．そのため，正常組織への影響を最小限にしてがん病巣に対する効果を最大にできる．

C 緩和治療としての放射線療法

　がんの治療法の進歩に伴って，治癒しないまでも外来で治療を受けながら社会生活を送れるような患者が増加しつつある．こうした患者を外来でみていくと，がんの原発巣の治療のみではなく転移巣の管理も必要になってくる．中でも大きな問題となるのが骨転移であり，**骨痛**という厳しい痛みのコントロールがどうしても要求される．こうした骨転移に対する治療として放射線療法が採用され，根治不能な場合でも骨痛のコントロールができるようになってきている．骨転移は，乳がん，前立腺がん，肺がんなどに多く認められ，とくに脊椎骨の椎体部に認められることが多い．脊椎骨には体の重みがかかるために圧迫骨折が起こりやすく，もし脊髄が圧迫されるようなことになれば，麻痺などが起こってQOLが著しく阻害されてしまう．

　骨転移に対する放射線療法としても体外照射法と体内照射法の2つがあり，骨転移が限局性であれば体外照射法が選択され，骨転移が多数の骨に広がっている場合には，さまざまな部位を何回も照射することが困難なため，放射性医薬品を1回注射するだけで，全身の骨転移部位を一度に放射線治療できる体内照射法が有効とされている．体内照射法として，日本では放射性ストロンチウム（^{89}Sr）が用いられている．ストロンチウムは今回の福島原発事故でもヨードやセシウムのような放射性物質の1つとして放出されたが，カルシウムと同様の体内動態を示すことから，骨に取り込まれるという性質を利用して多数の骨転移部位を照射する治療に用いられている．放射性ストロンチウムは，転移がん組織に対してβ線を出して効果を示す．放射性ストロンチウムの投与によって，約半数の患者で骨転移によるがん性疼痛に対する麻薬使用がなくなり，約4割で麻薬使用量を減らすことができたとされている[3]．

QOL
quality of life. 生活の質．

4 がんの化学療法

　抗がん薬の歴史は意外に新しく，第一次世界大戦や第二次世界大戦で使われたマスタードガスを出発点にしている．第二次世界大戦中の1943年末に，イタリアに停泊していたアメリカの輸送船がドイツ軍の爆撃を受けて，積んでいたマスタードガスとナイトロジェンマスタードが漏出して，多くの兵士たちが浴びるという事故があった．この事故で白血球減少が認められたことから細胞傷害性の研究が進められ，1942年には，ナイトロジェンマスタードにリンパ腫を縮小させる効果が確認されている．それから約70年，白血病などの化学療法の発展に続いて，フルオロウラシル（5-FU）やシスプラチンの発見による固形がんの化学療法の進歩，分子標的治療薬の開発と，がんの化学療法は一歩一歩進歩してきている．

　がんの化学療法は，「たとえ局所にとどまっているように見えるがんでも，微小な転移病巣が隠れている可能性がある」という考え方に基づいて，全身に抗がん薬をばらまいてがん細胞を根絶しようとする治療法である．最近では，がん細胞誕生のメカニズムである変異タンパクの作用をブロックする特異的な分子標的薬も開発されてきている．しかしながら，新しい抗がん薬の発見によって，進行がんや末期がん状態にある患者の「がん」が消えてなくなるといった夢は，夢のままに終わっている．

　ここでは，化学療法によってどこまでの「がん」を治せるようになっているのか，どのような副作用があるのか，どのような問題が新しく生まれているのか，について概説する．

A　がん化学療法の基礎

1　抗がん薬開発のきっかけ

　抗がん薬の開発は，前述したナイトロジェンマスタードからスタートしており，まさに「毒をもって毒を制する」という考え方に基づいている．したがってその後開発されてきたすべての抗がん薬は，「細胞の死」をもたらす能力によっ

てピックアップされているが，必ずしもがん細胞の死だけを誘導するわけではなく，少なからず正常細胞の死も同時にもたらすことになる．最初に開発されたのは，ナイトロジェンマスタードの化学構造を出発点として一部ベンゼン環構造を加えたシクロホスファミドやメルファランなどであった．図12にナイトロジェンマスタード，シクロホスファミド，メルファランの化学構造を示したが，シクロホスファミド，メルファランはナイトロジェンマスタードの基本構造をもとにして作成されていることがわかる．

これ以降に開発されたほとんどの抗がん薬も，同様に細胞死誘導活性をもつこ

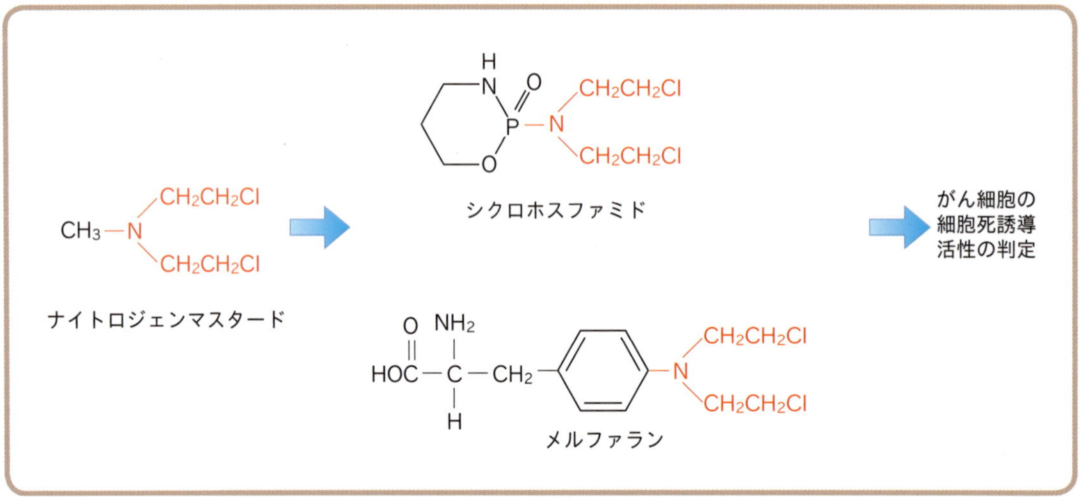

図12　抗がん薬の開発方法
基本となる化学物質の骨格をもとに一部を変換して新しい化合物を合成する．次いで合成化合物のがん細胞に対する細胞死誘導活性を測定する．

---

column　がん細胞と正常細胞，どちらが速く増殖するのか？（▶第Ⅰ章を参照）

　成人になると，毎日鏡を見ても変わりばえのない顔が見られ，正常細胞は増殖をやめているかのように感じる．子どもと比較すると，大きくなるどころか縮んでいくように感じられるが，成人期においても1日に約3,000億個もの細胞が古くなって死んでいき，同じ数の細胞が新しく誕生している．とくに血液細胞や腸管の粘膜細胞などは，1個が2個に分裂するには1日で済むのに対して，がん細胞が1個から2個に分裂するためには3～10日もかかっていることが知られている．がん細胞の特徴は，正常細胞と異なり際限なく増殖する点にある．むしろ，血液細胞や粘膜細胞のほうが速く増殖することが，がん治療に抗がん薬が使える理由であることを理解する必要がある．
　つまり，抗がん薬投与によって，がん細胞と正常細胞の区別なく活発に増殖している細胞が傷害されるが，正常細胞の増殖のほうが速いために，がん細胞が増殖する前に正常細胞が回復し（白血球減少や血小板減少からの回復など），次の抗がん薬投与が可能になる．その結果，がん細胞はしだいに小さくなってくる．この事実に基づいて，後述するスキッパー（Skipper）らのがん治療モデルの有効性が確かめられ，がん化学療法が可能となったのである．

とが見出された基本化合物の骨格をもとに誘導体が合成されて作製されてきた．また開発されてきた抗がん薬の細胞死誘導活性は，細胞内のDNAに対してなんらかの働きを示すものがほとんどであり，DNAの構造異常やDNAの合成阻害などを介してがん細胞の増殖を抑制して細胞死を誘導する．DNAの構造異常やDNAの合成阻害は正常細胞でももたらされるため，抗がん薬の使用は必ず<u>副作用</u>をもたらす結果となる．

　図13に示したように，通常の薬剤は治療効果を発揮する最小投与量が副作用の出現する最小投与量よりも低く，両者の間に存在する治療域の間で投与されるため，副作用なしに効果を発揮することができる．一方，抗がん薬の抗がん活性は投与量に応じて効果が増強されるため，患者が耐えられる最大量に近い投与量（<u>最大耐用量</u>）で使用される場合が多く，治療域が狭くて，治療効果が得られるときには消化器毒性，骨髄毒性，脱毛などの副作用が出現してしまうことが多い（図13b）．

<u>最大耐用量</u>
maximum tolerated dose (MTD)の近傍．

2　主な抗がん薬の抗腫瘍メカニズム

a　代謝拮抗薬（ピリミジン拮抗薬）

　代謝拮抗薬の中でも代表的なフルオロウラシル（5-FU）は1956年に開発された歴史のある薬であり，図14に示したように核酸のウラシルの5番目の水素（H）がフッ素原子（F）に置き換わった構造をしている．ウラシルの代わりにRNA合成系に組み込まれて，本来のRNA合成を阻害することが1つの抗腫瘍

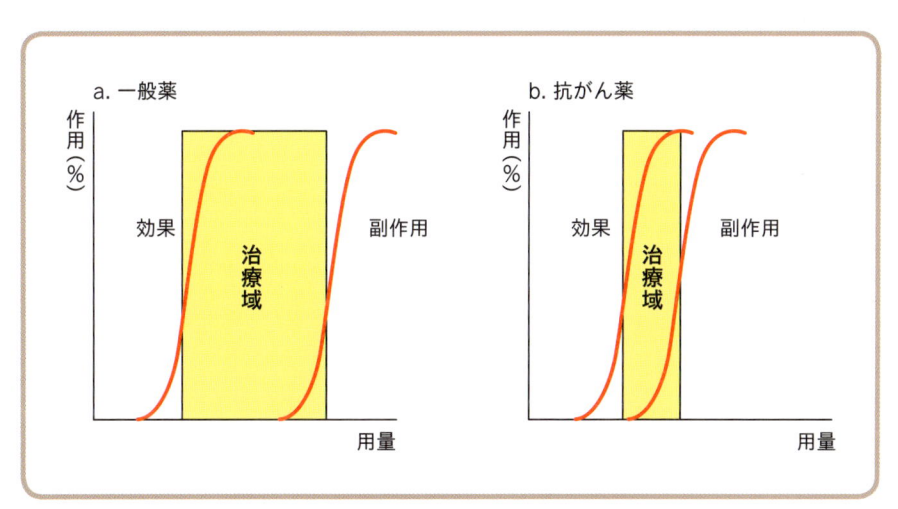

図13　抗がん薬の特性——副作用が多い
a. 一般薬では，効果が出る最小投与量が低く，副作用が出る最大耐用量と大きな差があり，この幅が治療域となるため，治療域が広い．
b. 抗がん薬では，副作用があっても耐えられる最大耐用量で使用される．この最大耐用量と効果が出る最小投与量とに差があまりないため，治療域が狭い．

メカニズムである．このメカニズムの場合には，細胞周期とは関係なく働く．もう1つの抗腫瘍メカニズムは，フルオロウラシルがリン酸化された，活性本体である <u>FdUMP</u> によるチミジル酸合成酵素（TS）の活性阻害によってDNA合成が阻害されることによる．このメカニズムの場合には，DNA合成期に効くため細胞周期依存的に効果を示す．つまり分裂サイクルに入っている細胞が多いほど効くと考えられる．

フルオロウラシルは，DNA合成に必要なチミジル酸合成酵素を阻害する際に，還元型葉酸を必要とすることから，還元型葉酸であるロイコボリンを併用すると効果が増強すると考えられた．大腸がんの術後化学療法における有効性が臨床試験で確認され，現在では大腸がんの術後化学療法としてフルオロウラシル＋ロイコボリン併用療法が標準的治療法として推奨されている．

フルオロウラシル系の薬剤としては，フルオロウラシルを長い時間体内にとどめて効果を増殖するように工夫された経口薬がいくつか開発されている．<u>テガフール・ウラシル配合</u>（UFT®）は，肝臓でフルオロウラシルにゆっくりと変換されるテガフール（フルオロウラシルの<u>プロドラッグ</u>）とフルオロウラシルを分解する酵素を阻害するウラシルを混合した薬剤で，体内で長時間作用が持続するようになっている．またテガフール・ギメラシル・オテラシルカリウム配合（TS-1®）は，フルオロウラシルのプロドラッグと分解酵素阻害薬であるギメラシルに加えて，消化管上皮でのフルオロウラシルの活性化を抑えるオテラシルが混合された薬剤で，効果が長く持続しつつ腸管に対する副作用が少ない薬剤となっている．

b. プラチナ製剤

プラチナ製剤の中の代表的薬剤であるシスプラチン（CDDP）は，1965年に抗菌活性をもつ物質として発見された<u>白金</u>を含む簡単な化合物で，抗腫瘍活性が認められたことからその後，抗がん薬として開発されてきた．図15に示したように，シスプラチンは白金に2つの塩素と2つのアンモニアが立体構造上の同じ側に結合した（シス）構造をしており，塩素イオンとアンモニアがそれぞれ立体

FdUMP
fluorodeoxyuridine-5'-monophosphate．フルオロデオキシウリジル酸．

テガフール・ウラシル配合
UFT®．経口フッ化ピリミジン製剤．

プロドラッグ
投与時には活性をもたない化合物で，生体内で活性化されて薬物活性を示すようになる薬物をさす．

白金
プラチナ（Pt）．

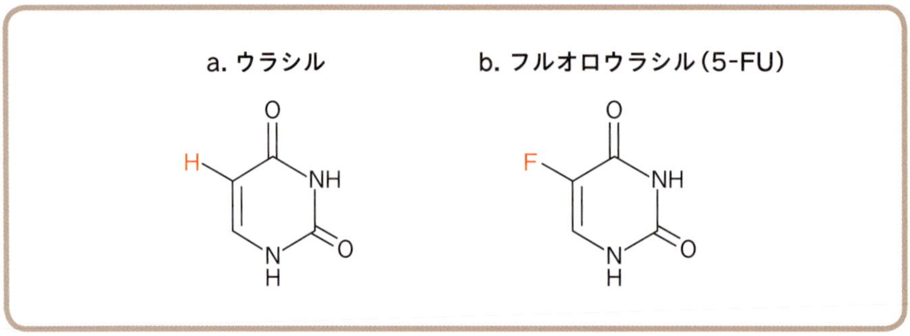

図14 フルオロウラシルの構造
フルオロウラシルは，ウラシルの5番目の水素原子がフッ素に置き換わっている．

構造上の対角線に結合した（トランス）構造では抗腫瘍活性が認められない．その理由は，シスの位置に存在する塩素イオン側で DNA に結合して分裂を阻害するためと考えられている．シスプラチンのシス位に存在する塩素イオンの部分で，シスプラチンが DNA のグアニン（G）もしくはアデニン（A）と結合し，2本鎖 DNA の同じ鎖の間や2本鎖の間に架橋するように入り込む．その結果，2本鎖 DNA の複製ができなくなってしまう．

c アルキル化薬

アルキル化薬は図12に示したように，$CH_2 CH_2 Cl$ という2本の腕のように突き出たアルキル基を介して DNA のグアニンに結合する．2つの腕で2つのグアニンに橋を架けるように結合するため，シスプラチンが結合したときと同様にDNA 合成や分裂ができなくなる．

d 抗がん抗菌薬（アントラサイクリン系）

抗がん抗菌薬の代表的薬剤であるアントラサイクリン系薬剤は，ストレプトミセス属の微生物から抽出された薬剤で，白血病，リンパ腫，乳がん，子宮がん，肺がんを含む多くのがんの化学療法に用いられている．アントラサイクリン系薬剤は，これまでに開発された抗がん薬の中では切れ味がもっとも鋭い薬剤であり，ほかの抗がん薬よりも多くの種類のがんに対して有効である．しかし，ほか

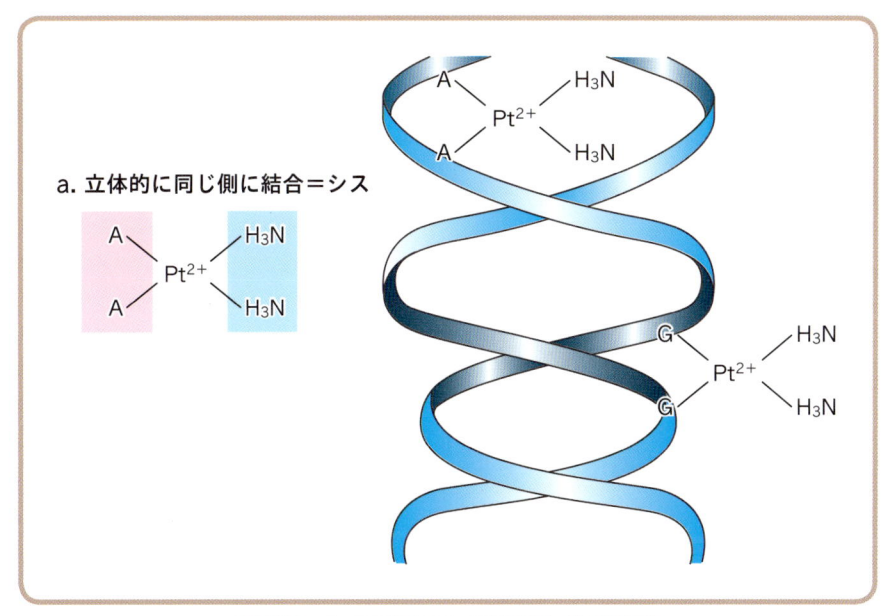

図15　シスプラチンの構造と作用機序
a. シスプラチンは白金に2つの塩素，2つのアンモニアがそれぞれ立体構造上同じ側に結合したきわめて簡単な分子．
b. シスプラチンは DNA の2重らせん上のグアニン（G）とアデニン（A）に架橋するように結合して，2重らせんがほどけるのを阻害する．

の抗がん薬の副作用に加えて**心毒性**という特殊な副作用があるため，最大使用量には限界がある．アントラサイクリン系薬剤の抗腫瘍メカニズムとしては，以下の3つの機序が提唱されている．

- トポイソメラーゼⅡ阻害によってDNAの2重らせん構造が弛緩するのを阻害してDNA複製を阻害する．
- DNAの2本鎖の間に入り込んでDNAやRNA合成を阻害する．
- 活性酸素を発生させて，DNAや細胞膜を損傷する．

▶ p.187「心毒性」参照.

B　がん化学療法のメカニズム

1　白血病に対する化学療法

図16に白血病細胞マウスモデルを用いた化学療法による白血病細胞の減少経過モデル（スキッパー（Skipper）モデル）を示した．白血病では，臨床診断時に約1兆個（10^{12}個）の白血病細胞が体内に存在するとされている．白血病細胞は，血管内や骨髄という血液の豊富な組織で増殖するために，体内の白血病細胞の数の如何にかかわらず指数関数的に増殖する．抗がん薬は，白血病細胞の増殖速度に比例して細胞死を誘導する．したがって抗がん薬を投与すると，増殖曲線の角度を反対にした二等辺三角形のように白血病細胞が減少する．

「がん細胞の増殖は正常細胞より速い」と，しばしば誤解されているが，正常

▶ p.2「正常組織の恒常性を維持する機構」参照.

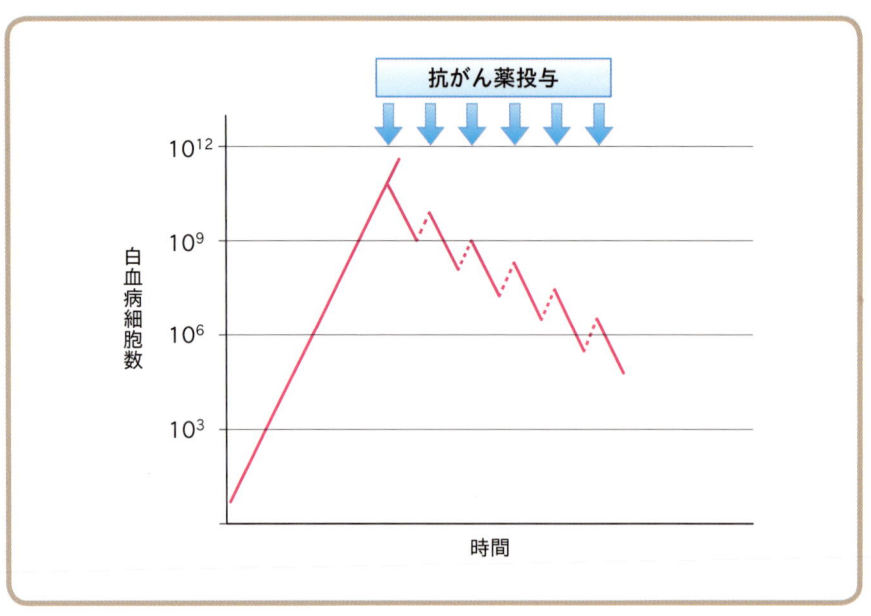

図16　白血病に対してがん化学療法が効くメカニズム（スキッパーモデル）

細胞（造血細胞）とがん細胞の増殖速度を比較すると，正常細胞の回復が速いため，白血病細胞が元の数までに回復する前に血液細胞数が正常にまで回復する．したがって，白血病細胞数が減少した状態で次の治療がはじまる．これを繰り返すと，図16では化学療法6回目には10^6個以下にまで減少して，血液学的には白血病細胞が認められない寛解状態にまで到達する．理論的には，こうした治療を繰り返すことによって白血病細胞をゼロにすることが可能と考えられる．このモデルで得られた結果こそ，がん化学療法が白血病に対して効く理論的根拠となっている．

ここで述べた化学療法が効くモデルは，「白血病細胞は，進行期・末期になっても増殖速度が落ちない」という事実と，「正常細胞のほうががん細胞より増殖が速い」という事実があってはじめて成立するものであり，それらの事実に基づいてがん化学療法が可能となっているのである．

> **寛解状態**
> 治癒ではなく，一時的に病状が落ちついて，臨床的に問題がない状態．

2 固形がんに対するがん化学療法

では，同じことが固形がんの場合でもいえるのだろうか？　固形がんの場合（図17のピンク色の線）には1個の細胞から増殖して塊を作ってくる結果，血管が腫瘍塊の中に入ってこない限り酸素不足や栄養不足に陥ってしまう．ヒトの固形がん組織をみると，酸素不足や栄養不足に陥っている証拠として，壊死巣を

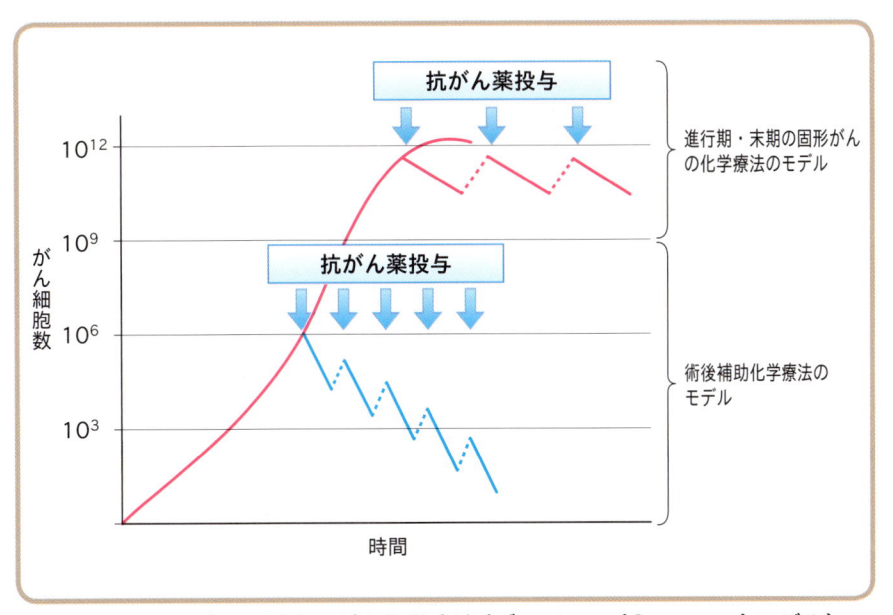

図17　固形がんに対するがん化学療法（ゴンペルツ（Gomperz）モデル）
ピンク色の線（━━）：進行期の数の多い時期に化学療法を施行した場合のがん細胞数の推移．
水色の線（━━）：術後のマイクロ・メタスターシスを対象に術後補助化学療法を施行したときのがん細胞数の推移．

> **マイクロ・メタスターシス**
> 目には見えないくらいの小さな転移巣．

認めることが多い．こうした固形がん組織の特徴が，血液のがんである白血病とは異なる固形がんの増殖様式の特徴をもたらしている．

　固形がんでは，腫瘍が増大するにつれて血管新生の遅れや異常な血管新生のために，腫瘍組織内の酸素供給や栄養供給が活発な細胞増殖に間に合わなくなり，がん細胞の増殖速度が遅くなり，増殖期にある細胞の割合も減少してしまう．図17 に固形がんのがん細胞の増殖曲線と抗がん薬を投与した場合の効果を示した．

　10^{11} 個（1,000 億個；約 100 g）程度にまで大きくなった進行期，末期の固形がんの場合（図17 のピンク色の線）には，増殖速度が落ちてしまうために抗がん薬のがん細胞減少効果も小さい．そのうえ，化学療法後に腫瘍が小さくなると，がん細胞の増殖速度も回復してくるため，抗がん薬休薬期間のがん組織の回復が大きくなってしまう．そのため，次の化学療法を開始するころには元の大きさに近づいてしまい，何回抗がん薬を投与してもほとんど小さくならないという結果に終わる．

　もし 10^6 個（100 万個；0.001 g）程度の小さな腫瘍（術後のマイクロ・メタスターシス）に対して化学療法を行う場合（図17 の水色の線）は，白血病とほぼ同様の増殖速度でがん細胞が増殖するため，白血病と同等の効果を示すと予想される．前に述べた状況は，まさに進行期・末期の固形がんに対して化学療法による治癒が得られないという現実と合致するモデルとなっており，後で述べた状況は，術後の補助化学療法の効果と合致するモデルとなっている．つまり，理論的にいっても進行再発がんで手術適応のない場合には，治癒を目指したがん化学療法はありえないことになる．

3 がん化学療法が治癒に結び付く理論的条件

- 標的の腫瘍に対して殺細胞効果のある薬剤（確実な log kill を示す薬剤）がある
- 至適な抗がん薬用量（至適な log kill が得られる用量）を使用する
- 小さくて分裂の早い段階での治療開始（log kill 量が大きく，耐性細胞が少ない）
- 適切な投与密度（log kill 後の再増殖期間の短縮）での治療
- 多薬の併用（耐性細胞を考慮）療法

　上記の 5 つが，がん化学療法によって治癒が得られるための必要条件で，治癒に結び付くためには，殺細胞効果が十分にある抗がん薬を十分な用量で，可能な限り投与の密度を濃く，多剤併用で，可能な限り早期のがんに対して使用することが必須ということになる．

▶ p.91「がん化に必要な血管新生」参照．

log kill
30％や50％程度細胞数を減少させる殺細胞効果ではなく，1/10，1/100 と対数スケールで細胞数を減少させる殺細胞効果をさす．

4 進行期固形がんに対する化学療法はどこまで効くのか？

　ステージⅣとよばれる遠隔転移があるがんに対しては，肺がんであろうが大腸がんであろうが，選択肢としては全身化学療法以外にないのが現状であるが，前項の②と③で述べた理論的根拠に基づけば，完全治癒を望むのは困難といわざるをえない．以下に示すのは，日本癌治療学会の「肺癌治療ガイドライン」において，ステージⅣ期非小細胞肺がんに対して推奨されている治療法である．

a ステージⅣ期の非小細胞肺がんに対する化学療法

　「ステージⅣ期の非小細胞肺がんに対する抗がん薬治療は生存期間を延長しQOLも改善することから，行うよう強く勧められる（グレードA）」と化学療法を推奨している．こうした推奨の根拠となっている治療成績は，「シスプラチンを含む抗がん薬治療が対症療法と比べて生存期間中央値を6〜8週延長し，1年生存率を15〜25％改善することを示している」といった程度の成績にすぎない．つまり，ステージⅣ期の肺がんでは，化学療法を受けても6〜8週間の生存期間の延長しか得られないのである．

　この6〜8週間を長いと思うか短いと思うかは人によってそれぞれ違うだろうが，必ずしもQOLが保たれた状態での生存期間の延長に結び付いていない場合もあり，慎重に評価する必要がある．

b ステージⅣ期大腸がんに対する化学療法

　もう1つステージⅣ期大腸がんに対する化学療法の効果についても触れておく．大腸がんに対する治療ガイドラインによると，「ステージⅣ期大腸がんでは肝転移，肺転移，腹膜播種，脳転移，遠隔リンパ節転移，そのほかの転移（骨，副腎，脾など）のいずれかの遠隔転移を伴う」ものとし，原発巣と転移巣の手術可能性に従って次の3つの選択肢の中から治療法を選択する．
- 原発巣切除＋転移巣切除
- 原発巣切除＋転移巣切除以外の対応
- 原発巣，転移巣ともに切除以外の対応

　切除以外の対応とは，全身化学療法，局所化学療法などをさす．切除不能の進行・再発がんに対する化学療法の効果は，「化学療法を実施しない場合，進行再発大腸がんの生存期間中央値は約8ヵ月と報告されている．化学療法をすると，生存期間中央値は約24ヵ月まで延長できた」といった程度である．肺がんに比較すると，延命効果も大きくて約16ヵ月生存期間が延長する．

　ここでもこの期間を長いとみるのか，短いとみるのか，QOLの改善を伴った生存期間の延長となっているのかどうか，各人が冷静に判断する必要がある．

ガイドラインにおける推奨グレード
A　強い科学的根拠があり，行うよう強く勧められる．
B　科学的根拠があり，行うよう勧められる．
C1　科学的根拠は十分ではないが，行うことを考慮してもよい．
C2　行うよう勧められるだけの科学的根拠が明確でない．
D　無効性あるいは害を示す科学的根拠があり，行わないよう勧められる．

対症療法
best supportive care：BSC．

いずれにしても，遠隔転移のあるステージⅣ期の固形がんに対する化学療法の目的は，治癒ではなく**延命**にあることは間違いない．

C 術後補助化学療法

治癒切除された固形がん症例においても術後遠隔転移が少なからず認められ，これが予後規定因子となっていることから，再発抑制，微小転移の制御を目的とした術後補助化学療法が一定の条件の固形がん症例に推奨されている．最初に術後補助化学療法が必要とされる理論的根拠について説明する．

1 術後補助化学療法の理論的根拠

術後補助化学療法が必要とされる理論的根拠を以下にあげる．
- 治癒切除例であっても，進行がんにおいては約半数の症例で再発が認められること．
- 術前にすでに骨髄などの遠隔臓器でがん細胞が検出できる症例があること．
- 手術操作によってがん細胞が血中や腹腔内に散布される可能性があること．
- 原発巣を外科的に切除することで微小転移巣が急激に増大することがあること．
- 手術侵襲により種々のサイトカインの血中濃度の上昇が認められ，これらのサ

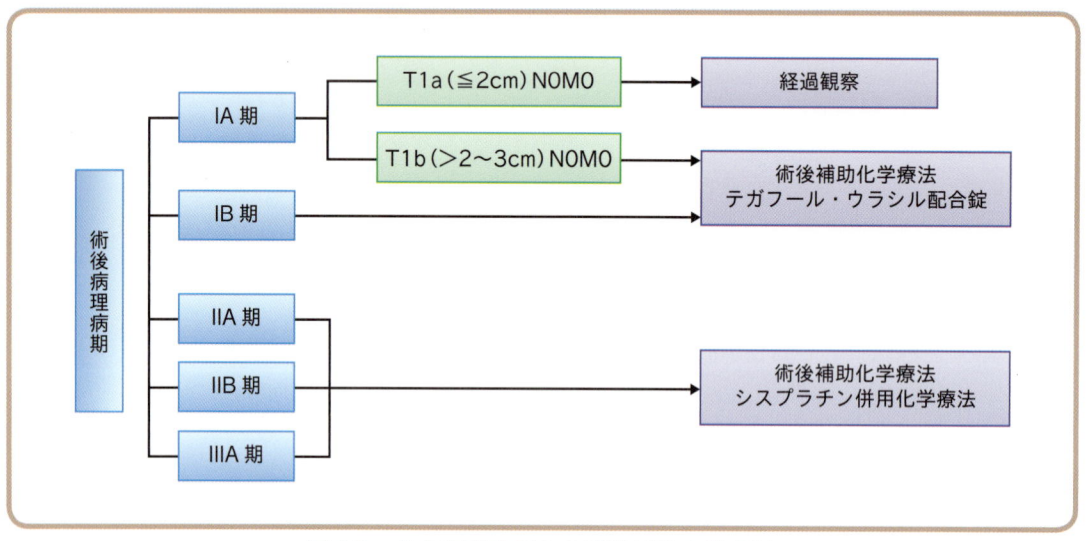

図18 非小細胞肺がんの術後補助化学療法

[日本肺癌学会（編）：非小細胞肺癌の術後補助化学療法．日本肺癌学会 肺癌診療ガイドライン2013年版 病理病期Ⅰ・Ⅱ・ⅢA期術後補助化学療法，2013年7月9日更新，<http://www.haigan.gr.jp/uploads/photos/624.pdf>，2014年6月19日検索より転載]

イトカインが遺残がん細胞の増殖・進展を促進する可能性があること．
- 一般に腫瘍が小さいほど腫瘍内の耐性細胞は少なく，また薬剤到達性が良好であるため抗腫瘍効果が高いと考えられること．

切除術を受けたすべての患者に術後補助化学療法が必要なわけではなく，がんの種類とステージによって術後補助化学療法が推奨されている．また，術後補助化学療法によって治癒率が有意差をもって改善するとはいえ，治癒率が100％になるわけではなく，化学療法に特有の副作用が伴うことも考慮する必要がある．

② 術後補助化学療法の実際

図18に非小細胞肺がんに対する肺がん診療ガイドラインに記載されている病期別の推奨術後補助化学療法を示したが，2cm以下の小さな肺がんを除いて術後補助化学療法が推奨されている．しかしこのガイドラインは，欧米で施行された臨床試験の結果に基づいており，日本の肺がん症例に必ずしもぴったり合うものではない．

とくにシスプラチン併用療法は毒性が強く，欧米の大規模試験でもグレード3/4の毒性が23〜38％も認められたこと，日本でのシスプラチン併用療法の臨床試験成績が少ないことから，あくまで推奨度はB（科学的根拠があり，行うよう勧められる）にとどまっている．

大腸がんに対する術後補助化学療法に関しても，大腸がん診療ガイドラインによると，ステージⅢ期の大腸がんの治癒切除後に再発を抑制して予後を改善する目的で実施することが推奨されている．ただし，抗がん薬による副作用も強いことから，主要臓器機能が保たれていることが条件となっている．具体的には，骨髄機能として白血球数4,000/μL以上，血小板数10万/μL以上，肝機能として総ビリルビン2mg/dL以下，AST/ALT 100 U/L以下，腎機能として血清クレアチニン値が正常であることなどが求められている．

胃がんの場合には，T3 (SS) N0を除くステージⅡ/Ⅲ期を術後補助化学療法の対象としており，化学療法に使われる薬剤としてはTS-1の単剤投与が推奨されている．

乳がんの場合には，Her2発現やホルモン感受性の違いなど個体差があるために，術後補助化学療法についても個体差によって使用される薬剤が異なっている．このように，すべてのがんに一様に当てはまるような治療法はなく，個々のがんにおいて実施される臨床試験によって得られたエビデンスに基づいて推奨される治療法が異なっている．

グレード
ここでのグレードは有害事象の重症度を意味する．
- **グレード1**：軽度の有害事象．
- **グレード2**：中等度の有害事象．
- **グレード3**：高度の有害事象．
- **グレード4**：生命を脅かすまたは活動不能とする有害事象．
- **グレード5**：有害事象による死亡．

3 術後補助化学療法の効果

　肺がんに対する術後補助化学療法の効果に関して，日本で実施された術後ステージⅠ期肺腺がんを対象としたテガフール・ウラシル配合薬による術後補助化学療法群と手術単独群の比較試験で，術後補助化学療法の効果が実証されている．とくにステージⅠB期症例では，術後補助化学療法によって11.4％の5年生存率の上乗せが得られており「肺癌診療ガイドライン」におけるステージⅠB期肺がんに対する術後補助化学療法推奨の根拠となっている[4]．

　図19に日本で行われた大腸がんに対する臨床試験のメタアナリシスの結果を示した[5]．

　5年無再発生存率は手術単独群で65.4％，経口フッ化ピリミジン群で70.0％と有意に経口フッ化ピリミジン投与群が優れた成績を示すことが確認されている．ただしフッ化ピリミジンの優れた成績は日本においてのみ確認されているものであって，欧米においてはしばらくの間，その効果が疑問視されていた．欧米と日本の術後補助化学療法におけるフッ化ピリミジンの効果に関する評価の相違は，手術成績そのものが欧米と日本で異なっていることに起因していると考えられる．ようやくここ2～3年は，フッ化ピリミジンの効果が欧米でも評価されつつあり，世界標準になる可能性がある．

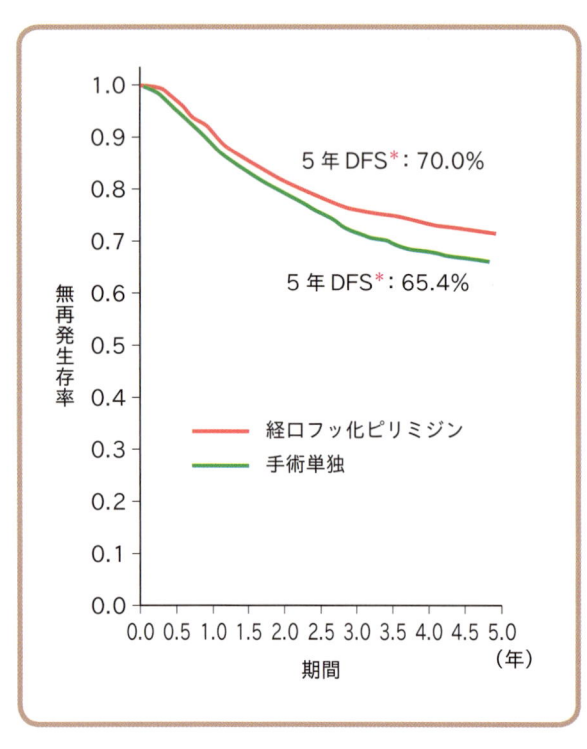

図19　大腸がんに対する術後補助化学療法の効果
日本で実施された6個の大規模臨床試験のメタアナリシスの結果．
* DFS：disease free survival，無再発生存率
［坂本純一ほか：図 メタアナリシスによる5年無再発生存率．大腸癌の化学療法（1）術後化学療法，Cancer Therapy.jp，＜http://www.cancertherapy.jp/colon/2005_spring/cnt0210.html＞，2014年6月19日検索より引用］

D　術前化学療法

　術前化学療法は，局所での浸潤傾向が強いために手術だけでは切除することが困難な局所進行乳がんに対して，手術の効果を高める目的ではじめられた．現在では，化学療法によって乳房温存手術が可能になるメリットや化学療法の効果を手術で確認できるメリットなどから，手術と対等の治療法として手術と組み合わせて用いられるようになっている．一方，治療効果が認められない場合には，貴重な手術時期を遅らせてしまうというデメリットも存在するため，適応患者の選択を慎重に行う必要がある．

　乳がんの治療においては，手術後に化学療法が必要と判断される患者には術前化学療法が勧められている．この適応を決める基準は米国のNCCNといった大きな会議で決められており，NCCN腫瘍学臨床実践ガイドライン（NCCNガイドライン）などにまとめられている．

　具体的に術前化学療法を受けられる人は，以下のような場合に限定される．
- ステージⅡ期もしくはⅢ期
- 腫瘍径2 cm以上
- 60歳以下
- performance status 0～1
- 乳房温存手術を希望

　腫瘍径が2 cm以下であっても，35歳以下の場合やエストロゲン受容体・プロゲステロン受容体陽性の場合などでは，術前化学療法の適応となる．

　化学療法として多く行われているのは，アントラサイクリン系の薬剤と，タキサン系の薬剤を順次投与する方法で，効果が認められる場合にはそれぞれ3ヵ月，合計6ヵ月の治療を受けた後で手術を受けることになる．術前化学療法中は効果を慎重に観察し，途中抗がん薬の効果がないと判断された時点で術前化学療法を中止し，すみやかに手術療法に移行する．

E　がん化学療法の副作用

　抗がん薬開発の出発点が，まさに毒であるマスタードガスであったという事実から考えても，抗がん薬にはがん細胞の死を誘導するのと同じ機序で正常細胞の死を誘導する作用がある．これは副作用というよりは，まさに抗がん薬の作用機序から当然もたらされる主作用の表出といっても過言ではない．通常の薬のように，主作用とは別に思わぬ作用があったために出てくる副作用とはまったく別のものと考えたほうがよい．したがって化学療法は，副作用対策を十分にとりながら治療を施行するという慎重な考え方に沿って行うべき治療法である．

1 消化器症状

a 悪心・嘔吐

■ 悪心・嘔吐のメカニズム

　悪心・嘔吐は延髄に存在する嘔吐中枢が刺激されると起こる．嘔吐中枢を刺激する経路としては4つが知られている．
① 大脳皮質からの入力経路．精神的あるいは感情的な要因によって嘔吐が誘引される経路である．この経路の代表例が，化学療法を受けたことのある患者が2回目の化学療法を受けると，抗がん薬の点滴前から吐き気を訴えることが知られており，予期性嘔吐とよばれている．
② 車酔いなどで経験される嘔吐の刺激経路．内耳にある平衡感覚を司る前庭部が刺激されると，アセチルコリン受容体やヒスタミン受容体を介したコリン作動性ニューロンやヒスタミン作動性ニューロンを介して嘔吐中枢が刺激される経路である．
③ 第四脳室に存在する chemoreceptor trigger zone（嘔吐中枢を介する経路）
④ 上部消化管に存在する5HT$_3$受容体（迷走神経，嘔吐中枢を介する経路）
　③，④は，抗がん薬による嘔吐刺激経路である．

■ 抗がん薬による悪心・嘔吐のメカニズム

　図20に悪心・嘔吐のメカニズムを図示した．
　CTZは，血管が豊富で血液脳関門が存在しない第四脳室にあるため，血液や脳脊髄液中の代謝物，化学物質などさまざまな催吐性刺激を直接受ける．神経伝達物質ではドパミン，セロトニン，サブスタンスPなど，薬物では抗がん薬，モルヒネ，ジギタリスなどがCTZに対する催吐刺激物質として作用する．
　もう1つの経路が，末梢の頭頸部，咽頭，腹膜，骨盤臓器などの機械的刺激や肝や上部消化管への化学受容体刺激によって迷走神経を介して嘔吐中枢が刺激される経路である．化学療法による嘔吐としては，化学療法後24時間以内に発生する急性嘔吐，化学療法後24時間以降に発生する遅発性嘔吐，予期性嘔吐の3種類がある．

■ 悪心・嘔吐の予防，治療

　悪心・嘔吐の予防に，シスプラチンやイリノテカンのように中等度以上の嘔吐リスクのある薬剤を投与する場合には，デキサメタゾンと5HT$_3$受容体拮抗薬の内服もしくは静脈内投与をする．パクリタキセルなどの低リスク薬剤を使用する場合には，デキサメタゾンの内服もしくは静脈内投与を行う．シスプラチンの場合には遅発性嘔吐に対する治療も必要で，アプレピタントを投与する．5HT$_3$受容体拮抗薬を投与する場合には，セロトニンによる腸管運動刺激が抑制される

---

chemoreceptor trigger zone
CTZ．化学受容体引金帯．

血液脳関門
血液と脳内の組織液の間での物質を制限している機構で，脳内の毛細血管内皮細胞どうしの間隔が狭いことによって成立している．

急性嘔吐
セロトニンと5HT$_3$受容体が関与し，CTZを介して嘔吐中枢が刺激される経路と迷走神経を介して嘔吐中枢が刺激される経路．

遅発性嘔吐
NK1受容体とサブスタンスPが関与し，CTZを介して嘔吐中枢が刺激される経路．

予期性嘔吐
大脳皮質からの入力経路．

ため，便秘になりやすいことに注意する．

b 下痢

下痢のメカニズム

一般に食べた物は，胃で消化されて腸にドロドロの状態で送られる．まず小腸（十二指腸➡空腸➡回腸）で栄養素が吸収され，水分を多く含んだ状態で大腸に送られる．大腸では水分が吸収されて固形の便の状態になって肛門より排出される．通常の状態では水分の吸収がうまくいくために固形の便となるが，腸の炎症や自律神経の異常のために水分吸収がうまくいかなくなると下痢便となる．

抗がん薬による下痢のメカニズム

抗がん薬による下痢には，腸の粘膜障害によって起こる「遅発性の下痢」と，薬物によって副交感神経が亢進し，腸の動きが活発になって起こる「早発性の下痢」の2種類がある．

腸の粘膜障害はほとんどの抗がん薬で認められ，抗がん薬投与後数日で下痢が認められることが多い（遅発性下痢）．抗がん薬は分裂する細胞を攻撃するという特徴をもち，活発に分裂増殖を繰り返している消化管粘膜細胞を攻撃するためである．

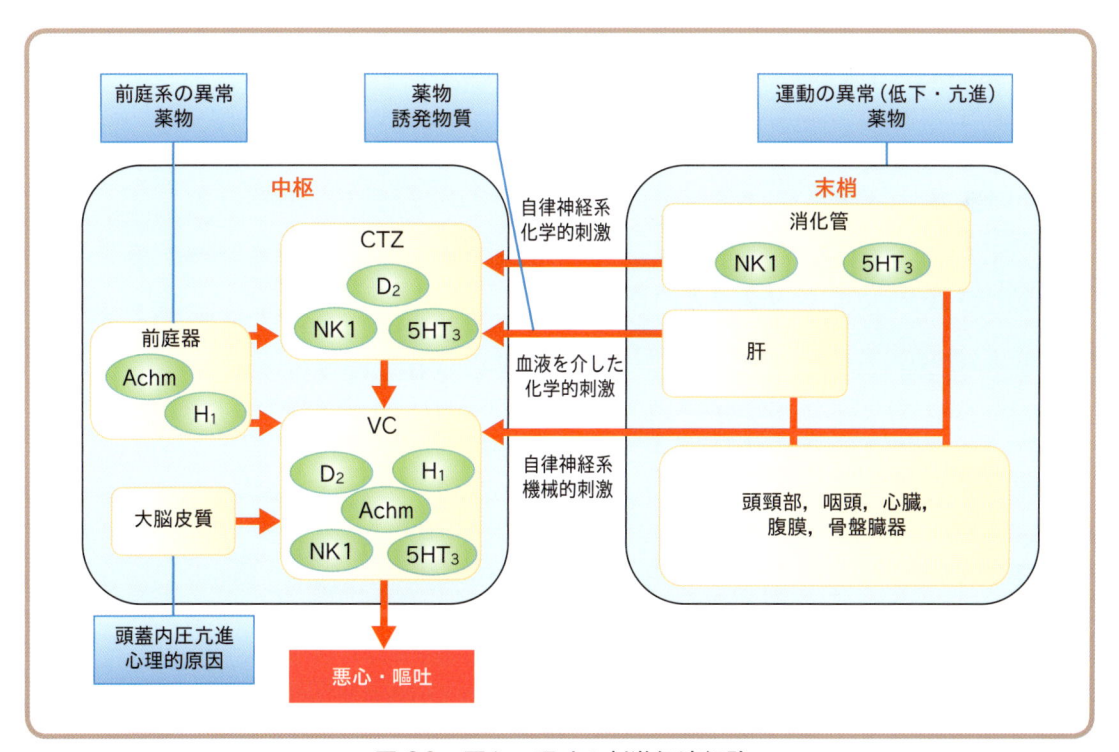

図20 悪心・嘔吐の刺激伝達経路

5HT₃：セロトニン受容体，NK1：ニューロキニン受容体，D₂：ドーパミン受容体，H₁：ヒスタミン受容体，Achm：ムスカリン受容体

一方，早発性下痢は治療後24時間以内に出現するもので，イリノテカンなどの抗がん薬を使用した場合に多く認められる．イリノテカンはアセチルコリンによる副交感神経興奮を刺激するため，腸管の蠕動運動が亢進して，水分吸収ができないうちに消化物が肛門に達してしまうために下痢となる．

② 骨髄抑制

a 抗がん薬による骨髄抑制

　骨髄では，古くなった赤血球，白血球，血小板が破壊されていく代わりに毎日1,000億個も新しくそれらの血球を作り続けている．抗がん薬は，がん細胞の増殖速度よりも速く増殖する骨髄の造血細胞に対して，必ずといっていいほど障害を与える．その結果，抗がん薬を投与すると白血球数が1,000/μL以下に減少したり，血小板が5万/μL以下に減少したりする．白血球の中でも顆粒球の減少があると細菌感染による感染症にかかりやすくなり，リンパ球の減少や単球の減少などを伴うと免疫機能の低下によってウイルス感染などの感染症の危険性が高くなる．血小板が減少すると出血しやすくなる．

　抗がん薬による骨髄抑制はほぼすべての患者で認められるが，薬剤によって発現の強弱がある．通常，投与量に相関して骨髄抑制は強くなるが，患者の全身状態や造血能によっても変わってくる．骨髄抑制の発現時期は，患者によって異なり，また薬の種類によっても異なるが，一般的には各血球成分の寿命に関係している．顆粒球の寿命は約6時間から半日程度とされており，血小板の寿命は10〜15日といわれている．そのため，顆粒球数は治療後1〜2週間で最低になるが，血小板はやや遅れて減少してくる．一方赤血球の寿命は120日と長く，抗がん薬投与後貧血が出現するまでに時間がかかり，数週間から数ヵ月後に出現する．

b 顆粒球減少時の感染リスクと対策

　人間の体は外界から隔離されているわけではなく，呼吸をすれば数多くの真菌や細菌を含んだ空気が肺内に侵入してくる．通常の状態であれば，真菌や細菌は顆粒球によって貪食されて死んでしまうが，顆粒球が減少している状態では，肺胞内の湿潤した環境下で細菌や真菌が増殖してくることになり，肺炎などの感染症が起こりやすくなる．

　顆粒球減少時の感染のリスクとその対策を表5にまとめた．

　感染の予防対策は，化学療法後に白血球数が減少してから対策を講じても遅く，化学療法前から白血球減少を予測して対策を準備しておかなければならない．その意味では，表5の顆粒球数500/μL以上でとられている対策は化学療法前から継続しておくべきである．顆粒球数が500/μL以下になると，重篤な感染症が発症する可能性が高くなり，医療従事者や面会者にとっては感染症の原因とならないような微生物であっても日和見感染症を発症する可能性があり，医

療従事者や面会者はマスクを着用しなければならない．さらに，顆粒球数 100/μL 以下になると，致死的感染症を発症する可能性があり，面会者制限や医療従事者のガウンテクニックなどのより厳格な感染症対策が必要になる．

③ 脱毛，皮膚症状

a 脱毛

抗がん薬による脱毛は，抗がん薬の種類によって程度に差はあるものの，投与後2〜3週間ではじまり，2〜3ヵ月後にピークとなる．投与後6〜12ヵ月でカットできるくらいに回復してくる．対策としては，脱毛がはじまる前からウィッグやバンダナを準備しておくことが勧められている．

b 手足症候群

手足症候群は，最初は1980年代に5-FUの副作用として報告され[6]，その後ドキセタキセル，シタラビン，ドキソルビシン，カペシタビン，分子標的治療薬ソラフェニブやスニチニブの副作用として報告されてきた．

発症頻度は，カペシタビン，ドキソルビシン，ソラフェニブなどでは50％以上とされており，抗がん薬投与後1〜2ヵ月くらいで症状が出現する．初期症状は，手のひらや足の裏が赤くなり，ピリピリする，チクチクするといった表面的な知覚異常や腫れなどの軽度の症状だが，しだいに腫れが顕著になり乾燥や炎症が進んで皮が剥けたりするようになると痛みを伴うようになる．そのまま進行すると，水ぶくれや亀裂，強い痛みが出現して，歩けないとか物をつかめないといった日常生活にも支障が出てくる．

表5 顆粒球減少時の感染リスクと対策

顆粒球数	1,500〜1,000/μL	1,000〜500/μL	500/μL 以下	100/μL 以下
感染リスク	軽度のリスク	中等度のリスク	重度のリスク（重症感染症が増加）	致命的感染症（敗血症）のリスク
行動範囲	病室内	病室内	病室内 病室外ではマスク	病室内
病室内環境	清掃の徹底，ネブライザー，加湿器の管理，手指消毒，生け花とぬいぐるみの禁止		医療スタッフと面会者はマスク	面会者制限 ガウンテクニック コンパクトクリーン
皮膚の清潔	シャワー浴毎日，シャワー浴不可のときは全身清拭〜座浴 排泄時ごとにビデ使用 創傷部位の消毒			
口腔内の清潔	ブラッシング1日4回 ポビドンヨード含嗽1日6〜8回			

［清水美津江：がん化学療法と症状管理①骨髄抑制．シリーズ がんの化学療法と看護 No.4，<https://www.bms.co.jp/pdf/medical/sizai/OncolNurse-04.pdf>，2014年6月19日検索を参考に作成］

予防の基本は保湿ケアで，入浴などで角質の中まで水分を浸透させ，乳液やクリームで保湿を維持し，その後ワセリンや軟膏で水分の蒸散を防ぐという手順で行う．痛みが出現するようになったら，ステロイド軟膏による治療が必要となる．

C 爪障害

爪障害をもたらす抗がん薬には，ドキソルビシン，パクリタキセル，シクロホスファミドなどが知られているが，薬剤によって障害の程度はさまざまであ

---

column 血液はなぜ赤いのか？ 白血球はなぜ白いのか？

●血液はなぜ赤いのか？

「ヒトの血液は赤い色をしているが，なぜだろうか？」この質問をするとたいていは，「赤血球が赤いから」と答える．血液中の血球細胞の数を見てみると，赤血球数が約500万個/μL，白血球1万個以下/μL，血小板約15万個/μLと赤血球がもっとも多く，赤血球が赤いからだという解答に間違いはないように思える．しかし「赤血球はなぜ赤いのか？」と質問すると，ほとんどの人が沈黙してしまう．赤いから赤血球とよばれているわけだが，なぜ赤いのかを改めて考えてみることがないからだろう．赤血球では，ガス状の酸素を金属に結合させることによって運搬可能な状態にするために，ヘモグロビン中に鉄が含まれている．鉄は，酸素と結合（酸素と結合する＝酸化＝錆びる）すると，鉄でできた釘が錆びて赤茶けた色に変わるように，赤く変色する．この色が赤血球の色となっている．動脈血のほうが静脈血よりも鮮紅色をしている理由は，酸素に結合しているヘモグロビンが多いからである．

●では白血球はなぜ白いのか？

白血球は，まさに白く見えるから白血球という名称になっているが，なぜ白く見えるのだろうか？　われわれ日本人の皮膚の色は，ややピンクがかった薄い黄白色に見える．しかし，白血球は遠心分離して集めて見ると真っ白に見える．その理由はなぜだろうか？　答えは，走査電子顕微鏡で白血球の表面を観察してはじめてわかることであった．図に赤血球，白血球，血小板を走査電子顕微鏡で観察した結果を示してある．

赤血球は，表面がつるつるしたドーナツ状の形態をしているが，白血球は表面が凸凹した球の形態をとっている．血小板も表面が凸凹した不定形の形をしている．赤血球と白血球の表面の違いは，通常のガラスと表面が凸凹したくもりガラスを想像してもらうとわかりやすい．つるつるした赤血球では，細胞膜が透明ガラスのように内部のヘモグロビンの赤い色を透過するが，白血球の凸凹した細胞膜はくもりガラスのように光を乱反射して白く見えてしまう．つまり，表面が凸凹していることがくもりガラスのように白く見える理由なのである．

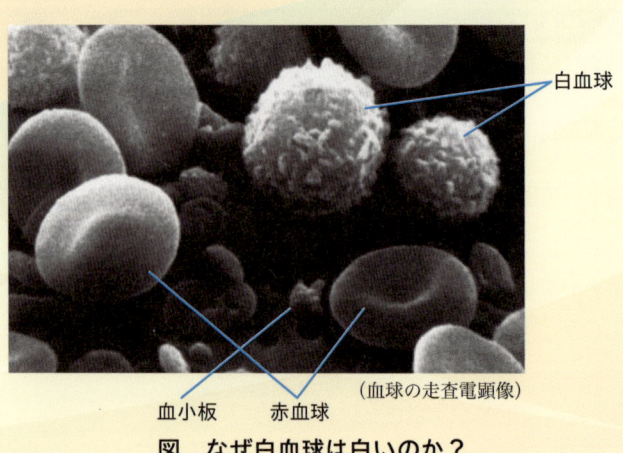

（血球の走査電顕像）

血小板　赤血球

図　なぜ白血球は白いのか？

る．アントラサイクリン系の薬剤では爪が黒ずむ程度で済み，生活が困難になるような障害はないが，パクリタキセルでは爪が剥がれてしまうような重大な障害をもたらすことがある．現段階での予防策としては，凍結手袋によって手を低温に保つ方法が有効とされている．

4 神経症状

　手足の先が「ぴりぴり」としびれたり，「じんじん」と痛んだりする末梢神経障害は，意外と知られていない抗がん薬による副作用の1つである．抗がん薬の中でも微小管に作用するビンカアルカロイド系の薬剤やタキサン系薬剤では，神経細胞の突起部分（軸索）にある微小管にダメージをもたらし神経細胞に対する障害を引き起こす．プラチナ系の抗がん薬は，神経細胞を直接障害することで，やはり軸索の障害による神経障害を起こす．軸索の変性は末梢部から起こり，信号伝達が伝わらなくなるために振動覚の低下などが認められる．微小管は，細胞分裂の際に染色体を2つの極に移動させる働きをしているが，そのほかに細胞内を移動するタンパクの輸送レールとして働いており，タンパクの細胞内分配を調節している．微小管に障害が起こると，神経細胞内の信号伝達機構に障害が起こり，「長い時間正座をしていたときのような，じんじんとしたしびれ」を感じやすくなる（図21）．

　末梢神経障害は，手足の軽いしびれからはじまり，しだいにしびれや痛みが強くなって，手に持ったコップを落としてしまうなど，日常生活活動が困難となってくる．神経細胞においては，再生機構が日常的に働いているわけではないために，神経障害が一度起こると，新しい細胞に置き換わるわけではなく，細胞内で

凍結手袋
フローズングローブ．−30℃でも固まらないゲルを入れた手袋で，冷凍後に手を包み込むように冷やすことができる．

微小管
細胞中に見出される直径約25 nmの管状の構造であり，主にチューブリンとよばれるタンパクからなる．微小管を足場（レール）とするモータータンパクとしてダイニンやキネシンなどが知られており，これらのタンパクはタンパクやmRNAといった分子の細胞内輸送にも関与している．神経細胞では，細胞質の一部が樹状突起や軸索として伸びており，長い距離を興奮刺激として伝えるためには，軸索の末端までタンパクなどを運搬する微小管の機能が重要な役割を担っている．

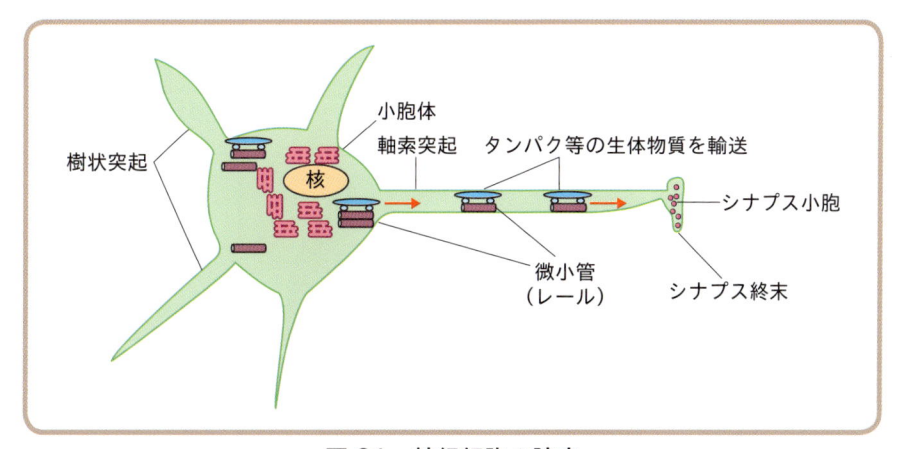

図21　神経細胞の障害

神経細胞の興奮は軸索を介して伝わっており，微小管は，細胞内のタンパク輸送を担当するモータータンパクが動くレールとして働いている．微小管を介して運ばれる生体物質は，神経細胞の生存には不可欠な分子であり，微小管の障害は神経細胞の障害をもたらす．

障害部位を修復するまでに長い時間がかかるか，多くは修復不能な場合が多い．しかも「ぴりぴり」や「じんじん」としたしびれや痛みは，抗がん薬投与中ずっと続き，投与中止後もなかなか消失しない．

　現段階では，帯状疱疹による神経痛の治療薬や糖尿病性末梢神経障害によるしびれや疼痛の治療薬として使われはじめたプレガバリンが用いられるようになったが，効果については比較試験での結果が出ていない．この薬剤は，神経伝達物質の放出を抑制して末梢神経から中枢への疼痛刺激を抑制する薬で，従来の鎮痛薬とはまったく異なるしくみで効果をあらわすため期待されるが，今後の評価が必要だろう．そのほかに漢方薬や鍼灸治療なども一部で治療法として試みられている．

5 薬剤性間質性肺炎（肺障害）

　がん化学療法後の肺障害（薬剤性間質性肺炎）は，ゲフィチニブによる多数の死亡例が出たことから注目を集めているが，分子標的治療薬以外の通常の抗がん薬によっても起こることが知られており，化学療法後の感染症との鑑別の困難さなどから，注意深く観察すべき副作用の1つである．基本的にはすべての抗がん薬によって肺障害は起こりうるが，頻度の高い薬剤は，メトトレキサート，ブレオマイシン，ゲフィチニブなどである．

　抗がん薬による肺障害のメカニズムに関しては明らかになっているわけではないが，2つの機序が考えられている．1つは，抗がん薬の直接の細胞障害であり，もう1つは免疫細胞の活性化を介した間接的な障害である．治療前の肺に間質性肺炎，肺線維症が元々存在している場合には薬剤性間質性肺炎が起こりやすい

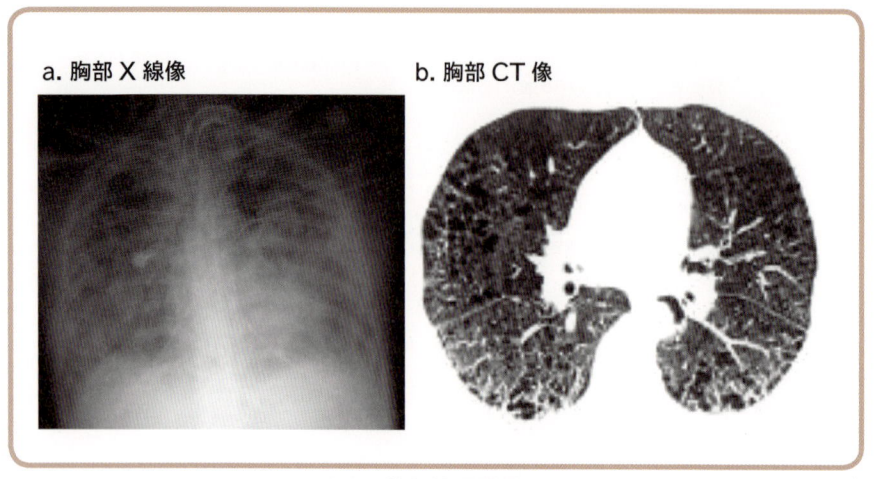

a. 胸部 X 線像　　　b. 胸部 CT 像

図 22　薬剤性間質性肺炎
胸部 X 線像（a），胸部 CT 像（b）ともに肺野全体にすりガラス状陰影が認められる．

と考えられている．そのため，間質性肺炎や肺線維症を合併している場合に使用禁忌となっている薬剤にイリノテカン，慎重投与となっている薬剤にはドセタキセル，パクリタキセル，ビノレルビン，ゲフィチニブなどがある．

呼吸困難，発熱，乾燥咳嗽などが特徴的な症状であるが，発熱がない場合も多い．診断するためには，胸部 X 線写真でのびまん性のすりガラス状陰影が認められたら胸部 CT 検査を行う．

図 22 に示したように，薬剤性間質性肺炎では胸部 X 線，胸部 CT ともにびまん性のすりガラス状陰影を認める．化学療法後に多く認められる感染症との鑑別診断が重要で，マイコプラズマ，クラミジア・ニューモニエ，ウイルス性肺炎，レジオネラ肺炎などが鑑別すべき感染症としてあげられる．また，心不全による肺水腫も鑑別すべき疾患としてあげられる．

薬剤性間質性肺炎が疑われる場合には，原因として疑わしい薬剤を中止し，呼吸困難や低酸素血症の程度が軽ければ酸素投与のみで様子をみる．呼吸困難，低酸素血症の程度が重篤であれば，ステロイド投与が必要になる．感染症が完全には否定できない場合には，抗菌薬とステロイドを併用する．

6 心毒性

抗がん薬による心毒性には，うっ血性心不全，心室頻拍などの不整脈，狭心症などがあり，アントラサイクリン系薬剤による心筋障害，心不全がよく知られている．表 6 に心毒性のある薬剤をあげた．

●アントラサイクリン系薬剤

アントラサイクリン系薬剤による心筋障害は総投与量によってリスクが増加し，5％の発症リスクが生じる投与量は，ドキソルビシンであれば 450 mg/m^2，ダウノルビシンであれば 900 mg/m^2，エピルビシンであれば 935 mg/m^2，イダルビシンであれば 223 mg/m^2 とされている．アントラサイクリン系薬剤による心毒性は蓄積性であるため，小児期に投与されている場合には，成人になって再び投与するときに小児期の投与量を総投与量の計算に入れておく必要がある．

表 6 心毒性のある抗がん薬

薬剤	症状
アントラサイクリン系薬剤	心筋障害（心不全）
パクリタキセル	不整脈
シクロホスファミド	心不全
フルオロウラシル	（冠攣縮性）狭心症
トラスツズマブ	収縮機能低下
ベバシズマブ	収縮機能低下
スニチニブ	収縮機能低下

●アルキル化薬

　アルキル化薬でもまれに心毒性を示す場合があり，シクロホスファミドが代表例としてあげられる．以前大量投与が行われていたころにはしばしば認められたが，現在の抗がん薬使用ガイドラインに従って投与される（投与量，投与時間，輸液が適正に行われる）場合には，心筋障害が起こることはまれで，生じても一過性のものとされている．

●パクリタキセル

　パクリタキセルではまれに（0.5%以下）致死的な不整脈（心房性，心室性，ブロック）を生じるとされている．

●フルオロウラシル

　フルオロウラシル（5-FU）では，おそらく冠攣縮性と思われる狭心症の症状をまれに呈することがあり，経口薬でも静注薬でも起こりうるとされている．

●トラスツズマブ

　トラスツズマブでは，可逆性の心機能障害を生じることが知られている．とくにアントラサイクリン系薬剤との併用で心機能低下を生じるため，アントラサイクリン系薬剤との併用は原則禁忌となっている．

●ベバシズマブ

　ベバシズマブは単薬での臨床試験でグレード2〜3の心不全が2%程度に生じると報告されており，さらにアントラサイクリン系薬剤との併用で心不全のリスクが増加するとされている．

●スニチニブ

　スニチニブでも一定の頻度で心不全が生じるとされており，腎細胞がんのインターフェロンとの併用療法の第Ⅲ相試験では，約10%の患者に心不全が発症している．

　心不全に対する治療は，まず薬剤を投与中止とし，その後一般の心不全に準じて急性期には酸素投与，水分制限，利尿薬投与を行う．

7 肝障害

　肝臓が薬の代謝に関係する臓器であるため，さまざまの抗がん薬によって肝障害が引き起こされる．その程度は，無症状の肝逸脱酵素の上昇から，黄疸や腹水の出現，劇症肝炎にいたるまでさまざまであり，肝障害が悪化しないように適切に対処することが必要である．薬剤性肝障害の出現機序としては，抗がん薬の直接の肝細胞障害と免疫能低下に伴う肝炎ウイルス活性化の2つによって起こると考えられている．

a 直接の肝細胞障害

　薬剤による直接の肝障害は，肝細胞の破壊が主になる「肝細胞障害型」，胆汁

うっ滞が主になる「胆汁うっ滞型」，肝細胞障害と胆汁うっ滞の「混合型」の 3 種類に分けられる．肝障害の出方には以下の 3 つのパターンがある．
- 量が多くなると障害が出るパターンで，これは中毒性肝障害とよばれている．
- 投与量に関係なくかゆみ，発疹などとともに出現する肝障害で，アレルギー機序で出現する肝障害である．
- ある特定の人にのみ認められる肝障害で，薬物代謝酵素の遺伝的差異などにもとづいて出現する肝障害である．

薬剤による直接の肝障害は，早期に発見して薬剤を中止することがまず重要であり，初期症状の出現を慎重に観察する必要がある．初期症状は，決して特異的なものではなく，倦怠感，発熱，食欲不振，吐気，発疹，黄疸等が出現する．また，自覚症状のない段階で検査所見によって発見されることも少なくない．対処方法としては，原因と考えられる抗がん薬を中止して，グリチルリチンの静脈投与やウルソデオキシコール酸を投与する．アレルギー性肝障害や胆汁うっ滞型肝障害ではステロイドも使用されることがある．表 7 に肝障害の頻度の高い薬剤を示した．

b ウイルス肝炎の活性化

抗がん薬の投与によって免疫機能が抑制されることから，潜在ウイルスが活性化してくるとされている．B 型肝炎ウイルス陽性（HBsAg 陽性）の患者で 20％以上に認められるが，HBs 抗原陰性，HBc 抗体陽性ないし HBs 抗体陽性で，従来は既往感染と考えられていた患者でも HBV の活性化が起こると報告されている[7]．しかも HBs 抗原陽性の HBV 活性化に比べて劇症化率・死亡率も高かったことから，免疫抑制薬・化学療法によって発症する B 型肝炎対策のガイドライ

▶ p.182「骨髄抑制」参照．

表 7　薬剤性肝障害を起こしやすい抗がん薬

高頻度に肝障害を起こしやすい抗がん薬	散発性に肝障害を起こす抗がん薬
・L-アスパラギナーゼ ・インターフェロン（高用量） ・メトトレキサート ・ストレプトゾシン	・ダカルバジン ・ヒドロキシウレア ・インターフェロン（低用量） ・6-メルカプトプリン ・ペントスタチン ・ビンクリスチン
高用量で，高頻度に肝障害を起こす抗がん薬 ・ブスルファン ・シクロホスファミド ・シタラビン ・マイトマイシン	**肝中心静脈閉塞症を起こす抗がん薬** ・シクロホスファミド ・ブスルファン ・ダカルバジン ・6-メルカプトプリン ・アザチオプリン
不可逆的な肝障害を起こす抗がん薬 ・ブスルファン ・シタラビン ・ダカルバジン ・メトトレキサート ・マイトマイシン	

ンが作成された．図 23 にガイドラインを示す．

　HBs 抗原陽性の場合，活性化率の確率が高いため，原則として<u>核酸アナログ</u>の予防投与を行う．ただし，HBs 抗原陽性例には，キャリアばかりでなく，慢性肝炎や肝硬変が含まれており，肝臓専門医へのコンサルトが必要となる．HBs 抗原陰性，HBc 抗体陽性，HBs 抗体陽性の場合，HBV DNA の定量を行い，陽性であれば，核酸アナログの予防投与を行う．陰性であれば，HBV DNA の定期的検査を行いながら，陽性化したら核酸アナログの予防投与を行う．HBV DNA が陽性になっても肝炎が発症するまでには 12～28 週かかるとされており，陽性化後の核酸アナログ予防投与でも，肝炎の重症化が十分予防可能と推測されている．C 型肝炎ウイルスの活性化については，化学療法との関連は十分明らかになっていない．

> **核酸アナログ**
> 核酸類似物質で，ウイルスの DNA に取り込まれてウイルス増殖を抑制する薬剤．

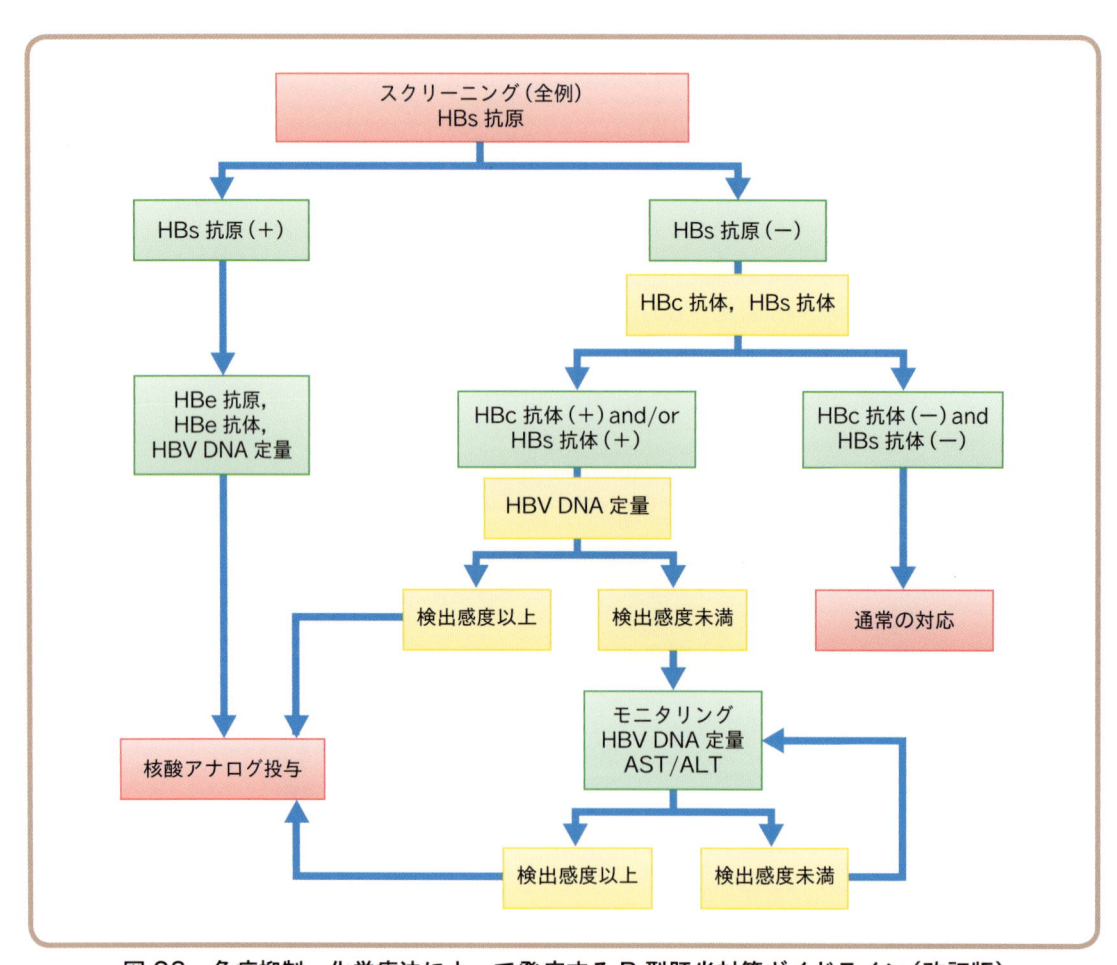

図 23　免疫抑制・化学療法によって発症する B 型肝炎対策ガイドライン（改訂版）
［難治性の肝・胆道疾患に関する調査研究班，肝硬変を含めたウイルス性肝疾患の治療の標準化に関する研究班：免疫抑制・化学療法により発症する B 型肝炎対策ガイドライン（改訂版）．2011 年 9 月，<http://www.jsh.or.jp/doc/guidelines/HBV_GL_ver2.201406.pdf>，2014 年 6 月 19 日検索より引用］

8 腎障害

　腎臓は数多くの薬剤の排泄に関与しているため，さまざまな薬剤によって有害事象が生じやすい臓器である．また逆に腎機能が薬物の排泄能に関与するため，腎障害が化学療法の実施にも重大な影響を及ぼしうる．抗がん薬による腎障害には，抗がん薬の直接腎障害作用と，尿酸性腎症や腫瘍崩壊症候群のような二次的障害作用とがある．

a 腎への直接作用

　抗がん薬やその代謝産物による腎糸球体や尿細管に対する直接障害は，薬物投与量に依存性で，どちらかというと慢性の経過をたどることが多い．腎障害の頻度の高い薬剤としては，シスプラチンやイフォスファミド等が知られている．これらの薬剤は，糸球体で濾過された後，尿細管，集合管でアミノ酸，糖，電解質，水分などが再吸収されるに伴って濃縮されてしまう．腎糸球体で血液から濾過された時点では，抗がん薬の濃度は血中濃度と同じであるが，尿細管と集合管で約100倍に濃縮されてしまうため，抗がん薬濃度が血中濃度の100倍にまで上昇することになる．このことが尿細管障害を起こすメカニズムとなっている．

b 腫瘍崩壊症候群

　腫瘍崩壊症候群は，化学療法に感受性の高い白血病やリンパ腫などで，腫瘍量が多い場合に発生することが多く，化学療法が効いた場合に起こる副作用といえる．

　がん細胞が大量に崩壊するに伴って，細胞内の大量のカリウム，リン，核酸などが放出され，高カリウム血症，高リン血症，高尿酸血症など重篤な代謝異常をきたしてしまう．とくに大量の核酸が放出されると，体内で尿酸に代謝されて腎臓より尿中に排泄される．尿中に大量に排泄された尿酸が結晶化して尿細管に詰まってしまうと，急性腎不全にいたる場合もある（尿酸性腎症）．また，高カリウム血症になると致死的な不整脈が起こり不幸な転帰をもたらす場合もある．

c 腎障害の予防

　腎障害は一度起こってしまうと治療する方法や薬剤はなく，対症療法を行いながら回復を待つ以外にはない．しかしながら回復不能な障害をもたらす場合が多いため，腎障害が起こらないように腎機能を慎重にモニターして，予防策を講じることが必要となる．上述したいずれのメカニズムにおいても，尿中に排泄される物質の濃度の高いことが腎障害を引き起こしており，尿中の濃度を低下させることが予防法として有効と考えられる．腎障害予防の基本は，十分な輸液，利尿，尿のアルカリ化が重要である．ほかには，腎障害を起こしやすいアミノグリコシド系抗菌薬や非ステロイド抗炎症薬などの使用は可能な限り回避する必要がある．

非ステロイド抗炎症薬
non-steroid anti-inflammatory drugs：NSAIDs.

F 抗がん薬耐性

　がん化学療法に感受性の高い白血病のようながんもあるが，ヒトで広く認められる多くの固形がん（肺がん，大腸がん，膵がんなど）では抗がん薬に対する感受性が低い．固形がんの場合には，白血病と異なってがん細胞どうしが緊密に接しており，血管の分布がわるいために抗がん薬が到達しないなどの理由から，抗がん薬に対して抵抗性を示しやすい．また栄養や酸素分布が不均一であるために，栄養や酸素の少ない部位では栄養不足や酸素不足による細胞死に抵抗性の細胞が主体となって増殖しており，化学療法を受ける前から細胞死抵抗性の細胞集団が含まれている可能性が高い．

　こうした固形がんの構造的特徴による細胞死抵抗性以外にも，化学療法以前に抗がん薬耐性の細胞が存在するメカニズムが考えられている．第Ⅲ章ですでに触れたように，臨床的に診断されるような大きさのがん組織の中には不均一な細胞集団が混在しており，それらの多数の細胞集団の中には，抗がん薬に対して抵抗性を示す遺伝子変異をもった細胞が含まれている可能性がある．これが化学療法前から抗がん薬耐性を示すメカニズムと考えられている．

▶ p.103「図　腫瘍の進展と不均一性」参照．

　臨床的には，初回の化学療法には反応しても再発時の化学療法には反応しないことが多く，その理由としては，抗がん薬の投与によって耐性を獲得した細胞が出現してくる可能性と，抗がん薬に耐性をもっていた細胞が生き残っている可能性の両方が考えられる．抗がん薬そのものが発がん物質でもあり，遺伝子変異をもたらす可能性は否定できないが，おそらくは変異の積み重ねによってすでに存在する多彩な細胞集団の中に抗がん薬耐性を示す細胞が存在していて，選択されてきた可能性のほうがより高いと思われる．

　以下に示す抗がん薬耐性の機序は，*in vitro* にて抗がん薬の存在下で増殖してくる細胞を選択して，抗がん薬感受性細胞との比較によって明らかにされてきた．したがって，すべてが生態内環境と同じ条件下で得られた結論ではないため，

---

column　不要なものを濃縮して排泄する腎臓

　糸球体からは血液中の老廃物を含めて毎日150 L の原尿が濾過される．この中には，ブドウ糖，電解質，クレアチニン，尿素窒素など多くの物質が含まれており，近位尿細管，遠位尿細管，集合管を通過して腎盂にいたるまでに，ブドウ糖，電解質，水分などが再吸収されて，不要なもののみが約1.5 L の尿中に残されて排泄される．このような糸球体と尿細管の働きによって，血液中の不要な物質のみを選択的に体外に排泄できるようになっているのだが，その結果，糸球体で濾過されたときよりも尿細管を通過しているうちに物質が濃縮されてゆき，抗腫瘍活性をもったまま尿中に排泄されるような薬剤（シスプラチンなど）が腎障害を起こしてしまう．

必ずしも生体内の臨床がんの抗がん薬感受性と相関するものではないことに注意する必要がある．

1 細胞膜の変化，薬剤の膜輸送機構の変化

*MDR1 遺伝子*は，抗がん薬耐性機序としてもっとも有名なもので，培養細胞を抗がん薬で処理して耐性となった細胞で発現が増幅している遺伝子として1986年に同定された[8]．細胞膜上の**多剤排出トランスポーター**は，環境中のさまざまな有害物質の侵入を阻止するための装置で，バクテリアからヒトまでのすべての生物がもっている．*MDR1* は，その多剤排出トランスポータータンパク群のうち最初に発見された遺伝子であり，多剤耐性（multi-drug resistance）の頭文字をとって*MDR1*と命名されている．*MDR1*は，ヒトの正常組織では小腸，腎近位尿細管，肝臓の毛細胆管，脳と精巣の毛細血管内皮，副腎皮質，妊娠時の子宮や胎盤などで発現している．また造血幹細胞などの幹細胞でも発現している．おそらく*MDR1*は，有害な物質の生細胞内への侵入を防ぐだけではなく，生体内に侵入した有害物質の尿中，胆汁中への排泄亢進にも働いている．また，脳，精巣，胎児，幹細胞など重要な臓器と細胞を有害物質から守る防御タンパクとしても働いている．

*MDR1*は，ATP駆動型トランスポーター（ABCトランスポーター）の一種であり，ATPの加水分解エネルギーを用いて，対象となる有害物質を濃度勾配に逆らって細胞外へ排出する（図24）．こうしたABCトランスポーターはヒトで

ATP駆動型トランスポーター
ATP binding cassette （ABC）トランスポーター．ABC輸送体ともいう．

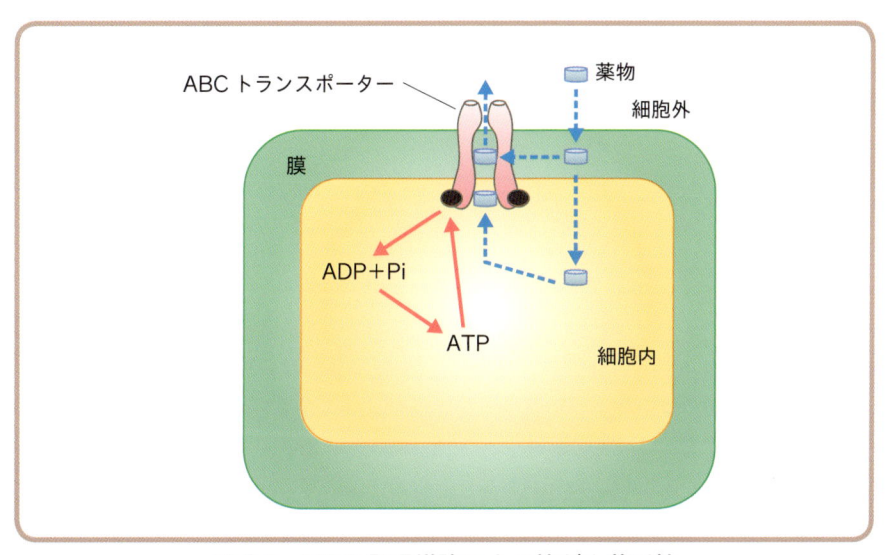

図24 MDR発現増強による抗がん薬耐性
MDR1などのABCトランスポーターは，細胞膜に発現し，ATP加水分解のエネルギー依存的に種々の抗がん薬を細胞外に排出する．その結果，細胞内の抗がん薬濃度が低下してしまう．

は50種類の遺伝子が同定されており，その構造相同性よりA～G群までの7つのグループに分類されている．抗がん薬耐性に関係しているABCトランスポーターは，MDR1/ABCB1，MRP1～3/ABCC1～3，BCRP/ABCG2とされている．

2 標的酵素，タンパクの増量

葉酸拮抗薬，トポイソメラーゼ阻害薬，微小管作用薬などはDNAを直接の標的としない抗がん薬で，酵素タンパク等を標的とする薬剤である．これらの薬剤では，標的分子の量的変化（標的分子の増加）や質的変化（遺伝子変異）によって薬剤耐性となる．ジヒドロ葉酸リダクターゼ遺伝子の増幅とジヒドロ葉酸リダクターゼタンパクの発現増加によってメソトレキサート耐性となることはよく知られているが，ほかにもたとえばトポイソメラーゼIの変異によってトポイソメラーゼI阻害薬であるイリノテカンに対して耐性となることが知られるようになった．チューブリンの重合に働くタキソール系薬剤では，チューブリンの組成変化による耐性獲得が知られるようになった．

> **ジヒドロ葉酸リダクターゼ**
> dihydrofolate reductase：DHFR．

> **チューブリン**
> 微小管（microtube）に存在するタンパクなのでチューブリンと命名された．

> **重合**
> α-チューブリンとβ-チューブリンが結合したチューブリンダイマーが直線状に結合して微小管のフィラメントを形成することをさす．

3 薬剤代謝の変化による薬剤耐性

抗がん薬の中には，活性化していないプロドラッグとして投与されて，体内で特異的な酵素によって活性化されるものもある．この活性化に必要な特異的酵素活性の低下や喪失が起こると，活性化される薬物濃度が低下して薬剤の効果が低下する．代表的薬剤として，シタラビン，マイトマイシン，シクロホスファミド，イリノテカンなどがある．

一方，抗がん薬は主に肝臓のP450を含む薬物解毒系によって無毒化・抱合さ

---

column　妊婦にも必要な葉酸

葉酸は，1941年乳酸菌の増殖に働く因子としてほうれん草の葉から発見された水溶性のビタミンで，植物の葉っぱなどに大量に含まれることから名付けられた．葉酸は，アミノ酸合成や核酸合成に補酵素として用いられており，必須の働きをする．したがって欠乏すると，細胞増殖の盛んな造血組織に異常が認められ，巨赤芽球性貧血を引き起こす．また妊娠期に葉酸が欠乏すると，神経管閉鎖障害が起こり重度の場合には死産することもある．2000年には厚生労働省が，「妊産婦のための食生活指針」の中で，二分脊椎症などの先天性神経管閉塞症の防止のために，妊娠適齢期の女性すべてに対して，緑葉野菜や豆類など葉酸を多く含む食品を食べて，1日に400 μgの葉酸を摂取するよう勧告を出した．

妊婦以外でも，慢性アルコール中毒やメトトレキサート投与時には葉酸欠乏が引き起こされる．葉酸の働きがアミノ酸や核酸の合成に必要であることから，細胞分裂の盛んな部位で欠乏による症状が現れやすい．貧血，免疫機能の低下，消化肝機能異常などが認められる．

れて排出される．抗がん薬と解毒化酵素の組み合わせとしては，フルオロウラシルとDPD，イリノテカンとCYP3A4 などが知られており，これらの酵素活性には遺伝子の多型によって差が認められ，酵素活性の差によって抗がん薬の効果の異なることが知られている．解毒系で抗がん薬耐性にもっとも関与するものとして，グルタチオン/グルタチオントランスフェラーゼ系が知られている．GSTは，抗がん薬にグルタチオンを抱合させて無毒化する酵素で，アルキル化薬が主な対象となる．細胞内でのGSHやGSTの発現増加は，薬剤耐性をもたらす．

④ 傷害修復機構，DNA修復の亢進

アルキル化薬などの抗がん薬の多くがDNAに直接の傷害を与えて細胞死を誘導していることから，DNA修復系は抗がん薬によるDNAの傷を修復して細胞の生存をもたらす方向に働く．例としては，ニトロソウレア耐性の機序として直接修復酵素の関与が報告されている．

固形がんでは，最初から抗がん薬に反応しない場合が多く認められ，たとえ初回には効果をみせたとしても2回目には反応がみられなくなることが多い．化学療法しか治療法として選択できなくなった症例において，期待できるような効果が認められない主な原因の1つが，この薬剤耐性であるが，克服するための方策はいまだ見つかってはいない．

DPD
dihydropyrimidine dehydrogenase. ジヒドロピリミジンデヒドロゲナーゼはウラシルおよびチミンの分解酵素である．

グルタチオン
glutathione：GSH. グルタチオンは3つのアミノ酸からなるトリペプチドで，抗酸化作用を有する．

グルタチオントランスフェラーゼ
glutathione S-transferase：GST.

5 先端医療

A 免疫療法

　免疫系は，リンパ球やマクロファージなどの異なる細胞が連携・協力して異物を排除しようとする細胞間のネットワークであり，さまざまな異物を特異的に認識する機構を備えており（特異性，多様性），しかも2度目の異物の侵入に対してはすみやかに即応できるという**免疫記憶**をも備えた優れた防御機構といえるだろう．人類が感染症との戦いを切り抜けてくることができたのは，この免疫系のおかげといっても過言ではない．

　免疫系のもう1つの特徴は，異物に対しては反応するが，自己抗原に対しては反応しないという**自己寛容**とよばれる現象である．もし自己抗原に対して免疫応答が起きると，組織障害や自己免疫が引き起こされてしまうため，自己寛容というしくみはなくてはならないものである．このような自己に対する反応抑制機構の存在のため，自己の正常細胞から派生した腫瘍に対する排除機構のような免疫応答は起こりにくくなっていると想像されてきた．なぜならば，腫瘍細胞自身が自己の細胞由来であり，決して体外からの侵入者ではないからである．しかし数多くの研究の結果，がん細胞に対しても免疫応答が起こりうることが証明されてきた．詳細については次の項で説明する．

　免疫療法については，「**免疫応答**という体に備わった防御機構を応用する治療法であるために，副作用のない治療法である」という誤った理解が広まっている．しかしながら，発赤，発熱，腫脹，疼痛といった炎症反応は免疫応答によって引き起こされるものであり，肝炎のようにウイルス感染細胞の排除機構は，ウイルスに感染した自己の肝細胞を破壊するリンパ球によって行われている．まさに免疫応答とは，「肉を切らせて骨を断つ」といった類いの危険を伴う反応であることを忘れてはならない．むしろ免疫応答は，病気（症状）の発症メカニズムの1つである場合があり，生体にとっては有害な病態をもたらす場合もあると考えなければならない．

> **肉を切らせて骨を断つ**
> もともとは自分の肉を相手に切らせておいて相手の骨を切るという，戦における強敵を倒すための捨て身の戦法を示す言葉．自分も傷つく覚悟のうえで相手にそれ以上のダメージを与えることをさす．

1 がんに対する免疫応答

　がん細胞が自己の細胞由来であることから，自己寛容になっているためにがん細胞に対する免疫応答は起こらないと考えられてきたが，数多くの動物実験の結果やヒトでのがん細胞に反応するリンパ球の証明などによって，がんに対する免疫応答の存在が証明されてきた．図 25 に代表的な動物実験の結果を示した．

a　放射線照射がん細胞の皮下移植によるがん細胞特異的免疫の誘導

　化学発がん物質で誘発されたがん細胞を放射線照射（増殖できないようにするため）してマウス皮下に注射すると，がん細胞は増殖できずに退縮する．その後同じがん細胞を皮下に接種しても腫瘍を形成してこない．一方，別のがん細胞を接種すると腫瘍を形成してくる（図 25）．

　また，ヒトでもがんに対する免疫応答が証明されている．メラノーマ患者の末梢血からリンパ球を採取して，自己のがん細胞と混ぜて培養すると，自己のがん細胞に反応して増殖してくるリンパ球が存在する．しかしながら，こうしたがん細胞特異的Tリンパ球の存在が証明されているにもかかわらず，がん研究者の少なからずが，いまだにがん免疫療法に対して懐疑的である．その理由として，がん関連抗原を含めてがん細胞が発現している抗原に特異的に反応するリンパ球

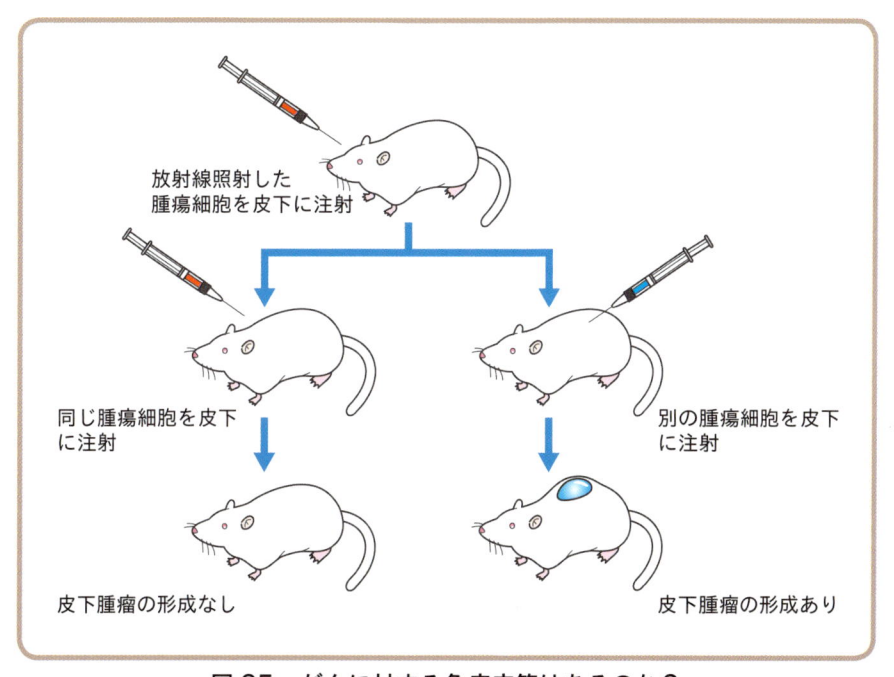

図 25　がんに対する免疫応答はあるのか？
一度放射線照射したがん細胞で免疫すると，同じがん細胞を拒絶するが，別のがん細胞は生着する．

は，なんらかの機序で免疫寛容になっていると考えられているからである．

b　がん細胞に対する免疫寛容の例

　インフルエンザウイルスのヘムアグルチニン（HA）を発現するがん細胞とHA特異的Tリンパ球をマウスに同時に移植すると，HA特異的Tリンパ球によってHA発現がん細胞が排除されると期待される．しかしながら，Tリンパ球は一時的に増殖したものの，やがて数が減少し，Tリンパ球のHA発現がん細胞に対する反応性も消失し，移植されたがん細胞は腫瘍を形成してきた．がん細胞が発現する抗原に対して特異的なTリンパ球が抑制され，免疫寛容が腫瘍増殖の初期に誘導されたと考えられたのである[9]．

c　低親和性特異的T細胞の存在する可能性

　一方別のモデルでは，自己抗原に高親和性のTリンパ球は免疫寛容に陥っているが，機能的に正常な自己抗原に低親和性T細胞が残っていることが示されている．つまり，がん細胞の発現している抗原に対して低親和性の特異的T細胞は残っているものの，腫瘍増殖の初期から抑制されていることを示唆しており，活動的ではないT細胞をうまく活性化することができれば，機能的ながん免疫応答を誘導できる可能性がある[10]．

　これらの研究結果は，がんに対する免疫応答はありうるものの非常の弱いもので，がんの免疫療法開発のためには，弱い免疫応答を活性化させる方法を見つけることが重要であることを示唆している．

B　新しい免疫療法

　がんに対する免疫療法には，がん関連抗原に対するモノクローナル抗体を投与する方法，がん細胞に対する傷害活性をもつ細胞（リンパ球）などを静注する方法，がんペプチドワクチンで免疫する方法などがある．

1　抗体療法

　モノクローナル抗体の作成が可能になったことで，1980年代に医薬品としてがん治療への応用が試みられたが，抗体療法のすべての試みが失敗に終わっている．その原因は，マウスの抗体であったことによる．マウスの抗体はヒトにとっては異物であり，投与されたマウスの抗体に対して抗体ができて排除されてしまうためである．その後，抗体分子の可変領域のみがマウス由来であり，定常領域はヒト抗体由来というキメラ抗体や，抗原と直接結合するCDRのみマウス由来で残りはヒト由来というヒト化抗体，さらにはすべてがヒト由来という完全ヒト抗体が開発されてきた（図26）．ここにはじめて抗体医薬としての臨床応用が可

免疫寛容
特定の抗原に対して特異的免疫反応が抑制されている状態．

可変領域
免疫グロブリンの抗原を認識して結合する領域でこの部分は抗原によって異なっている．（図26参照）

定常領域
免疫グロブリンのうち抗原と結合する可変領域以外の骨格部分で，すべてが抗体で同一の構造をとる．

CDR
complementarity-determining region．相補性決定領域．

能となったのである．

　2014年現在がんを対象とした抗体医薬としては，6個の標的を攻撃する抗体が日本で承認されている．そのうちの5個の標的とは，B細胞表面に存在するCD20，骨髄細胞表面に存在するCD33，乳がんなどの表面に存在するHer2，大腸がん細胞の表面に存在するEGFレセプター，血管内皮細胞上に存在するVEGFレセプターである．もう1つ，2012年5月29日に成人T細胞性白血病リンパ腫（ATL）のがん細胞が発現しているケモカインレセプターCCR4に対する抗体モガムリズマブが発売された．CD20を標的とする抗体には，キメラ抗体であるリツキシマブと放射性核種で標識されたイブリツモマブの2つが承認されている．CD33を標的とする抗体としてゲムツズマブ，Her2を標的とする抗体としてトラスツズマブ，EGFレセプターを標的とする抗体としてセツキシマブ，VEGFレセプターを標的とする抗体としてベバシズマブが承認されている．

　これらの抗体の作用機序は，大きく2つに分けられ，競合阻害と抗体依存性

EGF
epidermal growth factor．上皮細胞増殖因子．

VEGF
vascular endothelial growth factor．血管内皮増殖因子．

競合阻害
レセプターとレセプターに結合するリガンドの結合を阻害する働き．

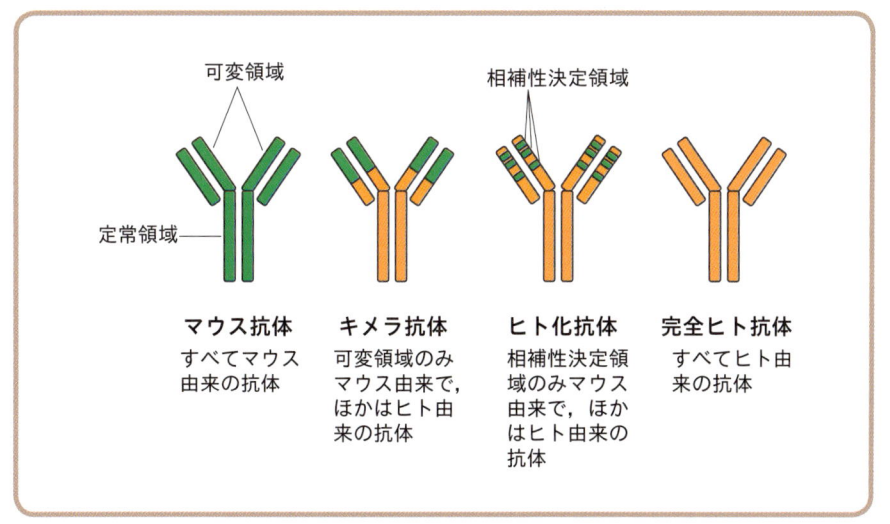

図26　医薬品としての抗体の進化

column モノクローナル抗体

　通常，あるタンパク分子に対する抗体を作製する場合，マウス等の動物にそのタンパク分子を投与し，その血清から抗体を回収する．1個のB細胞は1種類の抗体しか産生しないが，1つのタンパク分子中の異なる抗原ペプチド（アミノ酸が順番につながった分子）に対して複数のB細胞がそれぞれ異なる抗体を作るため，血清中には特異性の異なる抗体分子（ポリクローナル抗体）が含まれる．1975年に抗体産生細胞と骨髄腫細胞を融合させると，1個の抗体産生細胞は1種類の単一な抗体のみを産生し，骨髄腫細胞と融合したことによって不死化するため，単一の抗体分子を大量に作成することが可能になった．このようにして作られる抗体をモノクローナル抗体とよぶ．

細胞障害作用および補体依存性細胞障害作用が知られている．競合阻害で働く抗体の代表例は，ベバシズマブで，VEGFとVEGFレセプターの結合をVEGFに結合して阻害し，血管内皮細胞の増殖を抑制する．その結果として，血管の不足から酸素不足となってがん細胞の増殖が阻害される．リツキシマブ等のがん細胞表面抗原に直接結合する抗体の大部分は，抗体依存性にNK細胞やマクロファージなどが抗体の定常部分（Fc領域）を認識するFcレセプターを介してがん細胞を障害する（これを<u>抗体依存性細胞障害作用</u>とよぶ）．また，抗体が細胞表面抗原に結合した後で補体が活性化して細胞障害を誘導する場合もある（これを<u>補体依存性細胞障害</u>とよぶ）．

　これらの抗体医薬の特徴の1つは，抗体が特異的に抗原を認識することから，ある特定の抗原をもつ細胞のみを攻撃するという特異性にある．そのため副作用がほとんどないという大きな利点をもっている．また，もともと血液中に存在するタンパクであるため，半減期が投与後数日程度あるため，週1回から数週間に1回の投与で治療が可能となる．一方で，大きな分子で構造が複雑であるため，作製に手間と多額の費用がかかり，薬価が高くなってしまうという欠点がある．たとえば乳がんの標準的化学療法では50～60万円程度で済むが，トラスツズマブを加えた治療法になると300万円を超えてしまう．健康保険や高額医療費の補助によって本人負担は10数万円に抑えられるものの，公費負担がその分増加することになる．

② 樹状細胞や活性化リンパ球の移入療法

　患者末梢白血球から樹状細胞を誘導して「前立腺がん抗原タンパク」を認識させた樹状細胞ワクチンである<u>シプリューセル-T</u>が2010年に米国FDAによって承認されている．それ以外の樹状細胞療法などの細胞療法はすべて臨床研究の段階にあり，日本を含め世界中で臨床試験が行われている．日本の一部民間病院でも自己負担で細胞療法が行われているが，対照患者をおく臨床試験の体裁をとっていないため，効果については不明なままである．すでに承認されているシプリューセル-Tに対しても，第Ⅲ相試験の対象患者の結果に疑問が出されており，今後の慎重な再検討が必要といわれている[11]．こうしたことから，樹状細胞療法やリンパ球療法などは今後の臨床試験の結果が出るまでは評価できないという状況にある．

③ ペプチドワクチン

　麻疹や風疹に対するワクチン療法が感染に対して予防効果を上げているように，ワクチンによってがんを予防・治療しようとする試みが世界中で行われている．子宮頸がんの発症要因に<u>ヒトパピローマウイルス</u>の持続感染が関与することが

抗体依存性細胞障害作用
antibody dependent cellular cytotoxicity：ADCC．

補体依存性細胞障害
complement-dependent cytotoxicity：CDC．

シプリューセル-T
米国FDAが承認したはじめての樹状細胞がんワクチン．

ヒトパピローマウイルス
human papilloma virus：HPV．

明らかにされたことから，子宮頸がんの予防法として**ヒトパピローマウイルス感染を予防するワクチン**が開発された．現在組み換え沈降2価ヒトパピローマウイルス様粒子ワクチンと組換え沈降4価ヒトパピローマウイルス様粒子ワクチンの2種類が承認されており，それぞれHPV16とHPV18の2種類のウイルスの外殻タンパクのみでできたウイルス様粒子，HPV16，HPV18，HPV6，HPV11の4種類のウイルス様粒子をワクチンとして用いている．いずれも発がん性パピローマウイルスのうちのおよそ7割の感染を予防できるとされており，効果の持続期間がどの程度続くのかは現在観察中であるものの，現在の日本では無料で受けられる定期接種の対象とされている．

ただ，ここで取り上げようとしているペプチドワクチンは，ヒトパピローマウイルス感染予防ワクチンとは異なり，がん細胞に特異的に発現していると考えられる抗原の一部を接種し，**がん細胞に対する免疫応答を誘導する**治療法として開発が進められている**新規免疫治療法**である．スイスの製薬会社が行ったMUC1を標的としたがんワクチンの第Ⅲ相試験の結果が2012年12月に発表されたが，ワクチンによる生存期間の延長は認められなかった．

現段階では，これらの**がんワクチン療法**を進めるためにはいくつもの課題が残されている．免疫療法後に免疫療法からすり抜けてしまう腫瘍抗原消失クローンが出現してくることがしばしば観察されており，この腫瘍抗原消失クローンの出現を抑制するためには，がん幹細胞にも発現するがん抗原を同定することが必要と考えられている．免疫応答の最大化をはかるためには，樹状細胞（抗原提示細胞）の十分な活性化を誘導して，キラーT細胞に加えてヘルパーT細胞を活性化する必要があるが，樹状細胞の活性化がうまくできていない．さらに，腫瘍組織環境下での免疫抑制細胞の活性をいかに抑制できるかといった課題を1つひとつ解決しなければならないだろう．

C 分子標的治療

「**個別化医療**」や「**個体差医療**」など，がん治療の世界では新しい概念が広まってきている．これらの言葉は，患者自身のもっているがんの特徴に合わせて，いわばオーダーメイドの治療を行うことを意味する．従来のがん治療では，たとえば胃がんの第Ⅲ期であれば，「拡大切除術に加えて術後は化学療法を行う」などと画一的な対応をとってきたが，最近では個々人の違いに応じて治療する姿勢が重視されるようになってきた．こうした流れの背景にあるのは，がんの発症メカニズムの解析が進むにつれて，多くのがん遺伝子の変異はもちろん，がん抑制遺伝子の変異にも個人差があるという研究成果が寄与している．

さらに個別化医療の考え方に立ち，がん細胞を攻撃する抗がん薬の開発手法も変わってきた．遺伝子異常によって生じるがん細胞の異常タンパクの機能のみを阻害できれば，がんを狙い撃ちすることが可能で，副作用がない理想的な治療法

になる．最近では，こうした異常タンパクを阻害する薬を探索するという方向で開発が進められている．それらの異常タンパクを標的とした治療薬は「**分子標的治療薬**」とよばれる．分子標的治療薬はコンピュータシミュレーションによって工業製品を生産するように薬を作る点で従来の創薬の常識を覆し，新しい歴史を刻んだ．

化学療法の新しい薬として分子標的治療薬の扉を開いたのが，2001 年に米国で承認された**イマチニブ**であった．慢性骨髄性白血病（CML）の予後を劇的に変え，白血病治癒の可能性を明瞭に示した新薬である．

慢性骨髄性白血病は，白血球数が増加して脾臓が腫れるだけという慢性の白血病が，約 3 〜 5 年間の期間を経て突然急性白血病に変化してあっという間に亡くなってしまう恐ろしい病気であった．骨髄移植と化学療法を行っても 5 年生存率は 40％程度にとどまり，骨髄移植をしなければ，ほとんどの患者が 3 〜 5 年で死亡していた．イマチニブの登場は，そうした状況を完全に打ち破り，90％近くが治癒するというように劇的な改善をもたらした．イマチニブの出現は，慢性骨髄性白血病を「死にいたる病」から「治りうる病気」へと転換させる画期的な出来事となった．これを契機に次々と分子標的治療薬の開発が進められ，臨床の現場に登場してきた．今やがんの新薬の大半が，この分子標的治療薬であるといっても過言ではない．

① 分子標的治療薬の種類

表 8 に 2014 年 5 月 6 日時点で承認されている分子標的治療薬を示す．すでに 20 以上の分子標的治療薬が承認されており，現在審査中の薬剤や第Ⅲ相臨床試験の薬剤が今後も続々と承認されるだろう．

② 分子標的治療薬のメカニズム

正常細胞の増殖を調節するためには，増殖因子と増殖因子受容体（レセプター），その下流で増殖シグナルを核にまで伝えるシグナル伝達物質が重要な役割を果たしている．これらの増殖因子，増殖因子レセプター，シグナル伝達物質が，原がん遺伝子とよばれており，変異が入ることによってがん遺伝子となって，増殖刺激を際限なく伝えることになって「がん化」を誘導する．

この，がん化過程に関与する**がん遺伝子の産物の機能を阻害**できれば，がん細胞の増殖がストップして死滅していくと考えられ，さまざまながん遺伝子産物を阻害する小分子化合物が探索されてきた．図 27 に EGF レセプターのチロシンキナーゼを阻害する**ゲフィチニブ**の作用機序を示す．

EGFR は膜貫通型受容体チロシンキナーゼであり，EGF が結合すると細胞増殖や生存のシグナルを伝えている．ゲフィチニブは EGFR チロシンキナーゼを特異的かつ可逆的に ATP と競合して阻害する分子標的治療薬として開発された．

▶ p.57「がん遺伝子とは何か？」参照．

表 8　承認された分子標的治療薬

一般名	対象となるがん	一般名	対象となるがん
トラスツズマブ	乳がん	ボルテゾミブ	再発・難治性 MM
リツキシマブ	悪性リンパ腫	テムシロリムス	腎がん
イブリツモマブ	悪性リンパ腫	エルロチニブ	再発・進行非小細胞肺がん
ゲムツズマブ	難治性骨髄性白血病	サリドマイド	多発性骨髄腫
セツキシマブ	再発・進行大腸がん	レナリドミド	多発性骨髄腫
ベバシズマブ	再発・進行大腸がん	クリゾチニブ	進行・再発肺がん（ALK 融合遺伝子陽性）
パニツムマブ	再発・進行大腸がん（k-ras 変異のない）	アキシチニブ	転移性腎がん
オファツムマブ	慢性リンパ性白血病	エベロリムス	転移性腎がん
デノスマブ	多発性骨髄腫	ソラフェニブ	進行腎がん，肝がん
イブリツモマブ	悪性リンパ腫	レゴラフェニブ	再発・進行大腸がん
ゲフィチニブ	再発・進行非小細胞肺がん	アザシチジン	骨髄異形性症候群
イマチニブ	慢性骨髄性白血病	ルキソリチニブ	骨髄線維症
ダサチニブ	慢性骨髄性白血病		
ニロチニブ	慢性骨髄性白血病		
スニチニブ	GIST		
ラパチニブ	再発・手術不能乳がん		

GIST　gastro intenstinal stromal tumor．消化管間質腫瘍．
MM　multiple myeloma．多発性骨髄腫．
［文部科学省新学術領域研究 化学療法基盤支援活動：これまでに承認された分子標的抗がん剤（2014 年 5 月 6 日時点）．＜https://scards.jfcr.or.jp/db/table.html#table1＞，2014 年 9 月 8 日検索より引用］

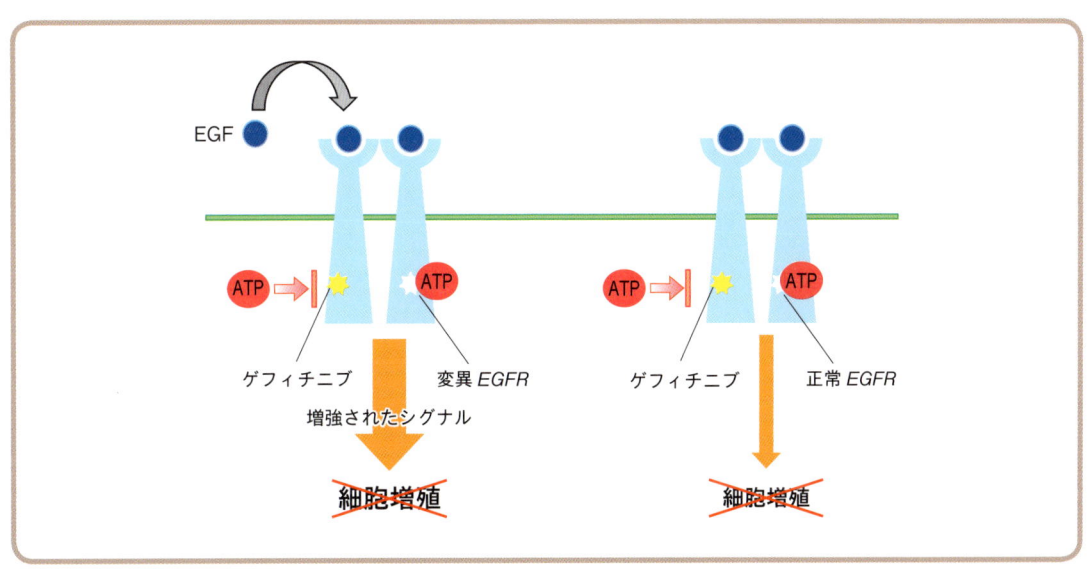

図 27　ゲフィチニブの作用機序

表9 イマチニブの慢性骨髄性白血病に対する効果

治療薬	18ヵ月後の細胞遺伝学的完全寛解率
イマチニブ 400 mg/日	71.6%
ダサチニブ 100 mg/日	79.1%
ニロチニブ 600 mg/日	83.1%
ニロチニブ 800 mg/日	77.9%
IFN-α＋シタラビン	14.5%

[Ferdinand R et al：Treatments for chronic myeloid leukemia：a qualitative systematic review. J Blood Med 3：51-76, 2012 より引用，訳]

幅広く非小細胞肺がんに使われたが，当初からアジア人，女性，非喫煙者，腺がん症例に奏功することが知られていた．2004年に肺がん症例の一部に EGFR 遺伝子のチロシンキナーゼドメインに突然変異が存在することが報告され，この遺伝子変異がアジア人，女性，非喫煙者，腺がん症例に多いことから，EGFR 遺伝子変異がゲフィチニブ感受性を決定する要因であると考えられるようになった[12]．つまり，EGFR 遺伝子変異があると，細胞増殖や生存のシグナルが増強され，細胞の EGFR シグナル依存度が高くなって，ゲフィチニブのチロシンキナーゼ阻害に対する感受性が増大すると考えられるようになった．それにより，ゲフィチニブは肺がん全体の治療薬ではなく，「EGFR 遺伝子変異をもつがん細胞」に対する分子標的治療薬であることが改めて明確になったのである．

③ 分子標的治療の効果

分子標的治療薬の効果については，イマチニブのような劇的な効果を示すもの（がん細胞にのみ存在する遺伝子異常を標的とする薬剤）と生存期間の延長のみが認められるもの（がん細胞の特異性がないタンパクを標的とする薬剤）と2つに分けられる．イマチニブは bcr-abl という慢性骨髄性白血病細胞でのみ認められ，がん化のドライバー遺伝子とされる分子を標的としており，標的分子が正常細胞には存在しないため，劇的な効果を示している．表9 にメタ解析の結果を示す[13]．

イマチニブの 400 mg/日の 18ヵ月間投与では 71.6% の細胞遺伝学的完全寛解が得られている．ダサチニブ，エルロチニブでも 79.1%，83.1% の細胞遺伝学的完全寛解が得られている．従来行われてきたインターフェロン＋キロサイド少量療法では，細胞遺伝学的完全寛解が約 15% 程度しか得られないという結果と比較すると，雲泥の差をもたらすことは明らかである．

もう一方，生存期間や無再発生存期間の延長をもたらす分子標的治療薬の効果をラパチニブによる乳がん治療成績を代表例として表10に示す[14]．造血器腫瘍でみられたような劇的な効果は期待できないが，無再発生存期間の明らかな延長が認められる．こうした違いは，bcr-abl，EML4-ALK，変異 EGFR などまさに

ドライバー遺伝子
がん細胞の遺伝子を調べると多数の遺伝子異常が見つかることが多い．多くの異常は，がん抑制遺伝子の欠損のため後から追加となった異常である場合が多い．がん化の原因となるような遺伝子をドライバー遺伝子とよぶ．

メタ解析
過去に独立して行われた複数の臨床研究のデータを収集・統合し，統計的方法を用いて解析した系統的解析．

表10 ラパニチブの効果

	ラパニチブ＋カペシタビン ($n=163$)	カペシタビン単独 ($n=161$)
無再発生存期間（月）	8.4	4.4
奏功率（％）	22	14
完全寛解（人数）	1	0
部分寛解（人数）	35	35

［Geyer CE et al：Lapatinib plus capecitabine for HER2-positive advanced breast cancer. N Engl J Med 355：2733-2743, 2006 より引用，訳］

腫瘍特異的に発現しており，腫瘍増殖の推進力（driving force）となっているものを標的とする分子標的治療薬と，腫瘍細胞ばかりではなく正常細胞にも存在している標的に対して相対的選択毒性を利用して効果を示す分子標的治療薬の違いといえるだろう．

　現在がん治療薬開発のうち分子標的治療薬が全体の70％近くを占めるようになっており，各臓器がんに対する標準的治療にも分子標的治療薬が含まれるようになりつつある．分子標的治療薬の効果がたかだか数ヵ月の生存期間の延長をもたらすだけであったとしても，現段階においてもっとも優れた治療効果をもたらすものを標準治療として採用して，次々と開発されてくる分子標的治療薬の上乗せ効果に期待せざるをえないのが現実である．

相対的選択毒性
腫瘍細胞での発現＞
正常細胞での発現．

第Ⅴ章　引用文献

1) Sonoo H et al, Academic Committee of the Japanese Breast Cancer Society：Results of questionnaire survey on breast cancer surgery in Japan 2004-2006（日本乳癌学会会員アンケート調査結果）．Breast Cancer **15**（1）：3-4, 2008
2) NCCN：高齢者のがん治療．NCCN　腫瘍実践ガイドライン，第2版，2007，＜http://www.jccnb.net/guideline/images/gl08_sior.pdf＞より，2014年6月24日検索
3) Finlay IG et al：Radioisotopes for the palliation of metastatic bone cancer：a systematic review. Lancet Oncol **6**：392-400, 2005
4) Kato H et al：A randomized trial of adjuvant chemotherapy with uracil-tegafur for adenocarcinoma of the lung. N Engl J Med **350**：1713-1721, 2004
5) 坂本純一ほか：大腸癌の化学療法（1）術後化学療法．Cancer Therapy.jp，＜http://www.cancertherapy.jp/colon/2005_spring/cnt0210.html＞より，2014年6月24日検索
6) 厚生労働省：手足症候群．重篤副作用疾患別対応マニュアル，2010，＜http://www.info.pmda.go.jp/juutoku/file/jfm1003014.pdf＞より，2014年6月24日検索
7) 坪内博仁ほか：免疫抑制・化学療法により発症するB型肝炎対策，厚生労働省「難治性の肝・胆道疾患に関する調査研究」班　劇症肝炎分科会および「肝硬変を含めたウイルス性肝疾患の治療の標準化に関する研究」班合同報告．肝臓 **50**：38-42, 2009
8) Roninson IB et al：Isolation of human MDR DNA sequences amplified in multidrug-resistant KB carcinoma cells. Proc Natl Acad Sci U S A **83**：4538-4542, 1986
9) Staveley-O'Carroll K et al：Induction of antigen-specific T cell anergy：An early event in the course of tumor progression. Proc Natl Acad Sci U S A **95**：1178-1183, 1998
10) Speiser DE et al：Self antigens expressed by solid tumors Do not efficiently stimulate naive or activated T cells：implications for immunotherapy. J Exp Med **186**：645-653, 1997
11) Huber ML et al：Interdisciplinary critique of sipuleucel-T as immunotherapy in castration-resistant prostate cancer. J Natl Cancer Inst **104**：273-279, 2012
12) Gazdar AF et al：Mutations and addiction to EGFR：the Achilles"heal"of lung cancers? Trends Mol Med **10**：481-486, 2004
13) Ferdinand R et al：Treatments for chronic myeloid leukemia：a qualitative systematic review. J Blood Med **3**：51-76, 2012
14) Geyer CE et al：Lapatinib plus capecitabine for HER2-positive advanced breast cancer. N Engl J Med **355**：2733-2743, 2006

第Ⅴ章　参考文献

1) 橋本嘉幸（編）：がんのバイオサイエンス5　がんと免疫，東京大学出版会，1991

第Ⅵ章
がんの予防

1 そもそもがんの予防は可能か？

A がんの原因

　がんの予防のためには，がんの原因を明らかにする必要がある．しかし，がんが発生してくるメカニズムとして，遺伝子異常が積み重なっていることは明らかであるが，それらの遺伝子異常を引き起こしている原因は何かについて完全に明らかになっているわけではない．

▶ p.79「がんの原因は何か？──遺伝子の変異をもたらしている原因」参照．

1 化学物質

　1700年代のイギリスにおいて煙突掃除人に陰嚢がんの多いことが明らかになって以来，職業性にある種の物質に高濃度にさらされている労働者に発生する職業がんが次々と見出された．これにより化学物質に発がん性のあることがしだいに明らかにされてきた．しかし，職業がんと比べると一般人の化学物質への曝露ははるかに低濃度であり，職業がんのようにがんの原因として1つの化学物質をあげることはむずかしい．

▶ p.87「表 発がんに関与する化学物質」参照．

2 放射線

　その後，放射線の発見に引き続いて，放射線を長期間扱う人に皮膚がんが見出され，放射線の発がん性が疑われていたが，1945年の広島・長崎の原爆被爆によって，放射線の発がん性が証明された．広島・長崎の被爆者の間で1948年ごろより白血病患者の増加が認められ，1955年ごろより固形がんも増加しはじめたのである．その後1986年にチェルノブイリ原発事故が起こり，放射線被曝と甲状腺がんの関連が明らかにされた．

▶ p.55「図 広島原爆被爆後のがん発生経過」参照．
▶ p.84「図 放射線の影響」参照．

　図1にチェルノブイリ原発事故後の甲状腺がん発症の増加する経過を示した．15歳以下の小児の甲状腺がんが事故後3〜4年を経て増加しはじめ，次いで15歳以上20歳以下の青年期の甲状腺がんが増加している．若年者のうち感受性が高い人ほど早期に発症するが，その後，感受性の高くない人が青年期になって発症してきたためと思われる．チェルノブイリ原発事故後の甲状腺がん増加につい

ては世界的に認識が一致しており，放射線被曝による甲状腺がん患者は約7千人とされている．

3 たばこ

たばこは世界中に古くからあったものではなく，アメリカ先住民の習慣であったものをコロンブスがヨーロッパに持ち帰ったことから世界中に広まった．たばこの害について最初に問題になったのは1930年代で，肺がんと喫煙との関連が疑われ出し，1960年代には喫煙の発がん性が疫学的に証明された．この結果をもとに米国では禁煙運動が強力盛んに進められ，喫煙率の著しい低下が認められ，およそ20年以上のタイムラグを経て肺がんの死亡率も低下してきた．

こうした事実は，化学物質や放射線といった発がん要因との接触ががん化の引き金になっていることを示唆しており，そうした発がん要因を避けることががん予防につながることを示唆している．

▶ p.88「表　米国における喫煙のがんリスク」参照．

4 動物のがんが示唆すること

ヒト以外の哺乳動物に，どのようながんがあるのだろうか？　同じ地球上に生活し，同じ自然環境下で生活している動物たちも，ヒトと同じがんにかかっていてもおかしくない．しかしながら，ヒトに多い肺がん，大腸がん，胃がんなどはイヌやネコではほとんど認められない．大部分が白血病や悪性リンパ腫，乳がん

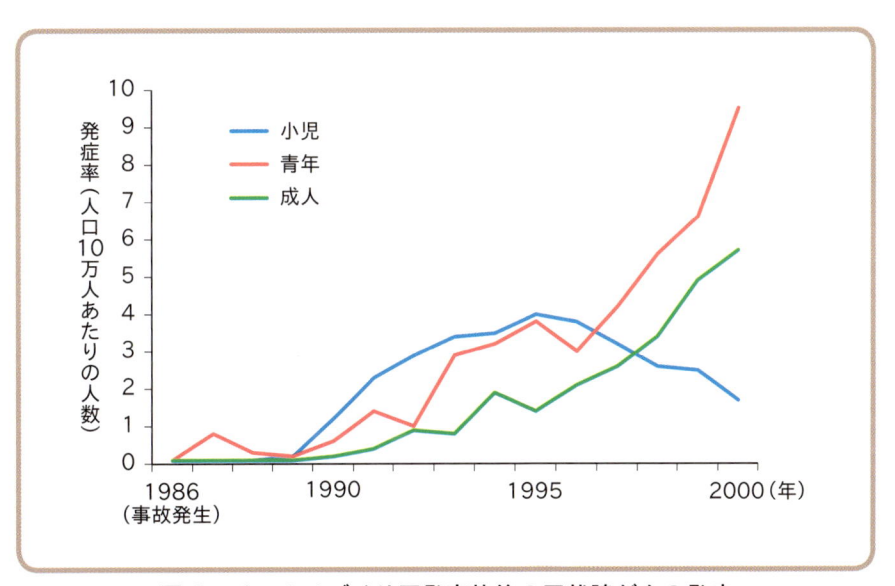

図1　チェルノブイリ原発事故後の甲状腺がんの発症
事故後最初に増加してきたのは小児の甲状腺がんで，次いで増加してきたのが青年の甲状腺がんであった．

で占められている．ヒトとイヌやネコとの違いはなんだろうか？　生活環境が同じとすれば，生活習慣の違い以外には説明できるものはない．「たばこ」，「アルコール」などが主な違いと考えるしかないだろう．ここにもがん予防の可能性が示されている．

B 減っている「がん」はあるのか？

　全部位のがんでみると，日本における1975年の年齢調整罹患率が231.6人/10万人であったが，2006年には329.7人/10万人と明らかに増加している．図2に主ながんの年度別年齢調整罹患率の推移を示すが，胃がんと肝がんを除いてすべてのがんの年齢調整罹患率が増加している．

　この図のデータは，高齢者の増加を補正したものであり，高齢化に伴うがんの増加は無視できるため，ほとんどのがんの罹患数が増加していることを意味している．その中で，**胃がん**のみが明らかに減少していることがわかる．

　年齢調整死亡率で比較しても，同様に胃がんだけが顕著に低下している．胃がんは罹患者数がもっとも多く，死亡者数が肺がんに次いで多いため，がん予防対策を考えるうえでは常に重要な対象である．胃がん以外のがんの年齢調整罹患率・死亡率が増加するかほぼ横ばいであるにもかかわらず，なぜ胃がんの罹患率・死亡率だけが大幅な低下傾向にあるのだろうか？

　その大きな理由は**冷蔵庫**と**上下水道の普及**によると考えられている．冷蔵庫は1950年代後半（昭和30年代）からの高度成長時代に，白黒テレビ受像機や洗濯機とともに三種の神器の1つとして爆発的に普及した．とくに重要な変化は冷

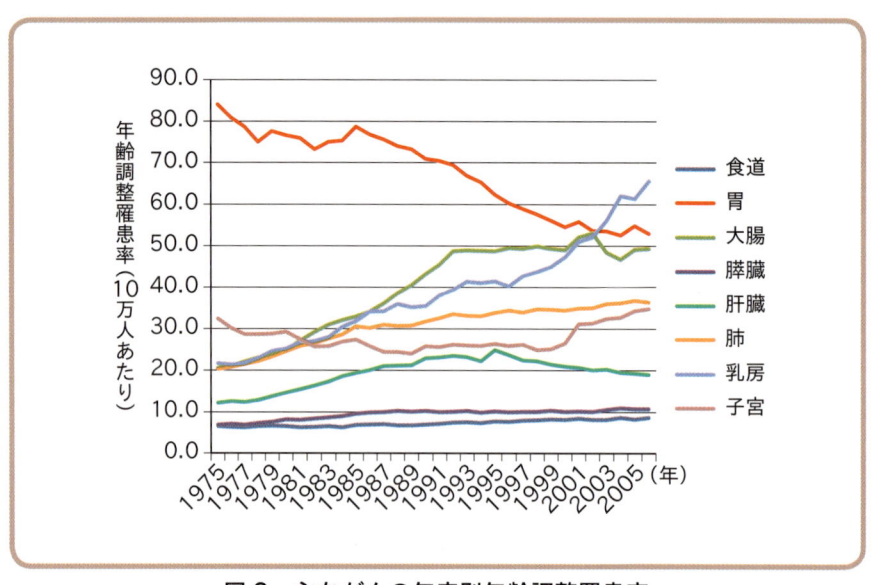

図2　主ながんの年度別年齢調整罹患率

蔵庫の普及によって，頻繁に食卓に登場していた魚の干物や漬け物などの消費量が減少し，新鮮な魚や野菜を食べることが可能になったことだ．これらの食生活の変化が，胃がんのリスク要因である塩分の摂取量減少に結び付いた．がん発症の抑制効果を期待できる野菜や果物の摂取量も増加した．

さらに，食物や水の衛生状態が改善したことで，胃がんのリスク要因とされるヘリコバクター・ピロリ菌の感染経路が断ち切られ，ピロリ菌感染の減少につながったと推測される．こうした衛生環境の改善が，結果的に胃がん罹患率や死亡率の低下をもたらしたと考えられる．

実は主要先進諸国のすべてにおいて，冷蔵庫の普及に伴って胃がんの年齢調整死亡率は低下している．冷蔵庫の胃がん減少効果に関しては，イタリアの研究グループ（国の研究機関と大学の共同研究）による興味深い研究成果が知られている[1]．冷蔵庫を40年以上保有している人と25年以下の保有年数の人で胃がんの発症リスクを比較すると，40年以上の保有者の胃がん発症リスクは，25年以下の保有者に比べて3分の1程度と大幅に少ないことが明らかになっている．これらのデータの意味するところは，がんのリスク要因を減らしてやりさえすれば，がんは予防できるということを示している．

C がんのリスク要因

がんが遺伝子異常の積み重ねによって発症してくることはすでに説明したが，これらの遺伝子異常はどのように起こってくるのだろうか？　その原因と考えられるもの（がんのリスク要因）は，数多くの疫学的研究によってすでに多くが明らかにされてきている．

実際に疫学的に確かめられてきたがんの要因をあげてみると，一般人が考えているものとは大きな相違があることがわかる．図3は，一般の主婦が考える「がんの要因」と疫学的に確かめられた「がんの要因」を示したものである．

1981年にドール（Doll）とペト（Peto）が発表した総説[2]によると，「食生活」が寄与する割合が約35％，「喫煙」が寄与する割合を約30％としている．さらに，「ウイルスなどの感染症」の寄与率が10％以上，「生殖要因・性行為」によるものが7％，「職業」4％，「飲酒」3％と続いた．その後ハーバード大学のがん予防センターも同様の結果を発表している．一方，主婦が考えるがんの原因は，「食品添加物」，「農薬」，「たばこ」，「大気汚染」，「おこげ」が主なものである．確かに食品添加物の中には化学的に合成された人工的な物質も含まれており，ごく微量でもアレルギーの原因となったりするものが含まれている．また，大量に摂取すると，発がんの原因となりうるものも含まれている．さらに「おこげ」のようにマスメディアで取り上げられたために，がんの原因と誤解されているものもある．現状では，「がんの原因＝がんのリスク要因」に関して，科学的に正しい知識が一般大衆の間にまで浸透していないことを示しているのだろう．

がんのリスク要因
がんの原因と考えられるものは，「インフルエンザウイルスがインフルエンザの原因」というように，1対1の対応をするものではなく，また原因によって結果が必ず引き起こされるといったものでもなく，確率が何倍かに増加するといった類の評価しかできないものであるため，「がんの原因」というよりは，「がんのリスク要因」とよばれることが多い．感染症のように1つの病原体の感染によって病気が発症するのではなく，がんも含めて多くの病気が多因子によって多段階で発症してくることを考えると，こうした考え方をする以外にないことが理解できるだろう．

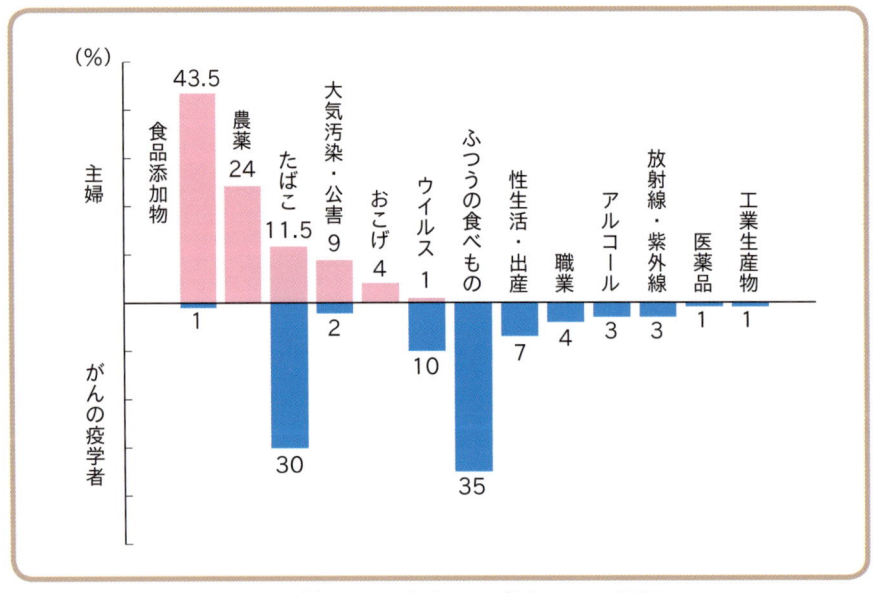

図3　がんのリスクとして考えている要因

主婦（上向き）: 食品添加物 43.5、農薬 24、たばこ 11.5、大気汚染・公害 9、おこげ 4、ウイルス 1、ふつうの食べもの—、性生活・出産—、職業—、アルコール—、放射線・紫外線—、医薬品—、工業生産物—

がんの疫学者（下向き）: 食品添加物 1、農薬—、たばこ 30、大気汚染・公害 2、おこげ—、ウイルス 10、ふつうの食べもの 35、性生活・出産 7、職業 4、アルコール 3、放射線・紫外線 3、医薬品 1、工業生産物 1

[農薬工業会：がんの原因として考えている要因．<http://www.jcpa.or.jp/qa/a2_01.html>，2014年6月1日検索より作成（疫学者のデータは Doll R, Peto R：The causes of cancer：quantitative estimates of avoidable risks of cancer in the United States today. J Natl Cancer Inst 66（6）：1191-1308, 1981 より）]

表1　がんのリスク要因──放射線と生活習慣

相対リスク	全部位	特定部位
10〜		C型肝炎（肝臓 36） B型肝炎（肝臓 16.1） ピロリ菌感染（胃 10）
2.5〜9.9		大量飲酒（300 g 以上/週*）（食道 4.6） 喫煙者（肺 4.2〜4.5） 放射線 650〜1,240 mSv（甲状腺 4.0） 高塩分食品の毎日の摂取（胃 2.5〜3.5）
1.5〜2.49	放射線 1,000〜2,000 mSv（1.8） 喫煙者（1.6） 大量飲酒（450 g 以上/週*）（1.6）	150〜290 mSv（甲状腺 2.1） 運動不足（結腸 1.7） 肥満（BMI ≧ 30 以上）（大腸 1.5, 閉経後乳がん 2.3）
1.3〜1.49	500〜1,000 mSv（1.4） 大量飲酒（300〜449 g/週*）（1.4）	50〜140 mSv（甲状腺 1.4） 受動喫煙（非喫煙女性）（肺 1.3）
1.1〜1.29	やせ（BMI < 19）（1.29） 200〜500 mSv（1.19） 肥満（BMI ≧ 30）（1.22） 運動不足（1.15〜1.19） 高塩分食品毎日（1.11〜1.15）	
1.01〜1.09	100〜200 mSv（1.08） 野菜不足（1.06） 受動喫煙（非喫煙女性）（1.02〜1.03）	
検出不可能	100 mSv 未満	

（　）内の数値はリスク要因がないものに比較してリスク要因があると何倍になるかを示している．
*飲酒については，エタノール換算量を示す．
[国立がん研究センター：がんのリスクの大きさ（何倍程度大きいか）．<http://www.ncc.go.jp/jp/shinsai/pdf/cancer_risk.pdf>，2014年11月10日検索の資料をもとに作成]

表1に日本における疫学研究によって得られた生活習慣や放射線被曝がどの程度がんのリスク要因となるかの研究成果をまとめて示す．これらの成果はすべて，統計学的に確認された科学的に間違いのない証拠に基づいている．

このデータからまずいえることは，肝炎ウイルス感染，ヘリコバクター・ピロリ菌感染がある特定部位の発がんの高リスク要因となることが明確である．C型肝炎ウイルス感染では発症リスクが36倍になり，B型肝炎ウイルス感染では16.1倍となった．ヘリコバクター・ピロリ菌感染では胃がんの発症リスクが10倍となった．これらの感染症のがんのリスク要因としての重要性は，広島・長崎の原爆被爆者のがん発症が1.8倍に増加したとの研究結果と比較してみると明確だが，非常に高いリスク要因となっている．

次にいえることは，喫煙と飲酒が広島・長崎の原爆被爆に匹敵するくらい，もしくはそれ以上の高いリスク要因となることである．また直接喫煙していなくとも，受動喫煙が肺がんのリスク要因となることも明らかで，さまざまながんにおいてもリスク要因となる可能性が高い．さらに，高濃度塩分摂取が胃がんの高リスク要因となること，運動不足と肥満が大腸がんの高リスク要因となることも明らかである．

まとめると，がんのリスク要因は大きく感染と非感染性要因の2つに分けられ，感染要因として**ヒトパピローマウイルス**，**ヘリコバクター・ピロリ菌**，**肝炎ウイルス**の3種類が主なもので，非感染性要因として**喫煙**，**アルコール摂取**，**高塩分食品の毎日の摂取**，**運動不足**，**肥満**があげられる．

2 効率的ながん予防 ——高リスク要因をもつグループを対象に

がんの予防は原則として，次のように三段階で考えられている．
- 一次予防：がんの発生を阻止し，がんにならないように生活習慣などを改善する．
- 二次予防：早期発見・早期治療を行い，最悪の事態に陥らないようにする．
- 三次予防：がんの再発・転移を防ぐための治療により，がんによる死を防ぎ，QOLを維持することを目指す．

QOL
quality of life．生活の質．

一次予防を目指すうえでは，がんにならないような生活習慣をすべての人に実行してもらうことが必要になるが，いかに効率的にがん予防を進めるかという観点からすると，高リスク群を明らかにして重点的に高リスク群の予防を進めることがもっとも効果的な方法と考えられる．

A 高リスクグループ

1 ウイルス感染者，ヘリコバクター・ピロリ菌感染者

第Ⅱ章の表9に感染に関連するがんを示したように，ヒトパピローマウイルスによる子宮頸がん，ヘリコバクター・ピロリ菌による胃がん，肝炎ウイルスによる肝がんが主なもので，全体のがんの約1/6を感染関連がんが占めることになる．

▶ p.89「表 慢性感染症による発がん」参照．

a 肝炎ウイルス

肝がんの原因となる肝炎ウイルスには，B型，C型の2種類の肝炎ウイルスがある．日本では肝がん発症の原因として約70％がC型肝炎ウイルス関連であり，約20％弱がB型肝炎ウイルス関連とみられる．肝炎ウイルス感染のこわい点は，自覚症状がないため感染自体に気付かない人も多く，症状に気付いたときには肝がんになっていた，という患者が少なくないことだ．厚生労働省による受診勧奨に関する取り組みによって，多くの自治体では現在，潜在的な肝炎ウイルス感染者の発見に努めようと，無料で肝炎ウイルス検査を行っている．こうした検診を

経て感染者が抗ウイルス治療をすれば，肝がん予防につながると期待される．

現在の日本においては，こうした潜在的な感染者も含めてB型肝炎ウイルスの感染者は100万人以上，C型肝炎ウイルスの感染者も150万人以上いると推定されている．C型肝炎ウイルスが陽性の慢性肝炎の患者では，感染後10年間の間に肝炎の進行度によって軽度の5%から重度の50%が肝がんに移行し，肝硬変患者では60～80%に肝がんが発症する．こうした患者に対してインターフェロンによるウイルス駆除を行えば，肝がん発症者を現在の1/5以下に減らすことが可能であろう．

b ヒトパピローマウイルス

ヒトパピローマウイルスには100種類を超えるタイプがあり，その中には子宮頸がんを引き起こすタイプのウイルスがある．感染すれば数年以上を経てがんにいたる．性交渉の体験がある人は誰でも感染する可能性があるため，日本でも欧米でも女性のおよそ5～10%が常時感染している状態にあり，生涯を通じてHPV感染を経験する女性は60%を超える．ただ，感染した人のすべてががんになるわけではなく，ヒトパピローマウイルス感染者のうち大半は自然に治ってしまう．限られた感染者についてはウイルス感染が持続し，さらにその一部に前がん病変が形成され，さらにその一部が子宮頸がんとなる．つまり感染者のうち子宮頸がんになる割合は0.1～0.3%にすぎない．しかし一方，子宮頸がん患者のほぼ100%がヒトパピローマウイルスに感染しており，ヒトパピローマウイルス感染を防御できれば，子宮頸がんの発症を予防することが可能となる．

最近，HPV16，HPV18などの高リスク型ヒトパピローマウイルスを対象としてウイルスワクチンが製品化され，各国で接種が可能になった．将来的にはワクチンによって70%程度の子宮頸がんの発症を予防することができ，子宮頸がんで亡くなる人が激減すると予想される．

ヒトパピローマウイルス
human papilloma virus：HPV．

c ヘリコバクター・ピロリ菌

現在，世界の約半数がピロリ菌感染者とされており，日本においても約6,000万人が感染している．とくに50歳以上に感染者が多く，60～70%がピロリ菌感染者とされている．ピロリ菌と胃がんの関連は，2008年に発表された報告によると「ピロリ菌の除菌が胃がん発症を抑制する」とされており[3]，ピロリ菌の除菌が胃がんの発症を減少させる可能性がある．日本においては，ヘリコバクター・ピロリ感染胃炎に対する除菌療法が2013年2月より保険適用となった．今後ヘリコバクター・ピロリ菌陽性の胃炎患者に対する除菌療法が進めば，計算上では胃がんの発症率が1/3にまで下がるとされている．

2 喫煙者

　がんになるリスクを明らかに高める要因としては，喫煙が最大のリスク要因といってよい．米国の公衆衛生総監は 1989 年，喫煙とがん発症リスクに関して第Ⅱ章の表 8 のような内容の調査報告を行った．20 年以上前の古いデータだが，米国ではこの報告がきっかけとなって禁煙運動が進められ，喫煙者が激減して肺がんの死亡率低下に結び付いた．いわば「がん予防」が可能であることを示した記念碑的な報告であった．

▶ p.88「表　米国における喫煙のがんリスク」参照．

　喫煙によるがん発症リスクを部位別に見ていくと，男性では口腔・咽頭，肺が 20 倍以上，喉頭が 10 倍以上，食道がんが 7 倍以上となっており，いずれもきわめて高い．女性でも喉頭，肺，食道が 10 倍以上となった．この報告での喫煙者とは「毎日 1 本以上たばこを吸っており，自分で喫煙者と申告した人」としており，データは平均値を示す．吸う本数が多い喫煙者ほど，リスクは当然跳ね上がる．さらに注目すべきなのは，直接たばこの煙が通過する部位ばかりでなく，膀胱や子宮頸部のように，煙が届くわけではない部位までがんが大幅に増加していることにある．たばこと発がんの深刻な相関関係は，日本のデータでも裏付けられる．図 4a に示したのは，国立がん研究センターが 2002 年に報告した喫煙と胃がんの発症リスクの関係だが，煙草を 1 日 20 本吸う人は，吸わない人に比

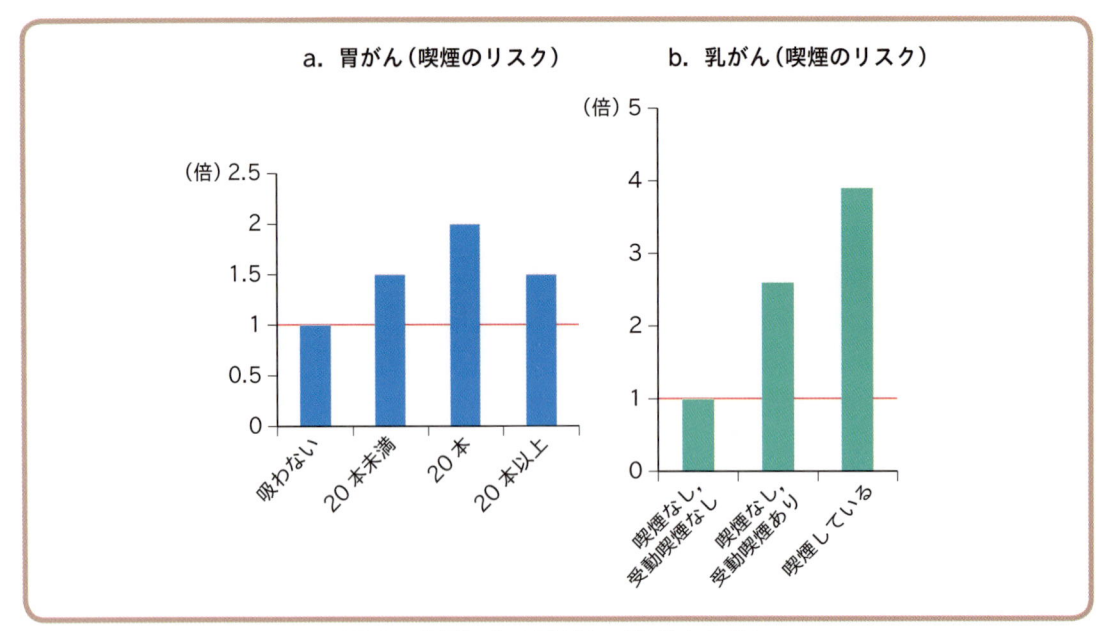

図 4　喫煙による胃がんと乳がんの増加

[a：Shizuka Sasazuki et al：Cigarette smoking, alcohol consumption and subsequent gastric cancer risk by subsite and histologic type. Int J Cancer 101：560–566, 2002 より引用，b：Tomoyuki Hanaoka et al：Active and passive smoking and breast cancer risk in middle-aged Japanese women. Int J Cancer 114：317-322, 2005 より引用]

べて胃がんの発生率が2倍という結果になった．胃の場合は，口腔中の唾液が入ってくることで直接たばこの成分に接するため，胃の粘膜細胞のがん化を促したと考えられる．

では，喫煙が直接接触しない臓器に及ぼす影響はどうだろうか？　図4bに乳がんの発症リスクと喫煙の関係を示したが（厚生労働省研究班調べ，2005年），本人が喫煙していなくとも，受動喫煙だけで2.6倍と乳がん発症の危険性が高くなった．一方，イギリスでは1951年以降50年間にわたり，男性医師3万人以上を観察し続けた貴重な研究成果がある[4]．それによると，非喫煙者の肺がん死亡率が1万人あたり年間1.7人であるのに対して，1日25本以上喫煙している場合は41.7人と約25倍に増加した．25本以上の喫煙者では，肺がん以外のがん死亡率も非喫煙者に比べてほぼ2倍に増加していた．このほか虚血性心疾患や脳血管障害による死亡率も2倍弱に増加しており，総合的な結果として，喫煙者は非喫煙者よりも寿命が10年ほど短くなっていた．

この研究で得られたさらに有益な情報は，30歳で禁煙すると10年，40歳で9年，50歳で6年，60歳で3年，それぞれ寿命が延びると報告している点であろう．つまり，禁煙するのであれば早いほうがよいことがわかる．図5には，日本で12万人を対象とした禁煙の効果を示した研究結果（名古屋大学疫学研究グループ，2006年）を示した．イギリスの研究成果と同様の結果となっており，禁煙するとリスクが徐々に低下して「禁煙後20年も経過すると，吸わない人と同じくらいのリスクにまで下がる」傾向を示した．

禁煙こそがん予防の第一歩であり，禁煙の重要性は何度でも強調しておかなければならない．

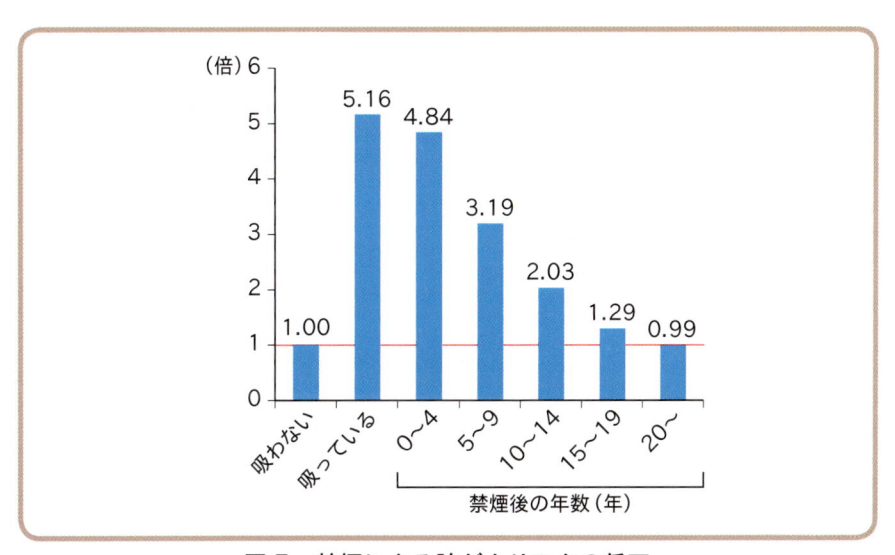

図5　禁煙による肺がんリスクの低下

[The JACC study：禁煙後の男性肺がん死亡リスクの減少．<http://www.aichi-med-u.ac.jp/jacc/reports/wakai1/>，2014年6月1日検索より作成]

3 遺伝子異常，変異をもつ人

　3番目の高リスクグループは，遺伝性がんの家族や遺伝子の不安定性を示すような**遺伝性疾患**をもつ人たちである．こうした遺伝性のがんは従来まれなものと考えられてきたが，発症割合を検証すると意外に多く，決してまれなものではないことがわかってきた．代表的な例としては，遺伝性大腸腺腫症は全大腸がんに占める割合は0.5～1％，遺伝性非ポリポーシス大腸がんは同じく0.2～2％，遺伝性乳がん・卵巣がん症候群は全乳がんの5～10％を占めている．

　遺伝性がんの家系では，ある遺伝子の異常が特定されているために，血液の分析だけでその有無を判定できる．つまり，将来的に大腸や乳房にがんができることを前もって予測することが可能である．ただ，こうした家族性がん家系では，がんになるまで症状が出ないために，「自分が遺伝性がんの家系の一員なのかどうか」を知るはずもなく，予防や早期発見の対象とすることはむずかしいとされてきた．

　しかし最近，こうした遺伝性がんを疑うべき条件がしだいに明らかになりつつある．たとえば遺伝性乳がん・卵巣がん症候群では次のような条件がある（**表2**）．家族内（親，きょうだい，子）に3人以上の乳がん患者がいる場合や，2人でもそのうちの1人が40歳未満だった場合などである．これらの条件に該当する人がいる家族は，遺伝性乳がん・卵巣がん症候群の遺伝子異常を受け継いでいる可能性が高いと考えられる．遺伝子異常の有無は，検診の際などに血液を5 mLほど採取するだけで容易に診断できる．

4 肥満，やせ体型の人

　太り気味，肥満の人はがん発症とどんな相関関係があるのか．米国で行われた研究（2003年米国癌学会調査）では，肥満度の指標であるBMIが25以下の普通の体型の女性に比べ，BMIが30以上の場合はがん発症リスクが18％，BMIが35以上では32％，BMIが40以上では62％も高くなると指摘している．この数字からは，明らかに「肥満ががんの発症を促進している」と結論づけられる．

表2　遺伝性乳がん・卵巣がん症候群を疑うべき条件

(A) 第一度近親者（親，兄弟姉妹，子）に，本人を含めて3人以上の乳がん患者がいる．
(B) あるいは，第一度近親者に本人を含めて2人以上の乳がん患者がおり，いずれかの乳がんが次のいずれかを満たす場合
　　1) 40歳未満の若年性乳がん
　　2) 両側の乳がん（同時でも，時間をおいてでも含まれる）
　　3) 他臓器にもがん（同時でも，時間をおいてでも含まれる）

しかし一方では，日本の厚生労働省研究班が行った調査の結果，逆にやせすぎでも発がんリスクが高まるという傾向が示された（図6）．全国9都道府県の40〜69歳の男女約9万人にアンケートを実施したところ，次のような結果になった．
　男性では，BMIが21未満のやせているグループと30以上の非常に太っているグループで，ともに発症リスクが高くなる傾向がみられた．とくに非常にやせているグループでのがん全体の発症リスクの増加は顕著で，BMIが19未満のもっともやせているグループの発症リスクは，BMIが23〜24.9のグループと比較して約30％も高くなっていた．ちなみに日本の基準では正常は18.5〜25未満とされている．
　一方，世界がん研究基金は，肥満が関係していることが確実ながんと可能性のあるがんを指摘している（表3）．
　それによると肥満と確実に関係しているがんとして，男性では大腸，食道，腎臓，膵臓，甲状腺の各がんを，女性では大腸，子宮体部，食道，胆嚢，腎臓の各がんと閉経後の乳がんをあげた．日本でも，肥満によって肝がん，男性の大腸がん，閉経後の女性の乳がんの発症率が上昇するとしている．

column　遺伝性乳がん・卵巣がん症候群とアンジェリーナ・ジョリー

　2013年5月14日，米国の人気女優アンジェリーナ・ジョリーが，「将来の乳がん予防のための乳房切除」を受けたことをニューヨーク・タイムズに発表した．乳頭と乳輪の下の組織を切除し，乳房再建手術を受けたとのことで，両側の乳房を切除したということではなかった．それにしても，まだ病気になっていない臓器を切除するという決断は，日本人にとってはなじみの薄いものであり，賛否両論の大きな議論を巻き起こした．彼女の母親が乳がんと卵巣がんで10年近くの闘病生活を送っていたこともあり，遺伝性乳がん・卵巣がん症候群と診断されたことで，将来70％近くがんになる可能性のある乳腺組織を予防切除するという選択肢を選んだわけだが，すでに米国では遺伝性乳がん・卵巣がん症候群の30％が乳房切除を選択しているといわれている．アンジェリーナ・ジョリーはその後，卵巣も切除する予定と発表している．
　日本では，遺伝性乳がん・卵巣がん症候群の存在自体がよくは知られておらず，医療関係者の間でさえ，「そもそも日本人には，遺伝性乳がんは少ない」という誤った認識が広まっていた．そうした中でのアンジェリーナ・ジョリーの驚きの発表だったわけで，大きな議論を巻き起こしたが，日本においてはいくつかの大きな課題が残されている．1つは遺伝子検査が保険適用外のために遺伝子検査への壁があり，遺伝子検査機関が不足していることである．もう1つは，遺伝子診断後のカウンセリングを行う体制が整っていないという問題点である．
　最大の問題は，遺伝子異常が明らかになったときの標準的予防法が日本においては確立していないという点であろう．現在の選択肢は，まず予防的全摘出術＋乳房再建術である．もう1つは，定期的かつできるだけ頻繁に検診を受けることであるが，いずれも保険適用となってはおらず，自己負担にて行うしかないのが現状である．今後は確実に予防が可能なこうした遺伝性疾患に対する標準的予防法を確立していく必要がある．

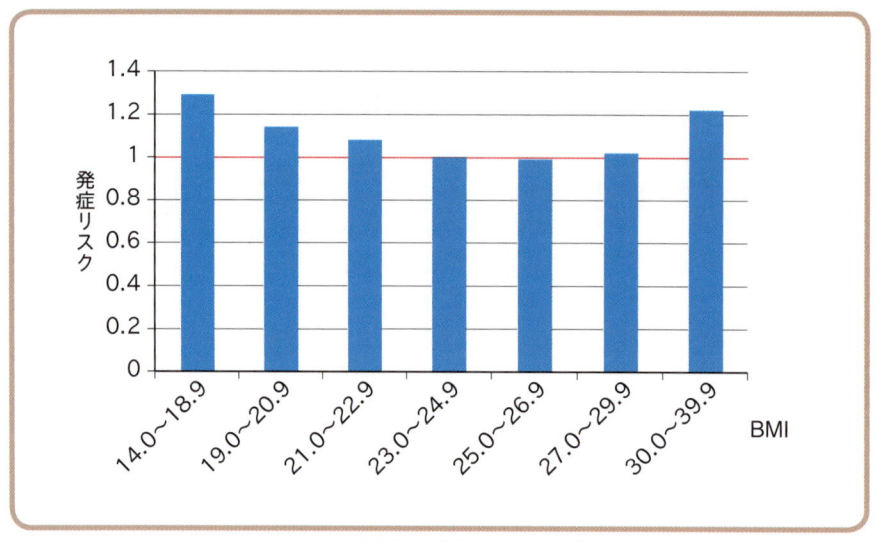

図6 肥満とがん発症リスク

BMIが23～24.9の人のがん全体の発症リスクを1として，各BMIの人の発症リスクを示した．
[Inoue M et al, JPHC Study Group：Impact of body mass index on the risk of total cancer incidence and mortality among middle-aged Japanese：data from a large-scale population-based cohort study--the JPHC study（厚生労働省研究班報告）．Cancer Causes Control 15（7）：671-680, 2004 より引用]

表3 肥満が発症を増加させるがん

関連の強さ	男	女
確実	大腸がん	大腸がん
	食道がん	子宮体がん
	腎がん	食道がん
	膵がん	胆嚢がん
	甲状腺がん	腎がん
	―	乳がん（閉経後）
可能性あり	白血病	白血病
	非ホジキンリンパ腫	非ホジキンリンパ腫
	悪性黒色腫	悪性黒色腫 甲状腺がん
	多発性骨髄腫	乳がん（閉経前）

[世界がん研究基金：世界がん研究基金まとめ．<http://www.dietandcancerreport.org/cancer_resourse_center/downloads/Second_Expert_Report.full.pdf>，2014年8月17日検索より引用，訳]

5　運動不足の人

　運動とがん発症の関係については，とくに大腸がんについて多くの研究が行われてきた．世界各国の専門機関による50以上の研究結果を確認したところ，ほぼすべてが運動の予防効果を認めている．運動の程度としては，30〜60分間くらいの中等度よりも激しい身体的活動を毎日行うのがよい，と勧めている．

　ここまでが，科学的にエビデンスありと判断されるがんのリスク因子であり，それらを避けることががんの一次予防法となる．

中等度の運動
心拍数を目安にして最大心拍数の60〜70％．1分間あたりの心拍数が100回程度になる運動．

第Ⅵ章　引用文献

1) La Vecchia C et al：Electric refrigerator use and gastric cancer risk. Br J Cancer **62**：136-137, 1990
2) Doll R, Peto R：The causes of cancer：quantitative estimates of avoidable risks of cancer in the United States today. JNCI **66**：1191-1308, 1981
3) Fukase K et al, Japan Gast Study Group：Effect of eradication of Helicobacter pylori on incidence of metachronous gastric carcinoma after endoscopic resection of early gastric cancer：an open-label, randomised controlled trial. Lancet **372**：392-397, 2008
4) Doll R et al：Mortality in relation to smoking：50 years' observations on male British doctors. BMJ **328**：1519, 2004

索　引

和文索引

あ
悪性腫瘍　49
悪性新生物　49
アスベスト　87
アニリン　87
アポトーシス　38, 40, 69
　──抵抗性　76
アミノグリコシド系抗菌薬　191
アルキル化薬　171, 188
アルゴリズム　152
アルコール摂取　213
アレルギー　16
アンギオポエチン様タンパク　34
安全性　153
アントラサイクリン系薬剤　171, 187

い
胃がん
　──検診　124
　──のHE染色像　135
　──の推奨治療アルゴリズム　153
　──のステージ別生存率　102
　──(減少)　210
遺伝　79
　──性疾患　218
　──性乳がん・卵巣がん症候群　218
　──要因　80
遺伝子
　──異常(遺伝性/家族性がん)　145
　──検査　144
　──変異　81
イマチニブ　148, 202, 204
イリノテカン　182, 194
インスリン　115
　──様増殖因子　25
インターロイキン　34

う
ウイルス
　──肝炎の活性化　189
　──感染細胞　43
　──性腫瘍　59
ウィーン分類　136
ウラシル　170
運動不足　213, 221

え
エネルギー　19
　──産生　14
エフリン　94
エリスロポエチン　34
塩化ビニル　87
炎症性ケモカイン　109
炎症性サイトカイン　109
延命　176

お
悪心・嘔吐　180

か
階層性モデル　95
解糖系　19
化学受容体引金帯　180
化学発がん物質　82, 87
化学物質　208
化学療法　167
　──(固形がん)　173
　──(進行期固形がん)　175
　──(白血病)　172
核酸アナログ　190
拡大手術　150
拡大切除　151
喀痰細胞診　134
核タンパク　64
確定診断　122, 133
カスケード　28
カスパーゼファミリータンパク　40
画像診断によるがん転移の診断　140
加速過分割照射　161
家族性　79
　──悪性黒色腫　70
　──大腸ポリポーシス　70
　──乳がん　70, 145
　──網膜芽細胞腫　70
活性化リンパ球　200
活性酸素　82, 90
合併症　155
合併切除　152
カドヘリン　111
カドミウム　87

カペシタビン　183
可変領域　198
顆粒球減少時　182
カルシトニン　127
がん　49
　──ウイルス　58, 60
　──化学療法(副作用)　169, 179
　──幹細胞　96
　──感染説　52
　──(原因)　208
　──検診　124
　──組織の酸素濃度　93
　──特異的変異タンパク　145
　──の再発の早期発見　131
　──発生の時間経過　53
　──抑制遺伝子　66
　──(リスク要因)　211
がん遺伝子　57, 61
　──仮説　61
　──対　73
がん化　75
　──のメカニズム　90
がん細胞
　──の骨髄への定着機構　113
　──の誕生　57
がん胎児性
　──抗原　126
　──タンパク　127
肝炎ウイルス　59, 89, 213, 214
寛解状態　173
間期　32
肝吸虫　89
環境要因　80
幹細胞　2, 7, 34, 96
　──因子　34
肝細胞増殖因子　25, 111
肝障害　188
感染　89
　──関連がん　214
　──のリスク(顆粒球減少時)　182
肝臓　18
肝転移　105
肝動脈　18
緩和ケア　157

索引　223

緩和治療（放射線療法）　166

き
喫煙　213, 216
　　——（がんリスク）　88
キナーゼ　29
キャリア　44
急性嘔吐　180
急性障害　84
胸腔鏡手術　156
凝固　24
競合阻害　199
鏡視下手術　155
　　——支援ロボット　156
偽陽性　128
強度変調放射線治療　162
禁煙　217

く
空間的線量分布　161
クヌドソン　67
グリゾニチブ　145
グルタチオン　195
グルタチオントランスフェラーゼ　195
グレード　177
クロム　87
クローン化ES細胞　10, 13
クローン羊ドリー　13

け
計画的細胞死　37
血液循環　104
血液脳関門　180
血管　20
　　——外脱出（がん細胞）　113
　　——新生　91, 111, 115
　　——内皮細胞増殖因子　23
血行性転移　101
血小板の凝集　24
血小板由来増殖因子　23, 63
血流　18
ゲフィチニブ　186, 202
ケモカイン　107
　　——仮説　116
下痢　181
原因　208
原がん遺伝子　59, 61
　　——（本来の役割）　63
嫌気性解糖系　19
原子核　164
原子爆弾　83
原発腫瘍　100

こ
後遺症　155
高塩分食品の毎日の摂取　213
抗がん抗菌薬　171
抗がん薬　167
　　——耐性　192
後期赤芽球系前駆細胞　34
高吸収　141
膠質浸透圧　20, 22
恒常性維持　5
甲状腺がん　209
合成期　32
抗体　199
　　——依存性細胞障害作用　200
　　——療法　198
高齢者のがん治療アルゴリズム　157
国際がん研究機関　87
姑息手術　130
個体差医療　148
骨髄
　　——毒性　169
　　——への転移　107
　　——抑制　182
骨痛　166
骨転移　106, 166
個別化医療　148
コールタール　86
根治手術　130
根治性　153
ゴンペルツモデル　173

さ
サイクロトロン　164
再生医療　13
最大耐用量　169
サイトカイン　107
細胞外マトリックスタンパク　26
細胞死
　　——（がん細胞）　76
　　——（正常細胞）　36
　　——プログラム　37
細胞周期　28, 32
　　——停止　69
細胞診　133
細胞内制御経路　75
殺細胞効果　174
酸素不足　92

し
子宮がん検診　124
子宮頸がん　215
シグナル伝達　27, 28
　　——分子　64
シクロホスファミド　168, 194
ジクロロプロパン　87
自己寛容　196
自己再生能力　7
自己複製能　9, 96
自己複製能力　34
自殺　38
支持療法　149, 157
シスプラチン　170
自然放射線被曝　82
自然放射線量　86
シタラビン　194
シナプス　28
死のシグナル　40
死の受容体　41
ジヒドロ葉酸リダクターゼ　194
シプリューセル-T　200
死亡　36
重合　194
重粒子　165
縮小手術　150
手術療法　150
　　——（高齢者）　156
　　——の選択　152
樹状細胞　200
　　——がんワクチン　200
受精卵細胞　8
術後補助化学療法　176
　　——のモデル　173
術前化学療法　179
寿命　4
腫瘍　48
　　——血管　91
　　——体積　54
腫瘍壊死因子　42
腫瘍原性　73
受容体型チロシンキナーゼ　64
腫瘍崩壊症候群　191
腫瘍マーカー　126
　　——（再発の監視）　131
消化管　18
消化器症状　180
消化器毒性　169
小線源　164
上皮間葉転移　97
上皮細胞増殖因子　23
職業がん　86
食道静脈瘤　18
自律増殖　66

索引

し（続き）
新規免疫治療法　201
心筋障害　187
シンクロトロン　164
神経症状　185
浸潤像　136
腎障害　191
新生血管　91
診断　122
新陳代謝　2, 14
進展度診断　129
心毒性　172, 187

す
膵がんの進展モデル　56
推奨グレード　175
スキッパーモデル　172
スキルス胃がん　110
スクリーニング検査　124
ステージ　137
　　――分類　139
ストロンチウム　166
スニチニブ　188

せ
静止期　32
正常細胞　2
生殖細胞　8
生存期間　175
生存機構　28
脊椎骨　166
世代時間　32
セリンスレオニンキナーゼ　25, 64
　　――ドメイン　26
線維芽細胞増殖因子　23
前期赤芽球系前駆細胞　34
前駆細胞　7, 96
穿刺吸引細胞診　134
染色体相互転座　63
先端医療　196
全能性幹細胞　34
前立腺がん（密封小線源治療）　164

そ
造血幹細胞　7
　　――移植　12
造骨型骨転移　107
爪障害　184
増殖　115
　　――シグナル　65, 66
　　――の指令　27
　　――（正常細胞）　23
　　――（の速さ）　168
増殖因子　23, 64

そ（続き）
　　――受容体　25
相対的選択毒性　205
早発性の下痢　181
塞栓療法　18
組織幹細胞　7
組織再生系のモデル　11
組織診　135
組織適合抗原　13
ソラフェニブ　183
存在診断　122

た
代謝拮抗薬　169
対症療法　175
大腸がん検診　124
多剤排出トランスポーター　193
多細胞生物　4, 36
他殺　38
脱分化　96
脱毛　169, 183
種と畑仮説　117
多能性　8
多能性造血幹細胞　34
たばこ　88, 209, 216
多分化能　7
タール　87
短期維持幹細胞　96
単クローン由来　50
単細胞生物　4, 36
タンパク
　　――質　16
　　――（増殖因子のシグナル伝達に関与する）　30
　　――脱リン酸酵素　75
　　――分解系　70

ち
チェックポイント　33
遅発性嘔吐　180
遅発性の下痢　181
チューブリン　194
長期維持幹細胞　96
治療域　169
治療効果のモニタリング　130
治療方針の決定　122
治療法の選択　141
チロシンキナーゼ　25, 26

つ
ツーヒットセオリー　67
爪障害　184

て
手足症候群　183

て（続き）
定位放射線治療　162
低酸素誘導因子　70
低酸素誘導転写因子　92
定常領域　198
ディック　95
テガフール・ウラシル配合　170
テガフール・ギメラシル・オテラシルカリウム配合　170
デス受容体　42
テロメア　6
　　――の維持　75
テロメラーゼ　7
　　――活性　77
転移　100
　　――に必要なステップ　110
　　――能力　103
電離　84

と
凍結手袋　185
糖鎖抗原　127
ドキソルビシン　183
トポイソメラーゼⅡ　172
ドライバー遺伝子　204
トラスツズマブ　188
トランス構造　171
トランスフェリン　115
トランスフォーミング増殖因子　25, 111
トロンボポエチン　34

な
内在ウイルス仮説　61
内視鏡
　　――検査　135
　　――手術　154
　　――的粘膜下剥離術　154
　　――的粘膜切除術　154
ナイトロジェンマスタード　167
ナフチルアミン　87

に
二重読影　125
ニッケル　87
ニッチ　96
ニトロソアミン　90
乳がん検診　124
乳房
　　――温存術　151
　　――再建手術　151
　　――切除術　151
尿酸性腎症　191

ね
ネクローシス　38

年齢調整罹患率　210

は
肺がん検診　124
肺，肝定着機構(仮説)　114
肺障害　186
肺水腫　187
胚線維芽初代培養細胞　72
肺転移　105
パクリタキセル　185, 188
破骨細胞　106
播種性転移　101
発がん物質　87
白金　170
白血球の移動　108
白血病幹細胞仮説　95
パップスメア検査　125
パパニコロウ染色　133
パーフォリン/グランザイム系　43
ハルステッド手術　150
晩期再発　131
晩期障害　84

ひ
比較読影　125
非受容体型チロシンキナーゼ　64
微小管　185
微小環境仮説　117
非小細胞肺がん　204
ビショップ　59
非ステロイド抗炎症薬　191
ヒ素化合物　87
ヒトT細胞性白血病リンパ腫ウイルス　89
ヒトパピローマウイルス　59, 80, 89, 213, 215
　──(ワクチン)　201
ヒトヘルペスウイルス8型　89
皮膚症状　183
肥満　213, 218
病期　137
　──ごとの治療法選択　141
　──診断　122
　──の進行　102
標的細胞　25
病理組織診断　134
ピラミッドモデル　10
ピリミジン拮抗薬　169
ビルハルツ住血吸虫　89
広島原爆被爆後のがん発生経過　55
広島・長崎　83

ふ
フォーカス　73
フォン・ヒッペル・リンドウ病　70
腹腔鏡手術　155
副作用　169, 179
福島原発事故　85
不死化細胞株　71
部分切除　152
プラチナ製剤　170
フルオロウラシル　169, 170, 188
フルオロデオキシウリジル酸　170
ブレオマイシン　186
プロドラッグ　170
プロモーター　62
分化　28, 34
　──型　154
分割照射　161
分子標的治療　201
　──薬　148, 167, 202

へ
ヘイフリックの限界　6
ベバシズマブ　188
ペプチド　16
ヘリコバクター・ピロリ菌　80, 89, 213, 215
ベンゼン　87
便潜血検査　125
ベンチジン　87
ベンツピレン　87

ほ
放射線　82, 83, 208
　──障害　84
　──増感法　161
　──被曝の固形がんリスク　86
　──療法　160
　──量(食品中)　85
補体依存性細胞障害　200
ホットスポット　141
ポリペクトミー　154
ポリペプチド　26

ま
マイクロ・メタスターシス　173
マイトマイシン　194
マクロファージ　108
マスタードガス　167
末梢神経障害　185
慢性感染　89
慢性骨髄性白血病　145, 148, 202
マンモグラフィ　125

み
密封小線源治療　163, 164
ミトコンドリア　40, 78

め
メタ解析　204
メトトレキサート　186
メルファラン　168
免疫
　──応答　196
　──寛容　198
　──反応　44
　──療法　196

も
毛細血管　22
網膜芽細胞腫　68
モノクロナール抗体　198
門脈　18, 104, 105

や
薬剤性間質性肺炎　186
薬剤耐性　194, 195
やせ　218

ゆ
融合遺伝子　63
ユビキチン化　70

よ
溶骨型骨転移　107
葉酸　194
陽子　164
予期性嘔吐　180
予後の予測　146
予防　208

ら
ラウス肉腫ウイルス　59
ラパニチブ　205
卵細胞　9
ランダムモデル　9

り
リスク要因　212
粒子線治療　164
良性腫瘍　49
良性新生物　49
リン酸化　27, 29
臨床病期分類　139
リンパ節
　──郭清　152
　──転移　101
リンパ浮腫　150
リ・フラウメニ症候群　70

れ
励起　84

ろ

老化　36

わ

ワクチン療法　200
ワールブルグ効果　143

ヴ

ヴァーマス　59

欧文, 数字索引

A

ABC トランスポーター　193
ABC 輸送体　193
abl　64
ADP　19
AFP　127
α-fetoprotein　126
AMF　112
Angptl2　34
Angptl3　34
Apaf-1　40
APC　70
ATP　19
ATP 駆動型トランスポーター　193

B

B 型肝炎　190
　──ウイルス　44
B 細胞性悪性リンパ腫　76
Bax　72
　──サブファミリー　76
Bcl-2
　──サブファミリー　76
　──タンパク　76
　──ファミリータンパク　40
BCR／ABL チロシンキナーゼ阻害薬　145
bcr/abl 融合遺伝子　63, 145
BFU-E　34
BH-only タンパクファミリー　76
BRCA1　70, 145
BRCA2　70

C

c-sis　64
CA15-3　129
CA19-9　127
　──(病期別陽性率)　130
CA125　127
CDDP　170
CDR　198
CEA　127, 131
CFU-E　34
chemoreceptor trigger zone　180
CT 検査　143
CTZ　180
CXCL12　107, 113, 114
CXCR4　107, 113, 114
Cyt c　40, 76

D

D2 リンパ節郭清　152
DNA
　──合成　32
　──修復　195
　──損傷　33
　──損傷のメカニズム(放射線の影響)　84
　──ポリメラーゼのミス　82
doubling time　3
DPD　195

E

E5　89
E6　78, 89
E7　78, 89
EB ウイルス　89
EGF　23, 25, 115, 199
　──受容体　89
　──のシグナル伝達経路　28
　──レセプター　64
elastase-1　129
EML4/ALK 融合遺伝子　145
EMR　154
EPO　34
erbB2　127
erbB がん遺伝子産物　63
ES 細胞　10, 13
ESD　154

F

Fas／FasL 系　41, 43
FDG　143
FdUMP　170
FGF　23
　──ファミリー　25
fms　64

G

G1 細胞周期制御　75
G 期　32
γ 線　143
GST　195
GTP 結合タンパク　64

H

HA 特異的 T リンパ球　198
HB-EGF　25
HBs 抗原陽性　190
hCG　127
HE 染色　136
her2　64
Her2　127
HGF　25, 111
HIF-1　70, 92
HLA　12
HPV　215

I

IAP ファミリータンパク　40
IAPs　40
IGF　25
IGF-1　115
IL-3　34
IL-6　34
IMRT　162
int-2　64
iPS 細胞　10, 74

J

JAK　29

L

LDL-コレステロール　15
Li-Fraumeni　70
log kill　174

M

M 因子　139
MAPK　29
MCSF　25
MDR1　193
met　64
myb　64
myc　62, 64, 72

N

N 因子　139
NCCN　157
NOD-NSG マウス　95
NOD-scid マウス　95
NSAIDs　191
NSE　127

P

p16　70
p21　68, 72
p53　68, 70, 75, 89
PAP　127
PCR 法　144
PDGF　23, 63, 115
　──受容体(変異)　65
　──のシグナル伝達経路　31

――レセプターファミリー　25
PET 検査　143
PI3K　29
PI3K/JNK/STAT3　64
PI3K/PDK-1/AKT　28, 31, 64
PIVKA-Ⅱ　129
PML-RARA 融合遺伝子　146
PP2A　75
pRb を介した細胞周期制御　75
PSA　127

R

raf　64
ras　64, 72
Ras 分裂促進性シグナル伝達経路　75
Ras/RAF/MAPK　28, 31, 64
Rb　68, 70, 78, 89
RUNX-RUBX1T1 融合遺伝子　146

S

S 期　32
SCC　127
SCF　25, 34
SDF-1　107
Seed & Soil Theory　117
sis　63, 64
span-1　129
src　59, 64
STAT3　28, 31

T

T 因子　138
T リンパ球　198
TCA 回路　19
TGF　25, 111
TNF ファミリー　42
TNF/TNFR 系　41
TNM 分類　137
TPO　34
TRAIL/DR 系　41

V

v-sis　64
VCAM1　114
VDAC　76
VEGF　23, 199
　――タンパク　93
　――ファミリー　25
vHL　70
VLA4　114
von Hippel-lindau　70

X

X 染色体　51

数字

5-FU　169, 170
^{89}Sr　166

著者略歴

小林 正伸（こばやしまさのぶ）

1978 年　北海道大学医学部卒業，北海道大学医学部第三内科
1979 年　愛育病院内科
1980 年　北海道大学医学部第三内科
1987 年　オーストラリア国立大学客員研究員
1991 年　北海道大学医学部附属がん研究施設病理部門講師
1993 年　北海道大学医学部附属がん研究施設病理部門助教授
2006 年　北海道医療大学看護福祉学部教授
　　　　 現在に至る

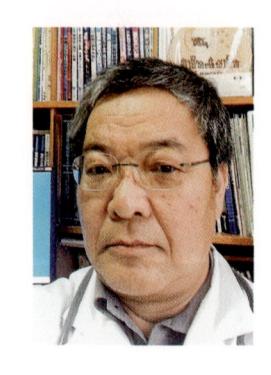

所属学会

日本癌学会，日本癌治療学会，日本血液学会，日本消化器病学会，日本がん予防学会，ほか

やさしい腫瘍学　からだのしくみから見る"がん"

2014 年 12 月 10 日　第 1 刷発行
2018 年 12 月 1 日　第 3 刷発行

著　者　小林正伸
発行者　小立鉦彦
発行所　株式会社　南江堂
〒113-8410 東京都文京区本郷三丁目 42 番 6 号
☎(出版)03-3811-7189　(営業)03-3811-7239
ホームページ http://www.nankodo.co.jp/
振替口座 00120-1-149

印刷・製本　真興社
装丁　鈴木　弘(BSL)

©Nankodo Co., Ltd., 2014

定価は表紙に表示してあります．
落丁・乱丁の場合はお取り替えいたします．

Printed and Bound in Japan
ISBN 978-4-524-26991-4

本書の無断複写を禁じます．

JCOPY〈(社)出版者著作権管理機構 委託出版物〉
本書の無断複写は，著作権法上での例外を除き，禁じられています．複写される場合は，そのつど事前に，(社)出版者著作権管理機構(TEL 03-3513-6969，FAX 03-3513-6979，e-mail: info@jcopy.or.jp)の許諾を得てください．

本書をスキャン，デジタルデータ化するなどの複製を無許諾で行う行為は，著作権法上での限られた例外(「私的使用のための複製」など)を除き禁じられています．大学，病院，企業などにおいて，内部的に業務上使用する目的で上記の行為を行うことは私的使用には該当せず違法です．また私的使用のためであっても，代行業者等の第三者に依頼して上記の行為を行うことは違法です．